内生五邪与肺系病

中医肺系病传承创新丛书

总主编 张 伟
主 编 刘骅漫

山东科学技术出版社
·济南·

图书在版编目（CIP）数据

内生五邪与肺系病 / 刘骅漫主编. -- 济南：山东科学技术出版社，2025.1. --（中医肺系病传承创新丛书 / 张伟总主编）. -- ISBN 978-7-5723-2334-8

Ⅰ. R256.1

中国国家版本馆 CIP 数据核字第 2024J38W22 号

内生五邪与肺系病
NEISHENG WUXIE YU FEIXIBING

责任编辑：李文靖
装帧设计：孙　佳

主管单位：	山东出版传媒股份有限公司
出　版　者：	山东科学技术出版社
	地址：济南市市中区舜耕路 517 号
	邮编：250003　电话：（0531）82098088
	网址：www.lkj.com.cn
	电子邮件：sdkj@sdcbcm.com
发　行　者：	山东科学技术出版社
	地址：济南市市中区舜耕路 517 号
	邮编：250003　电话：（0531）82098067
印　刷　者：	济南升辉海德印业有限公司
	地址：山东省济南市高新区科创路 2007 号
	院内东车间 3 号
	邮编：250104　电话：（0531）88912938

规格：16 开（184 mm×260 mm）
印张：16.75　　字数：300 千
版次：2025 年 1 月第 1 版　　印次：2025 年 1 月第 1 次印刷
定价：62.00 元

中医肺系病传承创新丛书
编委会

总主编 张 伟

副主编（以姓氏笔画为序）

王 妍　王业震　卢绪香　田 梅　朱 雪
刘 学　刘骅漫　何 荣　张心月　阎小燕
韩 健

编 委（以姓氏笔画为序）

马文雪　马鑫来　王亦凡　王晓冬　牛晓雅
史子松　冯 雨　刘向阳　刘苏琪　孙华茹
孙玥枫　李 睿　李锦涛　杨诗媛　吴 凡
张晓莹　张德鑫　赵海兰　赵嘉睿　徐 悦
景传庆　靳敏燕

本书编委会

总主编 张 伟

主 编 刘骅漫

副主编 张心月 侯 媛 韩 佳 谢 敏

编 委 （以姓氏笔画为序）

曲承学 刘苏琪 闫国涛 李 睿

李轩年 姜 楠

丛 书 序

《素问·六节脏象论》言:"肺者,气之本。"《医经精义》云:"肺气如天,居至高布阳气。"肺者,生气之源,主气司呼吸,又处胸中至高之位,乃相傅之官,治节出焉。肺气充沛,宣降调畅,则治节有权,主行水,朝百脉,使全身之气、血、津液各尽其责。然肺为华盖,固护诸脏免受侵袭,又为娇脏,清虚而纤芥不容,是故内外之邪均易犯肺。加之肺与他脏休戚相关,因而肺系病常易牵涉甚广,导致病机繁复,辨析难明。

医之为道,肇起农皇,千载群书,递至今朝。余以其卷帙浩繁,非探幽穷赜,不能道只字。然肺系之病散载各书,鲜有系统论著,学人诚难遍阅,故吾采菁撷华,纂集《中医肺十论》《中医肺十病》《中医肺十法》梓行于世。《中医肺十论》以气、血、阴、阳、经络论肺生理之常,以痰、瘀、虚、毒论肺病理之变。《中医肺十病》本于临床,进与病谋,退与心谋,意在指导省病诊疾、遣方用药。《中医肺十法》将肺之常变与相关疾病有机结合,列以治法次第应之,乃承于《中医肺十论》《中医肺十病》一脉,并为"肺病三十",然其本意不在出古人范畴。兵无常形,水无常势,岐黄之术贵乎临机应变,故吾博综深思,勒成《张伟中医肺病学》一书,详细论述肺系病之概念范畴、生理病理、辨病辨证、治法方药,提出"医学4.0模式"概念,以应时代之变。然治疾除患,俱极精切,纵寝馈其中,亦恐不得穷辨证之精微,究制方之妙旨。况学问之道,贵与年俱进,前书所录,不能尽绝。思之鉴之,吾将殚精医学四十余载所求奥义,汇辑成帙,但求无负先人之意,悉合时地之宜,以垂医统。

张锡纯《医学衷中参西录》有云:"夫事贵师古者,非以古人之规矩、准绳限我也……又贵举古人之规矩、准绳而扩充之,变化之,引伸触长之。"世代变迁,疾病谱亦深变,病因病机愈趋繁杂。故本丛书分列三部,始论病因之探究,继论病机之辨析，终论脏腑经络之关联。病因篇就肺系病常见病因分述《风邪与肺系病》《寒邪与肺系病》《毒邪与肺系病》《七情与肺系病》共四部，并进一步总结提炼"致病当量"概念及临床意义。病机篇编撰《气运失常与肺系病》《血运失常与肺系病》《痰湿与肺系病》《内生五邪与肺系病》共四部，基于病机之源流，结合临证之所悟，编次成集。其中，详细阐述了"气运失常""血运失常""津液代谢失常""脏腑功能失常"及"本虚标实"贯穿慢性肺系病始终的理论，衷中参西，与现代医学病名接轨，为当代中医诊疗提供新的病机阐释及临证思路。脏腑与经络篇纳含《心与肺系病》《肝与肺系病》《肾与肺系病》《脾与肺系病》《经络与肺系病》共五部，指出肺部疾患的传变有其独特规律，多与他脏并病或合病，常有心肺气虚、肺脾气虚、肝火犯肺、肺肾阴虚等证型。此外，脾不散精理论、气机升降理论、络病理论等亦对遣方用药有重要指导意义，然其精密纷繁，此处不再添详叙。

  呼吸系统疾病作为全球性的常见病、多发病，严重威胁着人民的身体健康，给疾病防治工作带来沉重负担和严峻挑战。调查显示，慢性阻塞性肺疾病目前为全球三大死因之一，我国总患病人数高达1亿人，而肺癌更是位居我国恶性肿瘤发病首位。呼吸系统疾病具有高发病率、高死亡率、高经济负担的特征，而与之相反的低知晓率、低就诊率、低检查率，令人抚膺扼腕。随同生活方式、生态环境的变动，以及人口增长、老龄化等现实问题，间质性肺疾病、慢性阻塞性肺疾病、肺癌等非传染性疾病发病率、死亡率的上升有目共睹，流感等传染性疾病的暴发亦给社会、经济以及人类健康带来巨大威胁。疾病谱因时因势千变万化，中医需要不断注入创新的"源头活水"，博采前贤之义蕴，引而伸之，才能在更多领域取得新突破。当代中医药，以其独特优势和显著疗效受到越来越多的重视和认可，在世界范围内的影响力日益扩大。从《慢性阻塞性肺疾病全球防治创议》等新标准的中医解读，到临床上抗病毒、抗纤维化治疗的成效斐然，岐黄之术，前景似锦。

  曹炳章云："医之治病，虽有成法规矩，成法之中，尤寓变化之巧。规矩之法有尽，而用法变化无穷也。"本丛书上采先贤青简之菁华，下并吾临证之所得，斟酌之，损益之，更兼幸承"齐鲁中医药优势专科肺病集群"捐资，终得今付剞劂。然拘方治病病必殆，浓望毋按图而索骥。管窥之见，详述于下，以俟高明者匡所不逮。倾囊所著，祈之裨于医道同好，更祈裨于国计民生，如是则慰然快哉。

张　伟

前 言

近年来，肺系病已经成为严重影响大众健康的一类疾病。肺癌、支气管哮喘、弥漫性肺间质纤维化的发病率明显增加；慢性阻塞性肺疾病发病率居高不下；肺结核的发病率虽有所控制，但近年也有增高趋势；肺血栓栓塞症已经构成了重要的医疗保健问题；肺动脉高压也日益受到关注。所以，对肺系病的防治刻不容缓。

《素问·五脏生成》言："诸气者，皆属于肺。"《素问·六节脏象论》言："肺者，气之本。"肺主一身之气并调节全身气机，肺朝百脉、主治节的生理特性影响着津液的运行，并维系着肺主呼吸与行水的功能。肺为娇脏，皮毛与其表里相通，易受外邪及内伤影响。现言肺系病由外感引发者居多，言内伤者少。内生五邪是指在疾病过程中因气血津液和脏腑等生理功能的异常而引起的综合性病机变化，因病起于内，又与外感六淫的临床征象相似，故称"内生五邪"，其主要包括内风、内湿、内寒、内热、内燥五种病理邪气。

本书首先阐述了内生五邪的历史渊源及致病特点，并探讨了内生五邪与肺系病的关系。其次，论述了肺脏生理病理、肺与他脏共病致内生五邪及内生五邪与肺系病病机的关系，此处重点从痰、瘀、毒、虚的角度阐述。再次，主要论述了内生五邪所导致的肺系病症状（如咳嗽、鼻塞流涕、哮喘等）及内生五邪与肺系病的现代研究。最后则是笔者对内生五邪与常见肺系病的认识及治疗经验总结。

人命至重，有贵千金，一方济之，德逾于此。笔者撰写本书，意在总结以往经验，共同研讨，为治疗肺系疾病提供新的思路，希望能在提高临床疗效方面对读者有所帮助。限于水平和时间，书中难免有不当之处，请读者提出宝贵意见，以便充实提高。

编 者

目 录

第一章 内生五邪的古代研究 ... 1
第一节 内生五邪的历史渊源 ... 1
第二节 中医对内生五邪的认识 ... 27

第二章 内生五邪与肺系病的关系 ... 47
第一节 内风与肺系病 ... 47
第二节 内寒与肺系病 ... 49
第三节 内湿与肺系病 ... 50
第四节 内热与肺系病 ... 52
第五节 内燥与肺系病 ... 55

第三章 肺的生理病理与内生五邪 ... 57
第一节 肺阳与内生五邪 ... 57
第二节 肺气与内生五邪 ... 65
第三节 肺阴与内生五邪 ... 73
第四节 肺血与内生五邪 ... 82
第五节 肺经络与内生五邪 ... 91

第四章 肺与他脏共病致内生五邪 ... 100
第一节 肺与脾 ... 100
第二节 肺与肾 ... 105
第三节 肺与肝 ... 110

第五章 内生五邪与肺系病病机的关系 ... 114
第一节 内生五邪与正气亏虚 ... 114

第二节　内生五邪与气运失常·················120
　　第三节　内生五邪与血运失常·················125
　　第四节　内生五邪与毒损肺脏·················129
　　第五节　内生五邪与痰浊内生·················137

第六章　内生五邪致肺系病常见症状················141
　　第一节　内生五邪与咳嗽···················141
　　第二节　内生五邪与鼻塞流涕·················149
　　第三节　内生五邪与哮喘···················152

第七章　内生五邪与肺系病的现代研究···············160
　　第一节　内风与肺系病的现代研究···············160
　　第二节　内寒与肺系病的现代研究···············163
　　第三节　内湿与肺系病的现代研究···············167
　　第四节　内燥与肺系病的现代研究···············171
　　第五节　内火与肺系病的现代研究···············176

第八章　内生五邪与肺系病····················179
　　第一节　内生五邪与支气管哮喘················179
　　第二节　内生五邪与间质性肺疾病···············199
　　第三节　内生五邪与慢性支气管炎···············219
　　第四节　内生五邪与慢性阻塞性肺疾病·············232

参考文献·····························251

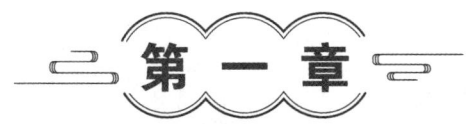

第一章

内生五邪的古代研究

第一节 内生五邪的历史渊源

内生五邪理论的起源可以追溯到《黄帝内经》(简称《内经》),这一理论自古以来就备受医学界的关注和重视。历代的医学家们不断对其进行深入研究和探讨,使得这一理论得到了丰富和完善,从而在中医学领域中占据了重要的地位。随着时间的推移,医学实践不断深入,医学理论不断融合与发展,内生五邪理论所蕴含的意义和内涵也日益丰富。这一理论不仅揭示了人体内部特殊的病理变化,还深入探讨了五脏之间、脏腑与经络之间及人体与自然环境之间的复杂关系。

在内生五邪的理论框架下,医家们通过对人体内风、内寒、内湿、内燥、内火五种病理因素进行深入剖析,揭示了这些病理因素是如何由五脏功能失调、气血运行不畅等内在因素引发,进而影响人体的生理功能和病理变化的。同时,医家们也根据这一理论,提出了相应的治疗原则和方法,以调整五脏功能、疏通经络、调和气血,从而达到治疗疾病的目的。

在现代医学研究中,内生五邪理论也受到了越来越多的关注。许多医学研究者通过现代科学技术手段,对内生五邪的病理机制、临床表现、诊断方法及治疗原则进行了深入的研究和探索,取得了许多有益的成果。这些研究成果不仅为中医药的临床应用提供了更为科学的依据,也为现代医学的发展提供了新的思路和方法。

总之,内生五邪理论作为中医学的重要组成部分,其重要性不言而喻。它不

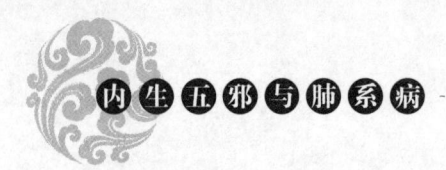

仅揭示了人体内部病理变化的规律，还为临床治疗提供了重要的理论依据。

一、内风

（一）内风理论的发端

内风是指因体内阳气亢逆变动或筋脉失养而形成的具有眩晕、麻木、抽搐、震颤等以"动摇"为特征的一类病理状态。由于内风与肝的关系密切，故又称"肝风内动"或"肝风"。《素问·至真要大论》说："诸风掉眩，皆属于肝。"内风有虚、实之分，常见实证有肝阳化风、热极生风等，常见虚证有阴虚动风、血虚生风等。外风证是直接感受风邪所致；内风证是因肝的功能失调，阳热亢盛，或体内阴血不足，阴不制阳所致。外风与内风关系密切，可互为因果。外风可引动内风，如感受风热，由表入里化火，高热伤津，筋脉失养，而见抽搐、惊厥等，此为热极生风。素有内风者也易感外风，如老年血虚生风者，常易患外风证。

《内经》最早提出"内风"概念，书中对风作为病因及其引发的病理机制进行了详尽的探讨，并对自然界之风及其导致疾病的多种情形进行了经典的阐释。《素问·风论》中载"风之伤人也，或为寒热，或为热中，或为寒中……或内至五脏六腑""故风者百病之长也，至其变化乃为他病也，无常方，然致有风气也"。在《素问》与《灵枢》的多个章节中记载了"偏枯""薄厥""脑风""目风""内风""首风"等与"中风"相关的病名。从上面的描述不难看出，这些都属于中风的广义范畴，均是指由风邪侵犯人体而引起的各种疾病，不仅形成外感的疾病，还能由表及里深入，损害五脏功能与形质，从而发展为诸多内伤病证。

在《内经》中，六淫与五行、五脏都有对应关系。《素问·阴阳应象大论》言："东方生风，风生木，木生酸，酸生肝，肝生筋。"将风、木、肝、筋等一一对应、紧密联系。《素问·宣明五气》曰"五脏所恶……肝恶风"，《素问·五运行大论》曰"风伤肝，燥胜风"，《素问·至真要大论》曰"风木受邪，肝病生焉"。肝在五行分类中属木，风为木之气，同气相求，因此内风的产生与肝的关系极为密切。可见肝脏最易受到风邪的侵犯。

《内经》言风与肝木对应，治疗以肝为核心。肝气左升为阳，肺气右降为阴，风邪为阳升太过，故为阳邪。"阳加于阴谓之汗"，阳气蒸腾于外，营阴不能内守，肝疏泄太过故汗出，是为风性开泄。风为阳邪，易袭阳位，如《素问·玉机真脏论》云"春脉太过……则令人善忘，忽忽眩冒而巅疾"。风善行而数变，肝实化风故可见抽搐、惊厥、震颤、动摇，与《素问·至真要大论》"诸风掉眩，皆属于肝""诸暴强直，皆属于风"相对应。"木位之主，其泻以酸，其补以辛。"

《内经》将自然界中风向与季节属性相一致的风称为"实风"，而与季节属性相克的风称为"虚风"。如南方与东方称为该风的所居之乡；再如北方属水、西方属金，夏季之风是从北方吹来的，春季之风是从西方吹来的，实风能长养万物，虚风主肃杀，对自然界万物包括人体都有害，故主张"虚邪贼风，避之有时"。可见《内经》对外风致病是非常重视的，但对内风与外风的界限尚不清晰。

尽管如此，《内经》中已有今日病机"内风"内容的雏形，甚至是精要。如《素问·生气通天论》言："阳气者，大怒则形气绝，而血菀于上，使人薄厥。"其内在机制在于，当个体因愤怒情绪而引发肝气过度升发时，这一生理反应会导致血液随之上涌，即血液随着气的逆流而向上冲击，这种现象在中医理论中被称为"血菀于上"。由于血液的这种异常流动，使得身体的筋脉失去了正常滋润，脑部亦无法得到充分滋养，进而导致脏腑功能紊乱。这种紊乱状态在中医中被归类为"风证"，它反映了身体内部的气血失衡和器官功能的失调。指出血与气并于血分，共并于上，可致暴死，是风气内动的一个典型表现。再如《素问·调经论》言："血之与气并走于上，则为大厥。"这些经典论述为后世关于内风理论的发展奠定了坚实的基础，并提供了重要的理论支撑。它们不仅揭示了肝阳化风的内在机制，还为后来的医学研究者们提供了一条清晰的思考路径。随着时间的推移，越来越多的医学家沿着这条路径深入探究，不断丰富和发展这一理论，使其逐渐成为后世内风论的起源，在医学史上具有重要的地位。为现代医学研究提供了宝贵的参考和启示。

（二）内风理论的进步

汉唐时期关于风邪的论述主要见于东汉张仲景所著的《伤寒杂病论》，这一时期对风邪的论述仍主要集中在外风干侮经络脏腑，导致气血运行失常，进而诱发疾病，尚未对内风、外风加以区分。"中风"之名首载于张仲景的《金匮要略》，他继承了《内经》以风邪代诸邪的传统，如"夫人禀五常，因风气而生长，风气虽能生万物，亦能害万物，如水能浮舟，亦能覆舟。若五脏元真通畅，人即安和，客气邪风，中人多死"，"客气邪风"也是通指外感病邪，非是单一内生风邪。但张仲景在此经典著作中对风亦有较深刻的认识，如《伤寒杂病论》中关于"中风"的描述就包括"六经中风""五脏中风""产后中风""大风""风痱"等，而《金匮要略·中风历节病脉证并治》专论之中风病亦不局限于脑卒中，实则是脑卒中、癫痫、神志病、晕厥、血管神经性头痛等病证的统称。尽管尚未能够明确区分内生风邪与外感风邪的不同，但这种模糊的认识却扩大了风邪所主治病症的范围，从而拓宽了对风邪为患的病机认识。同时，张仲景将中风这一病症细分为中络、中经、中腑、中脏四个不同的阶段。当邪气侵入络脉时，会阻滞营气的正常运行，导致营气无法濡养肌表，从而使得肌肤出现麻木不仁的症状；而当邪气侵入经脉时，会阻碍气血的正常运行，使得气血无法顺利流布于肢体，进而导致肢体出现沉重、难以活动的现象。中络与中经虽然在症状上有所差异，但它们都属于肢体活动方面的异常，通常被视为中风的轻症。然而，当邪气进一步侵入腑脏时，情况则变得更为严重。邪气侵入腑脏，会导致浊气蒙蔽清窍，使得患者出现不省人事的症状；若邪气侵入心脏，心窍闭阻，患者则会出现难以言语、口吐涎沫等症状。这两种情况都已出现神志异常，因此被归类为中风的重症。张仲景的脏腑经络理论不仅在当时具有重要的临床指导意义，而且为后世医学家将中风分为中经络、中脏腑两大类奠定了坚实的理论基础。

在治疗领域，张仲景提出了中风三方，即《金匮要略·中风历节病脉证并治》中的风引汤、侯氏黑散和《古今录验》续命汤。其中组成都有祛风药和补益药，均属扶正攻邪之剂，与秦汉至唐时期认为中风病病机为正虚邪中相合，体现了张仲景对中风正虚邪中病机的认识，对当今认识中风病具有重要启示。针对这一病机，仲景提出了重镇潜阳、清热息风的治疗方法，其中风引汤的使用尤为突出。在这一理论体系中，"中风"实际上与"内风"概念相吻合。因此，后世的许多医家都遵循张仲景的理论，其中，叶天士就是提倡育阴息风理论的杰出代表。叶天士的这一理论受到了张仲景思想的启发。《金匮要略·痰饮咳嗽病脉证并治》明确指出："心下有支饮，其人苦冒眩，泽泻汤主之。"这句话的意思是，当痰饮停留在心下部位时，会阻碍气机的正常运行，导致清阳之气无法上升，而浊阴之气上犯，从而引发头目眩晕的症状。张仲景强调这是痰饮引起的一种常见症状，并提出应当使用泽泻汤来进行治疗。这一理论的提出，不仅深化了对内风病机的理解，也为后来"无痰不作眩"的观点奠定了基础。基于张仲景的深刻见解，后世医家对内风与痰饮的关系进行了更为详尽的探讨与拓展。他们认识到，痰饮作为体内病理产物的积聚，不仅会导致气血运行不畅，还能作为内风的诱因或载体进一步加剧病情的发展。

在后世医家的推动下，育阴息风与化痰止眩的治疗原则逐渐融为一体，形成了更为完善的治疗体系。他们认为，在治疗因内风引起的眩晕等症状时，不仅要注重平息内风，更要兼顾化痰除湿，以恢复气机的正常运行和阴阳的平衡。

此外，随着医学理论的不断进步和临床实践的积累，医家们还发现了许多其他与内风相关的病因病机，如肝肾阴虚、肝阳上亢等。这些理论的提出，进一步丰富了中医对内风及其相关疾病的认识，也为临床治疗提供了更多的思路和方法。

（三）内风理论的明确提出

自唐宋以来，众多医学家开始对外风理论提出质疑，并开始区分内生风邪与外感风邪。这一时期的医学家普遍认为中风是由内风引起的，并推崇内风致病的理论。然而，对于内风成因的理解，各医家的侧重点不同。北宋时期儿科医学的杰出代表钱乙认为，内风的病机源于阴虚阳亢。宋代陈无择进一步发展了张仲景关于"痰饮可致眩"的理论，认为情志失调、气机紊乱，痰随气生阻滞经络而引发癫痫。刘完素（刘河间）创立了"热极生风"理论，他认为中风多由热极生风所致，常因调理不当或情志内伤、心火暴甚而化火生热，风火相煽，气血上逆而成。在《素问玄机原病式》中，刘完素指出"卒中者，由五志过极，皆为热甚故也"，并首次提出肾水虚衰是中风发病的重要因素。李东垣则提倡"本气自虚"理论，认为中风的基本病因为本气自虚和形盛气衰，他在《医学发明》中指出"故中风者，非外来风邪，乃本气病"。张从正提出"厥郁生风"的观点。朱丹溪主张"痰生风"理论，他继承了前人的内风理论，提出了自己的独到见解，认为本病乃是因为痰所致，由外邪引起者极少。元代王履通过比较、分析金元之说与《内经》《金匮要略》中的相关理论，指出"殊不知因于风者，真中风也；因于火，因于气，因于湿者，类中风，而非中风也。三子所论者，自是因火、因气、因湿而为暴病、暴死之证，与风何相干哉？……惟其以因火、因气、因湿之证，强因风而合论之，所以真伪不分而名实相紊。若以因火、因气、因湿证分出之，则真中风病彰矣"，从而提出"类中风"与"真中风"的区别。

金元时期，中医学术界呈现出前所未有的繁荣景象，学术争鸣异常活跃。在这个时期，涌现出了以刘完素、张子和、朱丹溪、李杲等为代表的一大批杰出的医家。这些医家的学术思想和临床实践极大地推动了中医学术的发展，使得中医学术在这一时期达到了一个新的高度。在这一时期，关于内风与外风的概念逐渐变得清晰和明确。大多数医家认为，内风主要由体内各种因素导致，因此在治疗中风病时，他们多以内风为立论基础。这些医家不仅继承了前人的学术观点，还进一步弘扬和补充了这些观点。例如，他们认为火热、血瘀、痰饮、气虚等是导致内风的重要因素，并在此基础上提出了许多新的治疗方法和理论，使得中医学术在这一时期得到了极大的丰富和发展。

（四）内风与外风的明确区分

明清时期，中医学术经历了显著的进步和成熟，特别是在内风理论方面，这一时期的研究和实践使得该理论得到了全面而深入的发展。许多医家开始更加重视正气不足的问题，他们认为正气不足是导致内风发生的关键因素。正气（即人体的防御和调节能力）一旦不足，便容易导致体内环境失衡，从而引发内风。所谓内风，是指由体内阴阳失衡、气血失调等原因引起的病理现象，表现为头晕、头痛、肢体麻木、抽搐等症状。

在这一时期，医家们进一步认识到内风的形成并非单一因素所致，而是多种因素共同作用的结果。他们强调，内在的积损，如长期的劳倦、饮食不节、情志不调等，都可能导致体内正气的耗损，进而引发内风。此外，医家们还指出，内虚与外感之间存在着密切的联系，外邪入侵往往是在内虚的基础上发生的，内外因素交织在一起，共同引动了内风的发生。

在重视内虚导致内风的同时，医家们也进一步深化了对内风性质的认识，提出了内风当分虚实的观点。他们认为，内风既有虚证，也有实证，虚证多与肝肾阴虚、气血不足有关，而实证则多与肝阳上亢、痰湿内阻等因素有关。这种对内风性质的区分，使得治疗策略更加精准，为临床提供了更为丰富的治疗手段。

明清时期，随着内风理论的深入研究，医家们在临床实践中不断总结经验，提出了许多具有创新性的治疗方法。例如，明代著名医家张景岳在《景岳全书》中提出了"补虚泻实"的治疗原则，强调在治疗内风时，应根据患者的具体情况辨证施治。对于虚证内风，他主张以补益肝肾、调和气血为主；而对于实证内风，则主张以清热化痰、平肝息风为要。张景岳的这一理论，为后世医家在治疗内风方面提供了重要的参考。此外，张景岳明确提出了内风非外来之风引起，这标志着中医对内风与外风的内涵已有了明确的区分。

清代医家叶天士结合自己的临证经验,提出中风乃"水不涵木",首见于《临证指南医案》。华岫云之按语云:"今叶氏发明内风,乃身中阳气之变动。肝为风脏,因精血衰耗,水不涵木,木少滋荣,故肝阳偏亢,内风时起。"肝的功能有赖于其他四脏的调节,如靠肾水与心血濡养其"体阴",借脾气与肺金承制其"用阳"。受肾水滋养和受肺金制约在形式上符合五脏生克,但其中水之生木特指肾阴滋养肝阴。水不涵木即是肝肾关系病理变化的一种情况,肾阴虚不能滋养肝阴,而致肝阴不足,不能涵养肝阳出现肝阳上亢的病证。水不涵木导致的病证主要包括肝阳上亢证和肝风内动证。叶天士力倡甘味养阴以制阳亢、息内风,主张"缓肝之急以熄风,滋肾之液以驱热",以滋补肝肾之阴为第一要义,填真阴之本以潜浮越阳。

清代医家王清任在《医林改错》中对内风病机的认识也颇有独到之处。他提出"血瘀致风"的理论,认为血瘀是导致内风的一个重要因素。王清任主张在治疗内风时应注重活血化瘀,以改善血液循环,从而达到息风止痉的目的。王清任所创建的治疗气虚血瘀中风后遗症的一张名方——补阳还五汤就记录在他的著作之中,这张名方就是王清任主张气虚血瘀(原书称"气虚致瘀")的最好体现。

总之,在明清时期,医学家们通过对内风理论进行深入研究和实践,不仅深化了对内风发生机制的理解,还提出了许多重要的观点和治疗方法,极大地丰富了中医学的理论体系,为后世中医学的发展奠定了坚实的基础。

(五)近现代内风理论的丰富完善

近现代,医家对内风概念的理解达到了一个新的高度。众多医家不仅深入探究了其病理机制,而且在此基础上精心创制了一系列治疗内风的有效方剂。其中,张锡纯的贡献尤为显著,他所创制的镇肝熄风汤和建瓴汤,因其卓越疗效而备受推崇,成为治疗肝阳化风的标志性方剂,在临床实践中被广泛应用,至今仍发挥着不可替代的作用。另外,天麻钩藤饮的问世体现了中西医结合的智慧。胡光慈在深入研究西医治疗高血压的策略后,巧妙地将血管扩张和利尿的原理融入中医学理论之中,从而创制出这一独特的方剂。他的这一创举,不仅体现了对中医学的尊重,也体现了对现代医学的接纳。

这些方剂的创制和应用,丰富了中医的治疗手段,为患者带来了更多的希望和选择。它们的出现是医学进步的体现,也是对中医学智慧的传承与发展。中医关于内风病机的认识，经历了两千多年的探索，现已较成熟，成为中医学理论体系的一个重要组成部分。

在中西医结合的道路上，中医的内风理论与现代医学的病因学说相互补充，为中风的预防和治疗提供了更为全面的理论基础。例如，中医强调的痰湿与现代医学中的血脂异常、动脉粥样硬化有着相似之处，而气虚血瘀与现代医学中的血流动力学异常、血栓形成也有一定的对应关系。因此，在临床实践中，中医通过辨证施治，结合现代医学的检查和治疗手段，为中风患者提供了更为个性化的治疗方案。

二、内寒

寒是中医病因病机理论中的一类概念，内寒理论最早体现于《内经》中，认为内寒是因人体阳气不足，不能温煦脏腑、经络，导致机体功能减退的一种病理状态。《素问·生气通天论》言"阳气者若天与日，失其所则折寿而不彰"，强调了阳气在维持人体正常生理功能中的重要性。内寒的形成与多种因素有关，如饮食不节、情志失调、久病体虚等，均可导致阳气受损，进而引发内寒。

在《伤寒论》中，张仲景对内寒的辨证论治进行了深入探讨，提出了许多经典方剂，如四逆汤、真武汤等，用以温阳散寒、扶正祛邪。这些方剂至今仍被广泛应用于临床，对于治疗内寒引起的多种疾病具有显著疗效。

明清时期，随着中医学理论的进一步发展，医家们对内寒的认识更加深入。明代医家李中梓在《内经知要》中指出："寒者热之，热者寒之。"强调了治疗内寒时应以温热药物为主，以达到驱散寒邪、恢复阳气的目的。清代医家叶天士主张在治疗内寒时应注重温阳散寒，同时兼顾调补气血，以达到标本兼治的效果。

近现代，随着中西医结合的不断深入，内寒理论与现代医学的病理生理学相互借鉴，为临床治疗提供了更为科学的依据。例如，现代医学中的免疫功能低下、内分泌失调等病理状态，与中医内寒理论中的阳气不足有着一定的相关性。因此，在临床实践中，中医通过辨证施治，结合现代医学的检查和治疗手段，可以为患者提供更为全面的治疗方案。

总之，内寒理论作为中医病因病机学说的重要组成部分，经历了数千年的发展，其理论体系不断完善，治疗方法日益丰富。在现代医学的背景下，内寒理论与现代医学的结合，为疾病的预防和治疗提供了更为科学、有效的途径。

（一）内寒理论的发端

《内经》对寒邪作为病因及其引发的病理机制进行了详细探讨，主要侧重于对外感寒邪及其导致疾病的多种情形进行了经典的阐释。《素问·痹论》云："痛者，寒气多也，有寒故痛也。"寒性凝滞，主收引，易使气血津液凝结、经脉阻滞，同时也会使气机收敛，腠理、经络、筋脉收缩。如寒邪伤及肌表，毛窍腠理闭塞，卫阳被郁不得宣泄，可见恶寒、发热、无汗等，更可引起多部位疼痛。此外，《内经》同样重视内寒的形成及其对机体的影响，并指出内寒的产生与人体阳气不足密切相关。阳气是维持生命活动的基本动力，若其功能减弱，则会导致脏腑、经络失去温煦，进而出现一系列寒性症状。《素问·生气通天论》言"阳气者，精则养神，柔则养筋"，强调了阳气在精神和筋骨健康中的重要作用。阳气不足，不仅会导致内寒，还可能引起精神萎靡、筋骨无力等症状。因此，在治疗方面，《内经》提出了"寒者热之"的原则，即用温热药物来驱散寒邪，缓解疼痛。强调了根据病因的不同，采取相应的治疗方法。

《内经》对疼痛与寒邪之间的关系进行了深入探讨。《素问·痹论》言"寒气胜者为痛痹"，强调了寒邪在引发疼痛性疾病中的关键作用。寒邪侵入人体，导致气血凝滞，经络阻塞，从而引发疼痛。这种疼痛通常表现为冷痛、刺痛、固定不移等症状，与现代医学中某些疼痛性疾病有相似之处。《素问·痹论》进一步指出："痛者，寒气多也，有寒故痛也。"寒邪具有凝聚、停滞的特性，因此中医有"不通则痛"和"不荣则痛"的病理机制。外寒可引发内寒，反之亦然，内寒可招致外寒。例如，《素问·举痛论》指出，外部寒邪侵犯人体背部的脉络，导致"脉泣"，使机体产生血虚而引发疼痛。这表明血虚凝结可导致疼痛，此外，血涩阻滞、血留不行、津液凝聚、脏腑功能紊乱、阴盛阳衰、阳微阴竭等均可导致疼痛。这些疼痛多与外寒和内寒的相互交织、相互转化有关。

在理论上，《内经》强调"阳主阴从"思想，即阳气在人体生理活动中占据主导地位，而阴气处于从属地位。阳气的充足与否直接关系到人体的健康状态。因此，中医治疗内寒病症时，往往注重温补阳气，以恢复机体的正常生理功能。《内经》中阳气的概念被广泛探讨，尤其在讨论人体的生理和病理状态时，阳气通常指的是脾脏和肾脏中的阳气。这一点与中医学理论中的内寒病机紧密相连，特别是与脾肾阳虚的病理状态有着直接的关联。例如，《灵枢·脉度》言"阴气太盛，则阳气不能荣也，故曰关"，这句话的意思是，当阴气过于旺盛时，阳气

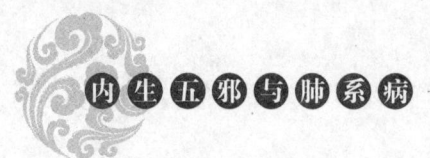

就会受到抑制，无法正常发挥其功能，从而导致人体的阴阳失衡。在《素问·厥论》中也有类似的阐述"气因于中，阳气衰，不能渗营其经络，阳气日损，阴气独在，故手足为之寒也"，这句话详细描绘了人体内部阴阳失调的情况，特别是当脾肾阳气衰弱时，无法充分渗透和滋养经络，导致阳气逐渐损耗，而阴寒之气相对增强，最终使得手、足等四肢部位感到寒冷。这些论述都是对中医学理论中人体阴阳失衡、脾肾阳虚及阴寒内盛现象生动的描述。

《内经》所述疼痛多由感受寒邪所致。在此基础上，中医对寒邪所致疼痛的治疗亦有其独到的见解与方法。针对寒邪侵袭所致的气血凝滞、经络不通，中医通常采用温经散寒、活血化瘀、通络止痛的治疗原则。首先，温经散寒是解除疼痛的关键。通过应用具有温热性质的药物，如附子、干姜、肉桂等，以驱散体内的寒邪，恢复气血的正常流动。同时，这些温热药物还能增强机体的阳气，提高抗寒能力，预防寒邪的再次侵袭。其次，活血化瘀是缓解疼痛的重要手段。寒邪所致的气血凝滞，往往伴随着瘀血的形成。因此，采用活血化瘀的药物，如桃仁、红花、丹参等，可以消除瘀血，畅通经络，从而缓解疼痛。再者，通络止痛是中医治疗疼痛的直接目标。有通络作用的药物，如蜈蚣、全蝎、地龙等虫类药物，以及伸筋草、透骨草等植物类药物，可以直接作用于经络，促进气血的流通，达到缓解疼痛的效果。此外，中医还强调辨证施治，即根据患者的具体病情、体质等因素，制订个性化的治疗方案。例如，对于因阳气不足而易受寒邪侵袭的患者，可以辅以温阳补气的药物；对于因气滞血瘀而疼痛剧烈的患者，可以加强活血化瘀的力度；对于因脏腑功能紊乱而疼痛的患者，则需调理脏腑功能，恢复其正常生理功能。

综上所述，《内经》内生寒邪的论述为后世温阳学派的产生、发展提供了学术思想源泉。

（二）内寒理论的发展

《伤寒杂病论》中的寒证疾病多指外界寒气入侵人体产生的一系列病证。张仲景在其著作《伤寒杂病论》中，深入细致地探讨了寒邪侵袭人体后引发的多种疾病，并且提出了相应的治疗策略。寒邪属于阴邪的一种，它具有损伤人体阳气的特性。这一理论在《金匮要略》中得到了详尽的阐述。如《金匮要略·中风历节病脉证并治》在对中风病的描述中明确指出："寸口脉迟而缓，迟则为寒，缓则为虚。"这里的寸口脉象的变化，正是寒邪损伤阳气的直接证据。由于阳气是人体温暖之源，一旦受到寒邪的侵袭，脉中的阳气就会减少，无法充分鼓动脉搏，因此呈现出迟缓无力的脉象。在治疗过程中，如果使用寒凉药物不当，或者平时饮食过于寒凉，或者因为出汗、呕吐等原因损伤了机体的阳气，导致阴盛阳衰，那么寒邪就会在体内滋生。寒邪停留在人体内，会对脏腑器官及气血津液产生影响，它既可以转化为热邪，从阳化热，也可以进一步加剧寒邪的阴寒特性，从阴化寒。张仲景特别强调了辨证论治的重要性，根据寒邪的不同阶段和人体的不同体质，提出了不同的治疗方案。例如，对于寒邪初入肌表的表寒证，张仲景主张使用麻黄汤、桂枝汤等方剂来发汗解表，驱散寒邪。若因阳虚导致阴寒内盛，可见循行经脉拘紧疼痛，如厥阴肝经与督脉会于巅顶，肝寒犯胃，浊阴之气上攻而致头痛，以巅顶为甚，可能伴有"食谷欲呕""吐涎沫"等阳明虚寒兼证，治疗选用吴茱萸汤暖肝散寒。后世医家在吴茱萸汤的基础上加入了当归四逆汤，两方相合以温中散寒，通利血脉，头痛自解。若寒邪日久内传少阴，或体虚阴寒直中少阴，寒邪独盛于内，凝滞经脉，疼痛即不限于经络循行部位，内则腹中痛，外则四肢疼痛，并伴有"脉微细""但欲寐"等少阴病之症。四逆汤可温阳散寒，治疗因寒邪直中、六经传变或误治导致少阴阴寒内盛所致的各种疼痛，温阳使阳进阴复，阴寒所致的疼痛可解。而《伤寒论》在腹痛治疗中又善用芍药，除温经散寒之药外，仲景重用其"开破"之性，取其利小便，去水气，达到破阴凝、布阳气之功，尿利、水去，则气畅、腹痛自除。

（三）内寒理论的进步

南宋时期的医学家许叔微，通过对医学的深入研究和临床实践，提出了关于肾阳虚导致内寒现象的深刻见解，并详细阐述了这种现象对肺脏功能的影响。他指出，当肾阳不足时，人体无法有效地蒸化谷气，从而导致小便次数增多。同时，由于肺脏得不到足够的阳气蒸腾会变得干燥，进而引发消渴症状。因此，许叔微主张在治疗上应注重温补肾阳，以恢复肾气的蒸化功能，同时通过饮食调理，增加体内阳气，以达到润肺止渴的效果。

在许叔微的著作《普济本事方》中，他详细介绍了多种治疗内寒的方剂，如肾气丸和金匮肾气丸等。这些方剂主要以温补肾阳、散寒止痛为主旨。肾气丸中包含的熟地黄、山药、山茱萸等药物具有滋阴补肾的作用，而附子、肉桂等温热药物则用于驱散寒邪，恢复阳气。这些方剂的运用，充分体现了许叔微对内寒理论的深入理解。此外，许叔微还强调了预防内寒的重要性。他认为，在日常生活中，应避免过度劳累、情绪波动、饮食不节等因素，因为这些都可能导致内寒的产生。他提倡通过合理的生活方式和饮食习惯，保持身体的阴阳平衡，从而预防内寒的发生。

在许叔微之后，许多医家对内寒理论进行了进一步的探讨和发展。例如，成无己在六经病之注解上有其独特的学术思想。成无己的观点认为，尽管阳明经存在中寒的症状，少阳经表现出半表半里的证候，而三阴经则有寒证的表现，但这些情况的出现都是因为患者体内存在里虚寒的问题。因此，在治疗过程中，不能随意使用发汗、催吐或泻下等方法，因为这些方法可能会进一步损伤患者的体质。成无己的这一理论强调了内寒与个体体质之间的密切关系，指出只有当人体内部虚弱时，寒邪才会乘虚而入，而阳气不足则会导致阴气过盛。

刘完素则认为六气并非外来的六淫邪气，也不是自然界四时之气，而是指人体脏腑内部的气机。他在《素问玄机原病式》中指出："足太阳寒水，乃肾与膀胱之气也。"张元素则在《内经》"邪之所凑，其气必虚"思想的指导下，认为邪气入侵人体并导致疾病，主要是因脏腑功能存在虚损，导致正气力量不足以抵御邪气。同时，张元素非常重视脾胃和命门的作用，他认为泄泻的发生多由脾胃之寒凉所致。在《三因极一病证方论》中，陈无择进一步阐述了寒邪对五脏六腑的影响，强调了辨证施治的重要性。他认为，寒邪侵袭人体，不仅会损伤肾脏，还可能影响其他脏腑，如心、肝、脾、肺等。因此，在治疗过程中，必须根据寒邪所侵袭的脏腑和具体症状，采取相应的治疗措施。例如，寒邪侵袭心脏，可能导致心阳不足，出现心悸、胸闷、气短等症状，此时，陈无择主张使用桂枝甘草汤等方剂，以温通心阳，散寒止痛。若寒邪侵袭肝脏，可能导致肝气郁结，出现胁痛、情绪抑郁等症状，治疗时可选用四逆散等方剂，以疏肝解郁，温经散寒。此外，陈无择还特别强调了预防寒邪的重要性。他提倡在日常生活中应注重保暖，避免长时间暴露在寒冷环境中，以免寒邪侵袭人体。同时，他还建议通过适当的体育锻炼和合理饮食，增强体质，提高机体对寒邪的抵抗力。严用和在用药方面偏重于温补之法。在《严氏济生方》中，他详细论述了"痼冷"病证，实际上这就是我们今天所说的内寒病机的表现，该书按照阴阳病机、脏腑病机、内生五邪病机的发病机制顺序，详细叙述了整个病机传变的过程，并且描述了内寒的具体表现。《严氏济生方·痼冷积热论治》言："大抵真阳既弱，胃气不温，复啖生冷、冰雪，以益其寒，阴冱于内，阳不能胜，遂致呕吐涎沫，畏冷憎寒，手足厥逆，饮食不化，大腑洞泄，小便频数，此皆阴偏胜而为痼冷之证也。"

（四）内寒理论的革新

明清时期，内寒理论在前人的基础上得到了进一步的深化和拓展。医家们不仅继承了前人的经验，还结合自己的临床实践，提出了许多新的见解和治疗方法。

明代著名医家张景岳在其著作《景岳全书》中，对内寒理论进行了深入而系统的阐述。张景岳认为，内寒的产生与人体的阳气不足有着密切的关系。他强调，温补阳气在治疗内寒方面具有至关重要的作用。张景岳提出了"阳虚则寒"的观点，主张在治疗内寒时应当以温阳散寒为主要手段，同时也要兼顾调补气血，以达到全面治疗的效果。

为了更好地治疗内寒，张景岳创制了右归丸和左归丸等方剂。这些方剂的主要作用是补肾阳、滋肾阴，从而达到治疗内寒的目的。通过这些方剂的使用，张景岳希望能够帮助患者恢复身体的阴阳平衡，从而缓解内寒症状，提高患者的生活质量。他的这些理论和方剂，对后世的医学发展产生了深远的影响。

明代著名医家赵献可"温补肾门"的观点在中医学界影响颇深。他主张在治疗过程中应当注重温补阳气，认为这是维护人体健康的根本。赵献可反对滥用寒凉药物，认为这可能会导致人体阳气受损，从而引发一系列健康问题。在面对假阴、假阳证候时，他提出了一种独特的治疗策略，即"以假治假"。例如，对于口渴却无法饮水、舌苔白滑的患者，赵献可认为这是虚寒之真象的体现，而那些表现出恶热、咳嗽、呕吐痰涎、出血等症状的患者，则是假热之象的显现。他强调，治疗时应深入探究症状背后的本质，而非仅仅停留在表面现象。在赵献可的理论中，八味地黄丸是治疗假热证的重要方剂。他认为，通过此方的温补作用，可以有效地纠正体内的虚寒状态，从而达到治疗目的。赵献可还特别强调，在辨识呕吐症状时，必须细致地区分上、中、下三焦的病变。他指出，下焦的呕吐往往与命门火衰、肾阳虚衰及阴寒内盛导致中焦水谷不能正常蒸化有关。赵献可的这一观点在《医贯》中得到了进一步的阐述："呕吐有三种证候，分别为气逆、积滞、寒邪。上焦呕吐因气逆而起，中焦呕吐因积滞所致，而下焦呕吐则由寒邪引起。"这一理论不仅为后世医家提供了辨证施治的依据，也体现了赵献可在中医学领域的深刻洞察力。

清代医家叶天士在《临证指南医案》中对内寒的辨证论治提出了独到的见解。

他指出，内寒的形成与脾胃功能密切相关，脾胃为后天之本，若脾胃虚弱，则不能运化水谷精微，导致阳气不足，寒邪内生。叶天士主张在治疗内寒时，应注重调理脾胃，以增强其运化功能，从而达到温补阳气、驱散寒邪的效果。他常用理中汤、附子理中汤等方剂，以温中健脾，散寒止痛。

清代另一位著名医家王清任，在其著作《医林改错》中，对内寒理论进行了创新性的阐释。他提出"血瘀致寒"的观点，认为内寒的形成与血瘀有关。王清任认为，血瘀会导致气血运行不畅，进而产生寒象。因此，在治疗内寒时，他主张活血化瘀，以改善气血运行，从而达到温通阳气、驱散寒邪的目的。他创制了血府逐瘀汤等方剂，以活血化瘀，温经散寒。

明清时期，内寒理论的革新不仅体现在对病因病机的深入探讨上，还体现在治疗方法的多样化和个性化上。医家们根据不同的病因病机，创制了多种方剂，丰富了内寒的治疗方法，为后世留下了宝贵的医学遗产。同时，这一时期对内寒理论的探讨，也为现代中医临床治疗提供了重要的理论依据和实践经验。

（五）近现代内寒理论的应用

近现代，内寒理论的应用在中医学界得到了进一步的推广和应用。这一时期，中医学者们开始运用现代医学手段对内寒进行更为深入的研究，使得这一理论在临床实践中更加精准和有效。许多中医学家致力于将传统中医学理论与现代医学相结合，以期更好地理解和治疗内寒相关的疾病。例如，张锡纯在《医学衷中参西录》中详细阐述了阳气虚弱和气机不畅是导致癃闭的主要原因。他基于这一理论，创造性地研制出了宣阳汤，旨在通过调理阳气虚弱来治疗因阳虚引起的癃闭症状。此外，针对三焦受寒导致的气机不通，张锡纯还特别创制了温通汤，以温通经络，促进气血流通。他的来复汤则巧妙地运用了附子与龙骨、牡蛎、磁石、紫石英等药材，其目的是潜藏阳气、固摄肾精，并收摄元气，以达到治疗效果。在女性不孕的问题上，张锡纯认为这与冲脉的状况密切相关，许多不孕症由相火不足及内生虚寒所致。因此，他创制了温冲汤，通过温补命门，暖解冲脉之寒，从而治疗因阳虚冲寒所致的不孕症。而唐宗海在其著作《血证论》中提出了温补肺阳的方法，针对肺经虚寒、元气不足、喘息困难等症状，他创制了保元汤，以治疗肺阳虚证，为患者提供了一种有效的治疗方案。

此外，现代药理学研究也为内寒理论的应用提供了新的视角。通过对传统中药成分的分析和研究，学者们揭示了许多中药在温阳散寒方面的具体作用机制，从而为临床治疗提供了更为科学的依据。例如，桂枝甘草汤中的桂枝具有扩张血管、改善血液循环的作用，这对于治疗心阳不足引起的内寒症状具有积极意义。

在临床实践中，近现代中医学者们也注重辨证施治，根据患者的具体病情，灵活运用各种方剂。例如，在治疗寒邪侵袭肝脏引起的肝气郁结时，除了传统的四逆散外，还可能结合疏肝解郁的中成药，如逍遥丸等，以提高疗效。

同时，现代中医学者也强调预防为主，注重养生保健。他们提倡通过合理饮食、适度运动、保持良好的心态等方式，增强人体的阳气，预防内寒病证的发生。例如，通过食用温性食物如姜、葱、羊肉等，可以起到温补阳气、驱散寒邪的作用。

在现代医学研究的推动下，内寒理论的应用范围也得到了拓展，除了传统的内科疾病外，还应用于妇科、儿科、老年病等领域，取得了良好的治疗效果。例如，在妇科领域，针对宫冷不孕、月经不调等病症，中医通过温经散寒、调补气血的方法，取得了显著的疗效。总之，近现代内寒理论的应用在继承传统中医精髓的基础上，不断吸收现代医学的先进成果，使得这一理论在临床实践中更加科学、有效。随着中医学的不断发展，相信内寒理论将在未来为更多患者带来健康和福祉。

三、内湿

在中医学理论体系中，内湿是一种常见的病理现象，其成因主要与脾脏的运化功能及津液输布功能受损有关，导致水湿与痰浊在体内积聚。脾脏在中医理论中承担着将食物转化为营养物质并输送到全身各处，同时排出多余水分的重要角色。一旦脾脏的这些功能出现障碍，原本应被输布的营养物质便可能在体内滞留，转化为痰湿。内湿的临床表现多种多样，常见的症状包括身体沉重、四肢乏力、食欲减退、腹部胀满及大便稀薄等。内湿的形成通常与个体体质肥胖、痰湿过盛有关，或是因过量摄入生冷、油腻食物，损伤脾胃，导致水液代谢不畅，聚集成湿，停滞成痰，留存为饮，积聚成水。因此，脾脏运化功能的失常是内湿生成的关键因素。脾主运化，而脾阳是实现这一功能的关键，且脾阳与肾阳之间存在紧密的联系。因此，内湿不化与脾阳虚弱密切相关，并且与肾阳不足有直接联系。当肾阳衰弱时，会直接影响脾脏的运化功能，从而促使湿浊内生。反之，湿邪作为一种阴邪，长期滞留体内，亦会损害脾肾之阳，形成恶性循环。

（一）内湿理论体系的形成

对湿邪的最早论述见于《内经》，书中强调了肺、脾、肾三脏与湿邪形成的密切关系，尤其强调脾、肾。如《素问·至真要大论》云"诸湿肿满，皆属于脾……诸痉项强，皆属于湿"，论述了脾脏在运化水液中的关键生理作用，以及脾气运化无权时出现的病理状态。又如《素问·上古天真论》云："肾者主水，受五脏六腑之精而藏之。"《素问·逆调论》云："肾者水脏，主津液。"进一步阐述了肾在水液代谢中的核心作用，以及肾阳对脾阳的温煦作用。因此，在治疗内湿病症时，中医强调温肾健脾，以促进水液的正常输布和代谢。通过运用中药、食疗、针灸等疗法，调整体内阴阳平衡，恢复脏腑功能，从而有效地改善湿邪所致的一系列症状。《内经》在对水液代谢生理认识的同时，也对其病理变化有经典的概述。在治疗内湿时，宜温补脾肾，利水渗湿。

湿性类水，因此被视为阴邪。湿邪为患，最易阻碍气机的正常运行，导致气机升降失常，经络阻塞不通。这会扰乱肝、肺、脾、肾、大肠、膀胱的气机传导和气化功能，从而引发胸闷、脘痞、呕恶、小便不畅、大便困难等症状。脾脏是人体运化水湿的关键器官，也是津液代谢和气机升降的中心。作为阴脏，脾喜燥而恶湿。若湿邪滞留在中焦，通常会首先困扰脾脏，导致脾阳不振，运化功能受损，表现为泄泻。在严重的情况下，水湿可能在肌肤或腹内积聚，形成水肿甚至腹水等严重病症。

（二）张仲景对内湿证治的贡献

张仲景在《伤寒论》《金匮要略》中均对湿邪有论述，其中《金匮要略》中的论述较《伤寒论》更为详细系统，主要侧重于外感湿邪流注肌肤关节为主，如《金匮要略·痉湿暍病脉证》云："太阳病，关节疼痛而烦，脉沉而细者，此名湿痹。"同时，张仲景继承和发展了《内经》中"风寒湿三气杂至，合而为痹"的病因病机理论，认为风寒湿邪为致病外因。此外，张仲景突出强调了"正气虚"在湿邪发病过程中的重要病理作用，重视"邪之所凑，其气必虚"，提出了"头中寒湿""湿家""湿痹""风湿"等概念，论述了外湿侵袭人体表里不同部位，兼风寒之邪不同而表现的病症、机制及证治方药，并根据病证的表里、轻重、虚实创建出了麻黄加术汤、麻黄杏仁薏苡甘草汤、防己黄芪汤、桂枝附子汤、白术附子汤、甘草附子汤等用之有效的方剂。此外，虽然医圣所论重在外湿，对内湿亦有所述，并且提出了外湿宜发汗、内湿宜利小便的治疗方法，正如《金匮要略·痰饮咳嗽病脉证并治》所说"水停心下，甚者则悸，微者短气"，故以桂枝、甘草降逆气，术、附逐水气，同时桂枝还有治疗骨节疼烦之效。此外，针对成因亦与水湿之邪相关的历节之病，仲景创立桂枝芍药知母汤治疗阴证水湿兼有热邪之证，其遍历关节则说明其病邪较湿家阴证三方为重。再如真武汤、苓桂术甘汤，也是内湿当利小便之法的具体体现，这两张方剂至今仍是临床治疗阳虚水泛、中阳不足之痰饮的有效方剂，从而使《内经》关于湿的理论更具体化，促进了内湿理论的发展。

（三）对内湿病机的补充

隋代巢元方编著的《诸病源候论》针对湿邪为患的病因、发病机制和病理特点做出了系统性总结。如《诸病源候论·虚劳浮肿候》云："肾主水，脾主土。若脾虚则不能克制于水，肾虚则水气流溢，散于皮肤，故令身体浮肿。若血气俱涩，则多变为水病也。"这体现了巢元方在对湿邪生成过程的认识中，注重脾肾生理功能的思想。即脾胃阳虚是虚劳浮肿的主要病机之一，强调了正气本虚，脏腑功能失调的重要作用。内湿的形成，尤以脾为水液代谢的核心，强调脾失健运不能为胃行其津液在湿病的发病过程中起到了决定性作用。所以，脾胃虚弱的人容易出现体内湿气重的情况，这个时候我们应该从调理脾胃入手，健脾胃，扶正气，使水液代谢功能恢复正常运转，内湿不再生成，自然就解决问题了。凡人体内不正常的水液流动、阻滞、停聚，都可以视为内湿的发生、发展。

内湿并非如其他内生之邪一样在体内为无形之邪，由于湿邪病程漫长，湿邪长时间在机体内凝聚汇集产生有形之邪，所以称其为"痰饮"。对于痰饮诸病候的病因病机之论，巢元方在仲景痰饮、支饮、溢饮、悬饮基础之上，又有了新的见解，如热痰、冷痰、痰结实、鬲痰、留饮、癖饮、痰癖等病机内容。此外，由于湿性重着黏腻的特点，历代医家多未提及其是邪恶为患诱发的急症，巢元方在其书中提到"急结湿"病机，此病机相当于湿瘀互结或湿痰内结，属于内湿疾病急重症范畴。针对湿邪产生的原因，《外台秘要》多次强调了内湿与外湿互相引动的病机特点，提出居处失宜、饮食不节等因素可引起肺、脾、肾三脏功能失调，水液代谢失常，发为内邪。脏腑虚损后又易被外邪所侵，导致疾病发生。如上所述，隋唐时期的医家对内湿相关理论不仅做出总结，还拾遗补阙，影响了宋代医学发展的新方向。

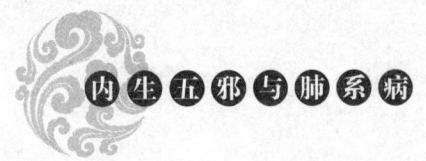

(四)内湿理论体系的发展

针对湿邪内蕴中焦的病证,《太平惠民和剂局方》提出了化湿的基础方剂平胃散及芳香醒脾化浊的藿香正气散,二者均是燥湿和胃之基础方。平胃散是治疗内湿之脾胃湿滞证的基础方,其性温燥,能有效地促进脾胃的运化功能,后世多以此为基础加减配伍而构建灵活多样、行之有效的治内湿之剂。藿香正气散用于内伤湿滞、外感风寒之证,当代应用非常广泛,对于湿邪所致的脾胃失调、食欲不振、肢体沉重等症状有显著疗效。

金元四大家对"湿"这一病理现象持有各自独特的见解与理论。刘完素提出,当人体遭受热邪侵袭,火热之气郁结于内,导致气机运行受阻,进而使得津液无法正常分布,水湿无法正常运化,停滞于体内形成湿邪。同时,若湿气郁结,阳气无法顺畅运行,亦可能在体内引发火热。湿与热这两种病理因素相互作用,构成了紧密的病理联系。张元素在其著作《医学启源》中,继承并拓展了刘完素关于六气病机的理论,并对湿邪的理解进行了更为深入的阐述。书中明确指出,湿邪乃自然界六气之一,当湿气积聚过量,失去平衡时,容易转变为致病因素,引发疾病。湿邪过盛可导致多种病症,如痞塞、肿满等。李东垣在《脾胃论·用药宜禁论》中提出:"人体禀受天地之湿气而生胃,胃与湿虽名称不同,实则为一体。"他主张湿病多与脾胃功能失调有关,并创制了多种治疗湿邪的方剂。在《脾胃论》中,李东垣详细分析了暑湿、湿燥、阴火与元气之间的关系,并对清暑益气汤的适应证及其病理机制进行了阐释,从而展现了其对湿邪困阻脾胃的深刻认识。清代医家叶天士针对湿邪为患强调了体质和季节在湿邪发病中的重要作用,注重天人合一的思想,认为暑热会损伤元气;夏季每到申时和酉时,漏泄症状便会出现;冬季相对安稳,而夏季病情会加重。同时,他提出过度劳累会导致脾胃阳气受损;长期咳嗽,一旦劳累就会出现寒热症状;情绪抑郁会伤害气血,导致虚弱;情绪郁结会导致气血运行不畅。

总之,体质因素在湿邪形成中扮演关键角色。长期的内外环境变化可能导致湿性体质的形成,使得个体在日后更容易因湿邪而生病。

(三)近现代内湿理论体系的运用与研究

近代医家张锡纯在《医学衷中参西录》中介绍了他用自创的益脾饼治疗脾胃寒湿泄泻病例二则。该书共介绍药物79味,其中包括健脾利湿、健脾燥湿的白术、厚朴,可见他对脾与湿密切相关的认可。施今墨是20世纪的著名中医医家,他非常重视内湿与脾、肾的关系，擅长治疗命门火衰泄泻、脾胃阳虚泄泻等内湿病证，《施今墨临床经验集》一书共收录212例病案，其中关于内湿的就有10余例。关幼波是继施今墨之后又一位著名的中医医家，他非常重视痰对人体的影响，在对痰的形成机制分析中指出，脾不健运，致湿聚痰生，痰多易咯，色白稀而黏，并论述了痰湿阻络、痰湿阻脾、痰浊阻肾的机制与症状。关幼波认为，脏腑代谢产生的一切废物皆为痰，气道不通为生痰之关键。正常情况下，水谷之气化为津液，又在气的推动作用下运行全身，转化为代谢产物排出体外。如若气道不通，则会水道不通，化生痰液。这可理解为两种情况：①气病为主，气失推动或生化，则水液停聚为痰，即"津液有余而生痰"；②津病为主，如肝肾阴亏，或热灼津液，则体内津液汁稠重浊，气催不动，停留凝结，成为痰阻，即"津液不足而生痰"。

总体而言，《内经》最早提出湿浊内生与脾、肾二脏最为密切，后世医家不断把《内经》思想加以补充与丰富。张仲景非常重视临床经验与医学理论的融合，在以内湿宜利小便理论的指导下，发明后世治疗内湿阳虚水泛常用方剂——苓桂术甘汤、真武汤。古代医家往往根据外部湿象而判断内湿，脾恶湿而喜燥，唐宋时期医家多强调内部湿邪的发生与脾密切相关，宋代诞生了后世治疗脾胃湿滞用处广泛的平胃散，陈无择对湿的相关内容进行了系统的论述。金元时期，李东垣以脾胃为中心开创多首祛湿方剂。到了明清时期，外湿和内湿得到了进一步划分。近代，中医界在脾胃病方面既重视补脾又注重化湿，一些医家认识到脾胃与内湿的关联性，直至现代形成了统一的认识。

四、内燥

燥是中医学理论的重要概念，其理论的核心内容包括外燥和内燥两部分。外燥理论主要研究燥邪的产生、性质、致病特点及治则治法。内燥理论则研究疾病发展过程中出现的类似燥邪某些致病特点的病机变化及治则治法。

（一）内燥理论起源

中医学中的"燥"这一概念最早可以追溯到《内经》，其对"燥"进行了初步的理性思考和认识。《素问·天元纪大论》言"天有五行，御五位，以生寒暑燥湿风"，明确指出燥是自然界中的一种气候现象，可以通过五行的概念来进行分类和归属。

《素问·五常政大论》进一步论述了包括"阳明司天，燥气下临"在内的火、燥、寒、风、热、湿等自然气候变化与人体病理变化之间的相关性。这些自然气候变化被认为是影响人体健康的重要因素，其中，燥作为气候现象，也被认识到是一种可能导致疾病的邪气。这种认识强调了环境因素对人体健康的影响，以及中医在预防和治疗疾病时需要考虑的环境因素。

在治疗方面，《素问·脏气法时论》言"肾苦燥，急食辛以润之"，而《素问·至真要大论》中则有"燥者润之"的论述。这些论述不仅确立了针对"燥"这一病邪的治疗原则，即通过润燥的方法来治疗，同时也隐含了"内燥"这一概念，即人体内部的干燥状态。在中医学理论中，内燥通常指的是人体内部津液不足，导致干燥不适的状态，这种状态可以通过饮食、药物等方法进行调理和治疗。

综上所述，《内经》对燥的认识不仅涵盖了其作为一种自然气候现象的理解，还包括了其作为致病因素的认识，以及在治疗上应对这一病邪的具体方法。这些理论和实践的积累为后世中医在处理与燥相关的疾病时提供重要的理论基础和临床指导。

（二）内燥理论框架初现

张仲景在其著作中并未明确地提出"内燥"这一概念，然而，在深入探讨外感热病及消渴病的病因病机、临床表现和治疗原则时，他实际上已经涉及了内生燥邪的相关论述。在《伤寒杂病论》中，张仲景将燥视为一种病理变化，并将其作为疾病表现的干燥症状之一。燥邪的成因复杂多样，包括外感热邪、体内热邪过盛或余热未尽，这些因素均能直接损伤体液，导致燥证；阴血亏虚、血瘀阻滞亦可损伤精血，导致燥证；阳气虚衰，水湿寒化，津液无法上布，亦可产生燥证。张仲景认为，燥证的形成主要有两个原因：一是热病、久病导致津液耗伤，如阳明气分热盛、气津大伤的白虎加人参汤证；二是肺失通调、脾胃运化失常、肾气化功能失调，导致津液无法正常运化、转输、气化，津液输布障碍，下焦蓄水，津液布散不均，部分脏腑缺乏津液濡润，津液运行、输布受阻，导致机体某些部位出现类似津液耗伤的病变。张仲景在《伤寒论》中提出的五苓散，正是针对下焦蓄水、水气上逆、小便不利、口渴心烦等病证而设。

孙思邈在《备急千金要方》中对消渴津液不足的病证提出了自己的见解，他指出长期积滞可导致燥热伤津，五劳七伤亦可耗损津液，从而丰富了中医对内燥成因的认识。他的另一著作《千金翼方》不仅包含了治疗燥证的多个处方，还有其对内燥成因的阐释，他认为饮食不节、房事过度均可导致燥证，从而扩展了人们对内燥成因的理解。巢元方在《诸病源候论》中对内燥的认识散见于"消渴病诸候""解散病诸候"等病候的论述中，他提出"热入脏，脏得热则津液竭燥""产血水俱下，脏腑血燥""肾燥则渴而引饮也"，从而使得内燥理论框架初具雏形，即发热伤津化燥、津血流失化燥和肾精不足化燥。

（三）金元医家对内燥理论的贡献

在《素问玄机原病式》中，刘完素提出了关于燥邪致病的详细阐述。他认为，燥邪并非单独作用于人体，而是与其他多种因素相互关联，共同导致疾病的发生。具体来说，燥邪的产生与火邪和热邪的亢盛密切相关，这两种邪气会损伤肺金，进而导致风邪的产生。而风邪又具有胜湿的特性，热邪则会耗损体液，从而导致燥邪的形成。因此，燥病的病因并不是孤立存在的，而是与风胜湿、热耗液等多种因素紧密相连。

刘完素进一步指出，津液的缺失是导致燥证产生的一个重要原因，而燥类病症的直接成因就是津液的不足。他强调说"夫燥之为病，血液衰少也"，这意味着燥邪会导致体内血液和津液的减少，从而引发一系列燥证症状。造成津液缺失的原因多种多样，包括因火热而致、因风邪而致、因湿邪而致、因寒邪而致及因癖邪而致五个方面。

此外，刘完素还探讨了燥邪的双重属性。在《黄帝素问宣明论方·燥门》中，他提出了"风热火同阳也，寒湿燥同阴化"的观点。这句话似乎自相矛盾，但实际上，前者是基于将自然界中的六气（风、热、火、湿、燥、寒）分为阴阳之后得出的结论，而后者则是对自然界实际情况的总结。这表明，尽管燥邪在某些方面与寒湿相似，都属于阴邪，但它们之间仍然存在本质的区别。通过这样的分析，刘完素揭示了燥邪致病的复杂性和多样性，为后世医家提供了深入理解和治疗燥病的理论基础。

刘完素的这些观点不仅在医学理论上具有重要意义，而且在临床实践中也具有重要的指导价值。他通过对燥邪的深入研究，提出了许多有效的治疗方法，如滋阴润燥、清热解毒等。这些方法在治疗各种燥证病症中得到了广泛应用，并取得了显著的疗效。刘完素的学术思想和临床经验对后世医学的发展产生了深远影响，使他在中医学史上占有重要的地位。

金元时期，除了刘完素之外，其他许多著名的医家也对燥邪的治疗提出了

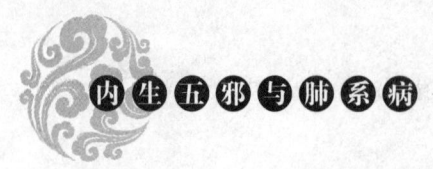

自己独到的见解。其中,张元素就是一位对燥邪治疗有着深刻认识的医家。张元素在其著作《医学启源》中明确指出:"辛能散结润燥,致津液通气。"他认为,辛味药物具有散结和润燥的作用,能够促进津液的流通和气机的通畅。因此,在治疗肾燥时,应当适当使用辛味药物来辅助治疗,以达到行水气、润肾燥的效果。

张元素进一步解释说:"肾苦燥,急食辛以润之,黄柏、知母。"这句话的意思是,当肾脏出现干燥的症状时,应当迅速使用辛味药物来滋润它。他特别推荐了黄柏和知母这两种药物。黄柏具有气寒,味苦,苦厚微辛的特点;而知母则味苦、辛,气大寒,沉而降。当这两种药物配合使用时,其效果更是奇妙无比。正如《本草纲目》所载:"黄柏泻膀胱相火,补肾水不足,坚肾壮骨髓,疗下焦虚……得知母,滋阴降火。"朱丹溪也曾经指出:"黄柏走至阴,有泻火补阴之功,非阴中之火不可用也……阴火也,不可以水湿制之,当从其性而伏之,惟黄柏之属可以降之。"这些论述都充分展示了金元医家对燥邪治疗的独到见解,为后世医家在治疗燥邪方面提供了宝贵的理论依据和实践经验。

(四)内燥理论的补充与发展

明清时期,一些医学家继承并发扬了金元时期的医学思想,特别是对李东垣和朱丹溪的学术理论进行了深入的研究和探讨,从而形成了一个具有鲜明特色的医学流派——温补学派。在这个时期,中医学术界呈现出一片繁荣景象,涌现出了许多关于"燥"这一病理现象的理论探讨。例如,张景岳始终坚持重视人体真阴和真阳的平衡,从这一立场出发,对"血燥"这一概念进行了深入的阐述和解释。张景岳指出,真阴所处的位置以肾脏为主。因为肾脏是精血的海洋,所以一旦肾水亏损,就会导致肝脏失去滋养,从而引发血燥的病症。他认为血燥的根源在于肾阴的亏损,这也是较早的关于阴液亏损与"燥"这一病理现象之间关系的直接论述。此外,秦昌遇对燥痰理论进行了深入阐释。他认为,痰湿引起的疾病变化多端,其根本原因在于内伤七情的过度波动和外感六气的侵袭,导致中宫失去清化的能力,从而使得体内产生熏蒸和结聚的现象,最终形成痰湿。他强调,治疗痰湿病症必须根据其所兼夹的邪气进行针对性的治疗。他明确将燥痰列为五种痰证之一,这五种痰证分别是风痰、湿痰、燥痰、郁痰和食积痰。通过这样的分类,秦昌遇为后世提供了更为细致和系统的理论指导。在秦昌遇的论述中,他进一步阐释了燥痰的独特性及其治疗策略。他观察到,燥痰与其他类型的痰证在临床表现上有所不同，其痰液往往更为黏稠且难以咳出，患者常伴有口干咽燥、咳嗽少痰或痰中带血等症状。这些症状均指向了体内津液不足、燥热偏盛的病理状态。为了有效治疗燥痰，秦昌遇提出了以滋阴润燥、清热化痰为主要原则的治疗方法。他强调，在治疗过程中，既要注重补充体内缺失的阴液以滋养肺肾，又要兼顾清除体内的燥热邪气以达到标本兼治的目的。在具体用药上，他推荐了一系列具有滋阴润肺、清热化痰功效的中药，如麦冬、沙参、百合、贝母、瓜蒌等，这些药物能够相互配伍，协同作用，共同发挥治疗效果。

综上所述，明清时期对于燥邪的论述更加完善，这一时期的医学家们在前人研究的基础上，进一步深化了对燥邪的理解和认识。他们不仅详细描述了燥邪的性质、特点及其对人体的影响，还提出了更为具体和系统的治疗方法和预防措施。通过对燥邪的深入探讨，明清时期的医学文献中出现了大量关于燥邪的详细记载，这些记载不仅丰富了中医学理论，也为后世的临床实践提供了宝贵的参考。

五、内火

（一）内火理论的起源

《尚书·洪范》云"火曰炎上"，这是关于火之特性的最早理论概述，也是最为经典的总结。《素问·阴阳应象大论》说"阳胜则热"，故火热为阳邪。火热伤人，多见高热、恶热、烦渴、汗出、脉洪数等症。因火热之性升腾，故火热之邪常可上炎，上炎的火热扰乱神明后，可出现心烦失眠、神昏谵语等症。临床所见火热病症，亦多表现在人体的上部，如头面部位。《素问·至真要大论》说"诸躁狂越，皆属于火"，本篇概述了五运六气的自然规律，从复杂症状表现中概括出病机规律共十九条，为"病机十九条"，一直有效地指导着中医临床实践。病机十九条经典地概述了五脏病特点、六气病特点及对应关系，其中火热病机就占了九条，如"诸热瞀瘈，皆属于火""诸禁鼓慄，如丧神守，皆属于火""诸逆冲上，皆属于火""诸病有声，鼓之如鼓，皆属于热""诸呕吐酸，暴注下迫，皆属于热"等。这九条火热病机，既有感于自然界火热之邪而发，亦有病起于内即内火内热而成。《素问·热病》云"今夫热病者，皆伤寒之类也"，认识到外感寒邪可致发热病证。《素问·阴阳应象大论》云"寒极生热，热极生寒"，分析了寒热因果转化规律。《内经》对壮火、少火、君火、相火也都有经典的认识与阐释，如《素问·阴阳应象大论》云"壮火之气衰，少火之气壮；壮火食气，气食少火；壮火散气，少火生气"，《素问·天元纪大论》云"君火以明，相火以位"，这些都为后世的君火论、相火论等理论奠定了基础。

（二）内火理论的成形

宋金元时期，随着中医学的蓬勃发展，尤其是金元四大家（刘完素、张从正、李东垣、朱丹溪）的学术争鸣，内火理论逐渐成形并趋于完善。这一时期的医家们不仅继承了《内经》等经典著作中关于火的理论精髓，更在此基础上进行了深入的创新与拓展，形成了各具特色的内火学说。

宋代医家陈无择，在《内经》和《伤寒杂病论》两部经典医学文献的基础上进行了深入研究和探讨，巧妙地将疾病的证候与三因——内因、外因和不内外因紧密地结合在一起，著《三因极一病证方论》。在这部著作中，陈无择详细论述了多种疾病的证候、治疗方法及相应的药方。特别是在讨论"内火（热）"这一类阳气过盛而化为火邪的病证方面，他提出了许多独到的见解和治疗方案。例如，针对心、肝、肺、胃、肾、膀胱等不同脏腑出现的阳盛实热病证，陈无择精心设计了多种汤剂，如泻心汤、泻肝汤、清脉汤、清肺汤、清源汤等，这些方剂都是为了清热泻火、调和脏腑而特别配制的。此外，他还指出，过度饮酒及食用辛辣、油腻、煎炸等热性食物，这些不良的生活习惯会导致血液中的热邪积聚，从而引发血随气溢，最终导致鼻出血等病症。陈无择通过这些论述，清晰地表明了他对嗜酒和嗜食肥甘厚味等不良饮食习惯可能导致体内积热生火的认识。在阐释火热病证的病理机制及其对应的药物治疗的同时，陈无择对"君火"这一概念也有深刻的理解。他巧妙地运用天地自然现象来比喻人体的心肾功能，详细阐述了君火与相火之间的关系。通过这种比喻，他进一步发展和完善了《内经》中关于君火、相火的理论，为后世医学理论的发展奠定了坚实的基础。陈无择的这些贡献，不仅丰富了中医学的理论体系，也为临床治疗提供了更为精准的指导。

刘完素被后世尊崇为"寒凉派"的创始人。他深入阐释了《内经》中"六气皆从火化"的理论，特别强调了火热病机的重要性。在刘完素的医学理论中，对于风、寒、暑、湿、燥、火这六种气态因素，他认为火热之气最容易对人体造成伤害。他指出，火热之气不仅自身具有强烈的破坏力，还能够与其他邪气相互作用，成为许多疾病的根源。基于这一认识，刘完素提出了"六气皆能化火"的观点，并在此基础上创立了"火热论"。他认为，在治疗疾病时，应以清热泻火为主要原则，以消除火热之气对人体的伤害。刘完素的这一理论对后世产生了深远的影响，促进了清热学派的发展，使得清热泻火成为中医治疗疾病的重要方法之一。他的学术思想不仅在当时具有重要的指导意义，而且对后世的医学理论和实践产生了深远的影响，使得清热泻火的治疗方法在中医领域得到了广泛的应用和传承。

张从正在前人的基础上从一个全新的视角对内火理论进行了深入的补充和完善。尽管在他的研究中并没有将火热作为核心的关注点，但在其著名的"攻邪论"中，他特别强调了邪火内炽和郁结化火这两种病症的治疗。针对这些病症，张从正提出了采用汗、吐、下三种方法来攻邪外出，从而达到泻火解毒的效果。他认为，通过这种方法可以有效地将体内的邪气排出，恢复身体的正常功能。张从正的这种治疗方法实际上是对内火病机治疗的一种实践探索，他通过这种方式，不仅丰富了内火理论的内涵，还为内火理论的临床应用提供了重要的参考和指导。他的贡献不仅在于理论上的创新，更在于将这些理论应用于实际的医疗实践中，为后世的医学发展奠定了基础。

李东垣不仅在脾胃理论方面有深刻的见解，而且他对内火的理解也颇具独到之处。李东垣认为，脾胃是人体后天之本，是气血生化之源，对人体健康起着至关重要的作用。他强调，如果脾胃功能受损，气血的生化就会失去其根本的来源，导致阴精无法正常化生。这种情况容易引发阴虚火旺的病理状态，从而引发一系列内火病症。因此，在治疗内火病症时，李东垣特别注重调理脾胃。他认为，通过健脾益气、升阳举陷等方法，可以有效恢复脾胃的功能。脾胃功能恢复后，气血生化得以正常进行，阴精得以化生，从而间接达到滋阴降火的效果。李东垣的这一理论和治疗方法不仅在当时具有创新意义，而且对后世的医学发展产生了深远的影响。他的脾胃学说和内火理论至今仍被广泛应用于临床实践。

朱丹溪在继承前人学说的基础上，创立了"相火论"，对内火理论的发展作出了重要贡献。他认为，相火寄宿于肝肾之中，是人体生命活动的重要动力之一。然而，相火容易妄动，一旦相火过旺，就会耗伤阴液，引发阴虚火旺的症状。因此，朱丹溪主张在治疗时应以滋阴降火为主，同时注重调摄情志，避免相火妄动。他提出的"阳常有余，阴常不足"的观点，更是强调了滋阴降火在治疗内火病症中的重要性。

综上所述，宋金元时期的医家们对内火理论的探讨不仅丰富了中医理论体系，也为后世的临床实践提供了宝贵的经验。他们各自从不同的角度切入，共同推动了内火理论的形成与发展，为中医内科学的发展奠定基础。

（三）内火病机的深化

明代医学家张景岳在其医学理论中，极其重视命门学说。他提出了"阳非有余，真阴不足"的主张，强调人体内的阳气并非过剩，而是真正的阴液不足。这一理论在他的医学实践中得到了广泛的应用，特别是在对火证的诊断和治疗方面，张景岳展现了其深厚的见解和丰富的经验。张景岳对朱丹溪的相火论进行了否定，他认为命门主生少火，而留于肝肾者又称相火，人体元气是由相火所生化的，因此不应被称为"元气之贼"，只有属于邪火的壮火才是"元气之贼"。他认为火证并非单纯的热邪过盛，而是因体内阴液匮乏，导致阳气相对亢盛，从而引发各种病症。因此，在治疗火证时，张景岳主张在清热泻火的同时，更要注重滋阴养阴，以达到阴阳平衡，恢复身体的健康状态。他的这些观点和治疗方法，对后世中医学的发展产生了深远影响。在张景岳的医学体系中，他进一步阐述了"阳非有余，真阴不足"的深刻内涵。他指出，人体的生理功能依赖于阴阳之间的和谐与平衡，而阴液作为滋养全身的重要物质，其充足与否直接关系到人体的健康状况。当阴液不足时，不仅会导致阳气相对亢盛，还可能引发一系列的病理变化，如内热、烦躁、口渴、咽干、失眠等症状。《景岳全书》记载："虚火之病源有二，虚火之外证有四，何也？盖一曰阴虚者能发热，此以真阴亏损，水不制火也；二曰阳虚者亦能发热，此以元阳败竭，火不归源也，此病源之二也。"可见张景岳认识到阴虚、阳虚皆可生"内火（热）"。

赵献可视命门为人体之君主，是主宰十二官的"真君真主"。命门的君主功能通过三焦相火得以实现，三焦相火作为命门的臣属，执行其命令，不断在五脏六腑之间循环运行；而真水之气则随着相火在体内潜行。为了凸显火的重要性，他将人体比作"走马灯"，指出灯中火势旺盛则活动迅速，火势微弱则活动缓慢，火势熄灭则活动停滞，生动地说明了人体各器官的功能活动皆需火作为动力。

孙一奎对命门与三焦并列为相火的观点持反对态度，他主张命门并非相火，三焦亦不应与命门相提并论，而应将三焦与包络视为相火的所在。他认为命门位于两肾之间，是动气之源，属于坎卦中的阳气，乃生命之根本；而三焦相火则是元气的辅助力量。命门是生命持续不息的根基，心君火与三焦相火共同促进这一过程。赵献可提出火乃阳之实体，自然界以阳为生命之源，人类以火为生存之门，进而阐述了"有形之火"与"无形之火"的概念。他认为命门是无形之火，是先天之火，乃万物赋予生命之本源。同时，他强调先天无形之火与后天有形之心火存在本质区别。

在清代，对"内火（热）"的理解达到了更为深入的层次。陈士铎对命门在生命活动中的重要性给予了极高的评价，他明确指出："命门，乃火之本源。虽无形却充满生气。"他主张命门之火为先天之火，而十二经络之火则属于后天之火。他认为，只有当十二经络之火得到命门先天之火的滋养，才能持续不断地进行转化、运动和变化。生命的诞生，首先是命门的形成，随后才是心脏的诞生。心脏得到命门的滋养方能精神焕发，应对万物；肝脏得到命门的滋养方能深思熟虑；胆囊得到命门的滋养方能果断决策；胃部得到命门的滋养方能容纳食物；脾脏得到命门的滋养方能有效地转化吸收；肺脏得到命门的滋养方能调节气机；大肠得到命门的滋养方能传导排泄；小肠得到命门的滋养方能消化吸收；肾脏得到命门的滋养方能发挥其力量；三焦得到命门的滋养方能决断；膀胱得到命门的滋养方能储存和排泄。所有这些生命活动，无一不依赖于命门之火的温养。

第二节　中医对内生五邪的认识

一、内生五邪的概念

内生五邪，即人体在疾病进展过程中因气血津液和脏腑等生理功能异常，而产生的类似风、寒、湿、燥、火等六淫外邪致病的病理现象。作为中医学病机理论的核心概念之一，其涵盖了内风、内寒、内火（热）、内湿、内燥五种内在的病理状态，这些状态是人体内部环境失衡的直接体现。

内生五邪产生的病理变化在临床上的表现与自然界中的六淫邪气所引起的病症有着相当程度的相似性。具体来说，人体内部因各种原因，如情绪波动、饮食不当等，导致火热内生，从而引发一系列的病理变化。而外火（热）则是指外界环境中的热邪侵袭人体，导致人体出现类似的病理反应。无论是内火（热）还是外火（热），其临床症状都可能表现为发热、口干舌燥、面红目赤、心烦等症状，这些症状在一定程度上难以区分，然而其内在的病理机制分属内生病理变化和外感的邪气入侵，且内生五邪诱发的疾病多具有发病隐匿、进展缓慢、病程较长的特点。且其临床表现一般多无表证，为里证、虚证、虚实夹杂证。六淫属于外感病因，所致病证的临床表现多为表证、实证。因此，"内生五邪"的命名是类比于其与外感六淫邪气相似的临床表现，同时也是针对其病变本质与外感六淫的不同做出的简洁而形象的概括。

历代医家通过长期的临床观察和实践，逐渐形成了对这些病理状态的深刻理解。他们发现，人体内在脏腑功能失调时，往往不会出现自然界中暑邪致病的病机情况，因此提出了"暑邪只有外感而无内生"的观点。这一观点逐渐被医家们所接受，并在此基础上进一步归纳总结，形成了"内生五邪"的理论概念。这一概念的提出，不仅丰富了中医学的理论体系，也为临床诊断和治疗提供了更为精准的指导。

（一）内风

内风指脏腑阴阳气血失调，体内阳气亢逆而致风动之征的病机变化。由于内风与肝的关系较为密切，故又称"肝风内动"或"肝风"。"内风"是采用比喻手法对一种病机的命名，是对病变本质和病变表现的精简形象概述。"内风"乃风起于内，"内"是体内、本质、根源，"风"是外象、病态的表现。风本自然界之气候，人体之内何能有之，因此中医采用象思维方式又将此类病机称为"风气内动"。因肝在人体之中的功能担当，以及其独有的生理特性，决定了五脏之肝是形成该病机的关键要素，因此该病机又称为"肝风""肝风内动"。"内风"是与"外风"相对而称的，外风是指侵袭人体而使人体发病的来自自然界的风气。自然界之风具有双向性，既能营养于人，又能伤害于人，中医将伤害于人、已成为一种病因的自然界之风称为"外风"，"内风"则是对一种病变机制的高度概括。

（二）内寒

内寒是指机体阳气虚衰，温煦气化功能减退，虚寒内生，或阴寒之邪弥漫的病理状态。内寒乃寒起于内，"内"是体内、本质、根源，"寒"是外象、病态之寒性的表现。其病机有如下几方面：阳虚则阴盛，阴盛则内寒，从而表现为阳热不足，温煦失职，虚寒内生；或血脉收缩、血行减慢等"收引"症状，如面色苍白，形寒肢冷，或筋脉拘挛，肢节痹痛等。《素问·举痛论》说"寒则气收"，这主要与脾肾阳虚不足有关。脾为后天之本，为气血生化之源，脾阳能达于肌肉四肢。肾阳为人身阳气之根,能温煦全身脏腑组织。故脾肾阳气虚衰则温煦失职,最易表现虚寒之象,而尤以肾阳虚衰为关键。如《素问·至真要大论》说:"诸寒收引,皆属于肾。"

(三)内湿

内湿理论特指人体内脾气运化水液功能受损,导致湿浊之气在体内积聚并停滞的病理状态。此现象通常源于脾脏功能的虚弱,无法有效地运化水液,致使湿邪在体内积聚,故此由内而生的湿邪亦常被称为"脾虚生湿"。此处,"内"字强调湿邪的起源及位置,即其在人体内部生成,而"湿"则指代该病理状态在外部显现的症状与特征。湿邪虽为长夏季节自然界的主要气候特征,但其存在贯穿四季。自然界中的湿邪侵入人体导致疾病,中医称为"外湿"。反之,若因人体内部脏腑功能失衡,湿浊之气在体内产生并引发疾病症状,此情形下的湿邪则被称为"内湿"。尽管"外湿"与"内湿"在中医理论中分别代表不同的病因与病机,但它们所引起的疾病在临床表现上具有高度相似性,如常见的头身困重等症状。因此,"内湿"实际上是指中医运用象思维,对那些由人体内在气血阴阳失衡所引发的湿浊病机的一种命名。

(四)内燥

津伤化燥,又称"内燥"。多因久病伤津耗液,或大汗、大吐、大下,或亡血失精导致津液亏少,以及热性病过程中的热盛伤津等所致。由于津液亏少,不足以内溉脏腑,外润腠理孔窍,燥由内而生,临床多见干燥失润等病变。所以《素问·阴阳应象大论》说:"燥胜则干。"

燥起于内,"内"是体内、本质、根源,"燥"是外象、病态之干燥的表现。燥本为自然界之气候,具有干涩收敛等特性,自然界燥邪为病常易伤肺、伤津液而见咽干口燥、皮肤干燥等症状。饮食、七情等积滞郁结生热、化火伤津,或因寒凝气机、水津不化不布等因素,也可使人体脏腑失于津液濡润而出现咽干口燥、皮肤干燥等表现。显然两种情况在主症上有很大的相似度,由于病起于内,故中医采用象思维方式而将此类病机称为"内燥"或"津伤化燥"。

(五)内火

"内火"乃火热起于内,"内"是体内、本质、根源,"火"是外象、病态之火热样的表现。火、热乃自然界之气候,属性相同,只是程度不同,热之甚即为火,人体之内何能有自然界之火热之气,因此中医采用象思维方式而将此类病机

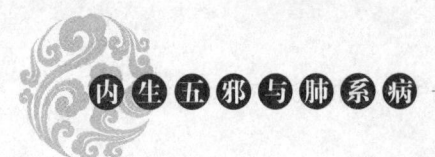

称为"火热内生"或"内火""内热"。内火病理状态临床常见面红目赤、口渴心烦、五心烦热、舌红、脉数等。自然界火热之气袭人所致的外热外火证，临床常见发热、烦渴、脉数等。外热外火证的病因确实是自然界的火热之邪，而内火内热证是由多因素（如饮食积滞、邪郁化火、情志过极等）造成的。可见，内火内热证是因与外火外热病证在临床表现上大体相似而取"火热"之名，又因其是病源于内，因此称为"内火内热证"。

二、内生五邪的类型、病机、脏腑、临床表现、辨证论治

（一）风气内动

内风是指因体内阳气过度亢奋或筋脉缺乏足够的滋养而导致的一种病理状态。这种状态通常表现为一系列"动摇"特征的症状，如眩晕、麻木、抽搐、震颤等。由于内风与肝脏的功能密切相关，因此它也被称为"肝风内动"，或简称"肝风"。正如《素问·至真要大论》中所言："诸风掉眩，皆属于肝。"这表明在中医学理论中，风邪引起的症状大多与肝脏有关。

内风可以分为虚、实两种类型。实证常见的有肝阳化风和热极生风等，虚证则包括阴虚动风和血虚生风等。实证通常与体内阳热亢盛有关，虚证则与体内阴血不足、阴不制阳有关。外风证是由直接感受外界的风邪所引起的，而内风证是因肝脏功能失调，导致阳热亢盛或体内阴血不足，从而使得阴不制阳，进而引发一系列症状。

外风与内风之间存在着密切的关系，它们之间可以相互影响，互为因果。例如，外感风邪可能会引起内风，如感受风热后，邪气由表入里化为内火，导致高热伤津，筋脉失养，从而出现抽搐、惊厥等症状，这种情况被称为"热极生风"。反过来，那些原本就有内风症状的人，如老年血虚生风者，也更容易受到外风的影响，从而引发外风证。

具体来说，其证治要点如下。

1.肝阳化风证

肝阳化风，多因情志所伤，操劳过度，耗伤肝肾之阴，以致阴虚阳亢，水不涵木，浮阳不替，久之则阳愈浮而阴愈亏，终致阴不制阳，肝之阳气升而无制，便亢而化风，形成风气内动。轻则可筋惕肉𥆧，肢麻震颤，眩晕欲仆，或为口眼歪斜，或为半身不遂。甚则血随气逆而发卒然仆倒，或为闭厥，或为脱厥。

肝阳亢盛化为风邪，上扰清窍，其病理变化的关键在于阴液亏损导致肝阳过亢，肝气过盛，气有余则化为火，火气上逆，导致气血并走于上。肝风上逆，病势向上，治疗上宜降不宜升，主要包括四种方法。

（1）息风潜阳　阳气潜藏则风邪自息。如龙骨、牡蛎、龟板、石决明、赭石、磁石等矿物类药材，因其重坠特性，与古人"肝阳过盛时，必须借助介壳类药物以镇潜"的治疗原则相契合。

（2）凉肝降火　对于性质温升的药物，应选择凉性以降火，如夏枯草、菊花、栀子、牡丹皮等，以应对肝阳化风的情况。

（3）引血下行　肝阳化风导致气逆，血气上冲，因此需重用牛膝等药物以引导气血下行。

（4）通腑降浊　肝火上炎化风，往往因胃气不降而加剧，故使用大黄等清降通腑的药物，引导气血下行，这符合"厥阴不治，求之阳明"的治疗原则。

此外，由于肝为刚脏，非柔润之品不能调和，因此需配合白芍、麦冬、玄参等滋阴柔肝的药物，以治本之策。如镇肝熄风汤就是集清热、镇静、养阴、疏肝于一体的方剂。

2. 热极生风证

热极生风这一病理分型通常出现在热性疾病的高峰期，当体内的邪热过于旺盛时，会严重煎熬体内的津液，损伤营血，导致肝经受到灼烧。因肝经的筋脉失去了应有的濡养，阳热过度亢奋，最终转化为风邪，从而引发一系列临床症状，如痉挛、抽搐、鼻翼煽动、双目上视等。此外，患者还可能伴有高热、神志不清、胡言乱语等症状。

在中医学理论体系中，热极生风是一种典型的病理现象，它反映了人体内部的阴阳失衡。当外界的邪热侵入人体，与体内的正气相抗衡，若邪热过于强大，便会引起一系列的生理紊乱。这种紊乱不仅表现为高热，还可能伴随着神志的异常，如神昏、谵语等。这些症状的出现，是因邪热煎灼津液导致营血受损，进而影响到肝经的正常功能。肝经主管筋脉，一旦受损，筋脉便无法得到充分的濡养，从而出现痉挛、抽搐等现象。

在治疗上，中医强调辨证施治，针对热极生风的病理特点，凉肝息风、清热止痉、滋阴柔肝的综合治疗方法应运而生。凉肝息风法旨在通过清热解毒、平肝息风的药物降低体内的阳热亢奋状态，从而缓解痉挛、抽搐等症状。清热止痉法则通过清热解毒、镇静止痉的药物直接对抗体内的热邪，达到止痉的效果。滋阴柔肝法则通过滋补阴液、柔润肝经的药物恢复肝经的濡养功能，从根本上解决筋脉失养的问题。

羚角钩藤汤类方剂，作为中医经典方剂之一，其组成药物如羚羊角、钩藤、生地黄、白芍等，具有清热凉肝、平肝息风、滋阴柔肝的功效。通过这些药物的协同作用，能够有效地缓解热极生风所引起的临床症状，使患者逐渐恢复健康。

3. 血虚生风证

血虚生风之证，多由多种因素引起。初始，可能源于生血功能之不足，或因失血过多，致使血液生成不充分。继之，长期疾病消耗营血及肝血，导致肝血亏虚，筋脉失去正常滋养。此外，若血液无法滋养络脉，则可能引发虚风内动。临床上，此症状表现为肢体麻木、筋肉抽搐，甚至可能出现手足拘挛不伸之状况。

针对此类状况，中医常采取补肝养血之法进行治疗。具体药物包括当归、芍药、熟地黄及何首乌等。这些药物具有补血养肝之效，能有效缓解血虚生风之症状。然而，若因血热久稽，导致阴虚风动，则治疗策略需有所调整。此时，中医会采用滋阴柔肝与潜阳合法相结合之方法，如使用大定风珠等药物。这些药物能滋阴降火，潜阳息风，从而达到治疗阴虚风动之效果。通过这种综合性的治疗方案，可有效缓解血虚生风之症状，恢复身体之正常功能。

4. 内风挟痰证

内风挟痰这一病理现象，主要是指脾脏功能失常，无法正常运化水湿，导致湿邪积聚而化生为痰湿。这些痰湿进一步阻塞经络，使得气血运行不畅，从而导致筋脉得不到足够的营养，最终引发风动的病理变化。痰瘀生风的病机核心在于痰湿阻滞经络，以及筋脉因气血涩滞而得不到充分滋养。

在中医学理论中，痰和瘀分别代表了体内水液代谢异常和血液循环障碍。水液代谢不畅会导致痰湿的形成，而血液循环不畅则会导致瘀血的产生。二者之间相互影响，相互作用，形成一种恶性循环。痰湿和瘀血常常相互夹杂，相互加重病情，形成一种复杂的病理状态。

内风挟痰的形成，往往与个人生活习惯密切相关。例如，过度食用肥腻甘甜的食物会导致脾脏负担加重，无法正常运化，从而聚湿生痰。此外，形体肥胖的人群，由于气虚，体内更容易产生痰湿和瘀血。这些痰湿和瘀血阻塞经络，导致气血逆乱，运行不畅，最终引发肝风内动，表现为偏瘫、中风等严重症状。痰湿与瘀血相互交织,不仅阻碍了气血的正常流通,还削弱了机体的正气,使得身体更容易受到外邪的侵袭。此时,若遇风邪乘虚而入,与内生的痰瘀相搏,便会加剧病情的发展,导致症状更为复杂多变。

在治疗内风挟痰的过程中,中医强调标本兼治,既要针对已经形成的痰瘀进行清除,又要调理脾胃功能,防止新的痰湿生成。常用的治疗方法包括活血化瘀、祛痰化湿、平肝息风等。旨在恢复气血的畅通,滋养筋脉,平息内风,从而达到治疗疾病的目的。

此外,患者自身的饮食起居调护也至关重要。应避免食用肥甘厚味之品,以免助湿生痰;保持适度的运动,促进气血循环;保持情绪稳定,避免肝气郁结,加重血瘀;同时,注意防寒保暖,避免外邪侵袭,加重病情。

(二)寒从中生

寒从中生,又称"内寒"。阳气虚衰,则气化功能减退或失司,阳不化阴,代谢活动障碍或减退,从而导致阴寒性病理产物的积聚或停滞,如水湿、痰饮之类。故《素问·至真要大论》说:"诸病水液,澄澈清冷,皆属于寒。"临床多见尿频清长,涕唾痰涎稀薄清冷,或大便泄泻,或水肿等,此多由阳气不足,蒸化无权,津液不能化气所致。

阳虚阴盛之寒从中生,与外感寒邪或恣食生冷所引起的寒证,即内寒与外寒之间,不仅有所区别,而且有所联系。其区别是,内寒的临床特点主要是虚而有寒,以虚为主;外寒的临床特点则主要是以寒为主,或许亦可因寒邪伤阳而兼虚象,但仍以寒为主。二者之间的主要联系是,寒邪侵犯人体必然会损伤机体阳气,而最终导致阳虚;而阳气素虚之体,则又因抗御外邪能力低下,易感寒邪而致病。

寒邪属于阴邪,其发病的特性可细分为三个方面。首先,寒邪会导致机体失去温暖。当脏腑之阳气虚弱,无法制约阴气时,阴气过盛则生寒,导致机体失去温暖,表现为四肢冰冷、畏寒等症状,且在温暖环境下症状有所缓解,肢体逆冷的程度尤其应作为内寒辨证的关键。其次,寒邪常伴有气虚。阳气虚弱必然伴随气虚,因此内寒证常表现为一系列脏腑功能低下的"不振奋"症状,如气短懒言、声音低沉、舌淡无苔、脉象虚弱等。气虚、阳虚、亡阳,分别代表内寒证的轻、中、重三个病变阶段。最后,寒邪还易与湿邪、瘀血并存。水湿属于阴邪,需温暖才能化解,若机体阳气虚弱,气化功能受损,易导致水湿停滞;而气血喜温而恶寒，寒邪会导致血液凝结成瘀，因此内寒证尤其容易兼有湿邪和瘀血的困扰。

当然，寒从中生，除四肢不温外，在不同的脏腑、不同的地方会出现不同的区域性的寒象。内寒证的基本病理在脏腑虚寒，非补则虚证不去，非温则内寒不除，故常需扶阳剂与温里剂相伍，分补五脏，此为大法。因此，在临床上治疗内寒证时，应将扶阳与温里相结合，并根据五脏的寒证特点分别给予治疗。

1. 心虚寒证

在中医学理论中，心悸、心痛和胸痹是常见症状，这些症状的出现往往与胸阳不宣和心脉瘀阻有密切的关系。胸阳不宣指的是胸部阳气无法正常宣发，导致心脉瘀阻，即心脏的血脉流通不畅。这种情况通常会导致心悸和心痛等症状的出现。在治疗上，中医会根据不同的病理环节采取相应的治疗策略。

对于阳虚导致的心悸，推荐使用桂枝甘草汤。桂枝甘草汤的主要成分包括桂枝和甘草，这两味药具有辛甘扶阳的作用，能够帮助补充和扶助体内的阳气。此外，为了加强治疗效果，还可以加入人参和黄芪这两种甘温的药材，以扶脾健土，因为土健则气旺，有助于阳气的生发和运行。

对于厥心痛，即心痛剧烈，寒邪逆冲心包的情况，中医认为这是一种非常严重的病症，甚至可能危及生命，如"旦发夕死"所描述的那样。喻嘉言曾指出，在这种情况下应当"急以参附汤温之"，即迅速使用参附汤来温补阳气。参附汤是一种以人参和附子为主要成分的方剂，具有大辛、大热的特性，能够迅速驱散寒邪，恢复心阳。喻嘉言还提出了针对胸痹的两个不同的治疗原则，即病情轻微和病情严重时的治疗策略。对于病情轻微的胸痹，治疗原则是"但通其上焦不足之阳"，即通过使用具有通阳作用的药物来补充上焦的阳气。常用的药物包括薤白、白酒、瓜蒌、桂枝、半夏、枳实、干姜、白术、甘草、茯苓和橘皮等。根据病情的具体情况，可以选择其中的三到四味药材，组合成一个有效的方剂。而对于病情严重的胸痹，治疗原则是"必驱其下焦厥逆之阴"，即使用大辛、大热的药物如附子、乌头、蜀椒等，以驱散下焦的寒邪，从而达到"复其上焦之阳"的目的。这种方法实际上是将王冰提出的"益火之源，以消阴翳"和"但益心之阳，寒亦通行"的治则更加具体化，通过具体的药物和方剂来实现治疗目标。

2. 脾胃虚寒证

脾胃虚寒证的主要症状表现为脘腹冷痛，食欲不振，大便稀溏，四肢不温。在治疗上，通常会采用一些能够扶助脾阳的药物，这些药物往往具有辛热甘温的特性。如干姜,它被誉为"温养中土的正将",具有大辛、大热的特性,能够有效地温暖脾阳,驱散体内的寒气。干姜不仅能够暖脾阳,还能够散内寒,可谓是一药两用。此外,李东垣还提出了针对中焦虚寒证的治疗方向,即应当采用温补、散寒、益气这三种方法相结合的综合治疗策略。

在温补方面,主要侧重于增强脾胃的功能,提高机体的消化和吸收能力。常用的温补药材除了干姜外,还有黄芪、党参等,它们能够补气养血,增强脾胃的运化功能,使身体得到充足的营养和能量。散寒则是针对脾胃虚寒证中寒邪内侵的特点,通过辛热药物的作用,将体内的寒气驱散,恢复脾胃的正常功能。除了干姜,附子、肉桂等也是常用的散寒药材,它们能够温通经络,驱散体内的寒气,缓解因寒邪引起的各种症状。益气则是为了增强机体的免疫力,提高身体对疾病的抵抗力。在脾胃虚寒证的治疗中,益气也显得尤为重要。因为脾胃是气血生化之源,如果脾胃功能虚弱,就会导致气血生化不足,从而影响身体健康。因此,在治疗脾胃虚寒证时,常常需要加入一些益气的药材,如白术、茯苓等,它们能够健脾益气,增强脾胃的运化功能,从而提高身体的免疫力。

综上所述,针对脾胃虚寒证的治疗,应当采用温补、散寒、益气三法合用的综合治疗策略。在具体用药时,需要根据患者的病情和体质情况,选用适当的药材和剂量,以达到最佳的治疗效果。同时,在治疗过程中,还需要注意饮食调理和生活方式的调整,避免进食生冷寒凉的食物,保持充足的睡眠和适当的运动,以促进身体的康复。

3. 肾虚寒证

肾阳虚内寒的轻证,常致下焦失于温养,肾气不固或气不化水而出现腰膝酸软、滑精、遗尿、癃闭、水肿等症,当用补益肾气之品,如肾气丸,即是以滋阴药为主,伍以附子、肉桂温肾扶阳,阴中求阳,意在微微生火,生发肾气。温补学说注重阳气,但是也肯定阴精的重要性,所谓"阴不可以无阳,非气无以生形也;阳不可以无阴,非形无以载气也"。温补学说是从阴阳一体对疾病的病机进行辨证分析,从阴阳互根互用讨论疾病的治疗,重视"真阴""真阳",认为阳气亏乏,真阴亦不足,真阴不足,阳气亦亏乏。生长发育过程中,真阳主"生发",真阴主"成立",彼此互根互用,不可独立存在。若肾阳极度衰微,内寒深入于里,出现四肢逆冷、恶寒蜷卧、下利清谷等症,则又当以温里药为主,如四逆汤,可令脾肾之阳同健,速收其回阳救逆之功。

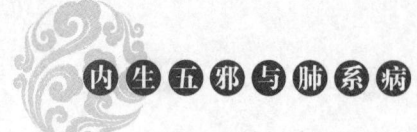

4. 肺虚寒证

在内寒证中，肺部的虚弱和寒冷会导致肺部功能的衰竭，进而引发一系列症状，如头晕目眩、唾液分泌过多、遗尿及小便频繁等。张仲景在其著作中提出了甘草干姜汤这一方剂，通过辛味和甘味药物的结合，达到温阳化气的效果，从而温暖肺部并恢复其功能。此外，这一方剂还蕴含了培土生金的治疗原则，即通过补益脾胃来间接滋养肺脏。

后世医家张锡纯在继承仲景思想的基础上，善于运用桂枝和干姜等药物来增强心肺的阳气。在保元汤中加入桂枝的做法，将温肺药物与补气药物相结合，这种配伍方式也常常被后世医家所采用。保元汤加桂枝的配伍，其精妙之处在于它不仅仅是在治疗症状上有所作为，更深层次的是它在调理人体气机，恢复生理功能平衡方面展现出了卓越的疗效。在中医看来，人体气机运行的任何一环失衡都可能导致整体功能的紊乱，而保元汤中的黄芪、人参等药物具有补气固表、扶正祛邪的作用，能够增强人体的正气，提高机体的抵抗力。

当这些补气药物与桂枝相结合时，桂枝的辛温之性能够进一步激发人体的阳气，促进气血的流通。同时，桂枝还能够温通经脉，散寒止痛，对于因寒邪侵袭而导致的经脉不通、疼痛等症状有良好的缓解作用。因此，保元汤加桂枝的配伍，既能够温补肺脏，恢复其功能，又能够调理气机，增强人体的整体生理功能。

此外，这种配伍方式还体现了中医"治未病"的思想。在中医看来，预防疾病的发生比治疗疾病更为重要。通过调理人体气机，增强机体抵抗力，可以使人体在面对外界病邪的侵袭时，能够有足够的能力去抵御和清除它们，从而达到预防疾病的目的。因此，保元汤加桂枝的配伍，不仅是一种治疗疾病的方剂，更是一种养生保健的方法。

5. 肝虚寒证

本证是指肝脏功能虚弱，导致身体出现一系列寒性症状的情况。张志聪提出："肝主疏泄，肝气虚则飧泄，遗溺。"黄元御说："水木不得温升，则下病遗泄。"这种情况的病理机制与肝脏的升发功能不足或者应该升发却反而下降有关。由气虚导致生寒，因此在临床上，肝虚寒证常常会表现出寒象。治疗肝虚寒证的方法主要有三种：通过增强心火来补充肝气的不足；重用黄芪为主药，并辅以少量理气药物，通过补脾来达到补肝的效果，因为脾土的升发可以带动肝木的升发；通过温补肾阳来达到温补肝阳的目的，因为肝、肾都属于人体的下焦，肾水温暖上升，肝木就能更好地发挥其疏泄功能。

在《备急千金要方》中，根据寒热的不同，将下焦疾病分为虚、实两种情况，提出如果下焦有热则需要泻肝，如果有寒则需要补肾。因此，对于肝虚寒证，也可以采用温肾壮阳的方法进行治疗。由于五脏六腑的阳气都来源于肾，并且通过脾来充盈，所以五脏阳气虚弱，最终都会归结到肾阳不足。因此，在治疗内寒证时，虽然需要补五脏之阳，但主要的治疗方法仍然是温补脾阳和温补肾阳。

（三）湿浊内生

湿浊内生，又称"内湿"，是指由脾气运化水液功能障碍而引起湿浊停滞蓄积的病理状态。由于内生之湿多因脾虚生湿，故又称为"脾虚生湿"。内生的痰湿水饮，大多由脾虚引起。而我们所能见到的有形之痰，是从肺部能够咳嗽出来的。所以有这么一句话，脾为生痰之源，肺为贮痰之器。当然这句话也不是绝对的，因为有一些痰在肢体关节，或在其他地方，肺未必是唯一的贮痰之器。如痰湿在肢体关节，会肢体酸胀痛；痰湿聚而成块，形成囊肿、肿瘤、包块，甚至癌症。中医学中"痰"的概念有广义与狭义之分。广义上说，泛指停于体内任何部位，如脏腑、肌肉、四肢、经络等，无形可见，但临床有痰证表现者，如头晕目眩、呕恶、癫狂、昏不识人，或体表无名肿物等，皆因痰作祟。狭义上说，是指贮于肺，咳之能出，有形有物可见，触之可及，听之有声的痰。"有形之痰"主要有寒痰、热痰、湿痰及燥痰等。

在病证上，内湿和外湿又都具有沉重、秽浊、黏滞等特性。"沉重"是指感受湿邪后患者常可见头重如裹、周身困重、四肢酸懒沉重、关节疼痛重着等症状。这是因为湿邪侵袭肌表，留滞于经络关节，使人体的正常生理功能受到阻碍，营气和卫气不能调和。秽浊多指湿邪致病后，人体各种分泌物秽浊不清，如面垢眵多、大便溏泻、下痢脓血黏液、小便浑浊、妇女白带过多、湿疹浸淫流水等。"黏滞"一指因感受湿邪而引起的病证病程较长，缠绵难愈；一指病灶部位多潮湿不净，排出物黏滞，舌苔腻等。此外，湿邪致病还多见于人体下部，如妇女白带增多、淋证、泄泻、痢疾等，水肿也多以下肢较为明显。

内湿的产生，多因过食肥甘，嗜烟好酒，恣食生冷，内伤脾胃，致使脾失健运，不能为胃行其津液，或喜静少动，素体肥胖，情志抑郁，以致气机不利，津液输布障碍，聚而成湿，因此，脾的运化失职是湿浊内生的关键，脾阳虚可以生湿，肾阳虚可以引起脾阳虚而导致痰湿，而有痰湿之人，久之亦可伤阳气，反过

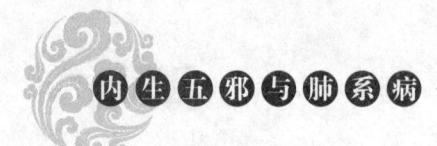

来导致或脾阳虚，或肾阳虚，或脾肾阳虚。湿性重浊黏滞，多阻遏气机，故其临床表现常可随湿邪阻滞部位的不同而异。如湿邪留滞经脉之间，则见头重如裹，肢体重着或屈伸不利。故《素问·至真要大论》说："诸痉项强，皆属于湿。"湿犯上焦，则胸闷咳嗽；湿阻中焦，则脘腹胀满，食欲不振，口腻或口甜，舌苔厚腻；湿滞下焦，则腹胀便溏、小便不利；水湿泛溢于皮肤腠理，则发为水肿。故《素问·六元正纪大论》说："湿胜则濡泄，甚则水闭胕肿。"湿浊虽可阻滞于机体上、中、下三焦的任何部位，但仍以湿阻中焦脾胃为多。湿浊如果侵犯头窍，导致头重如裹，代表方剂是半夏白术天麻汤。湿浊如果犯于胸腔，导致胸闷咳嗽，用二陈汤进行加减化裁。湿浊阻于中焦，脘腹胀满，食欲不振，用香砂六君丸进行加减化裁，或用胃苓汤。如果湿气在下焦引起小便不利，可以用五苓散、真武汤、苓桂术甘汤。如果湿浊形成痰浊，聚于下焦而引起月经过少或不孕症，选用方剂苍附导痰丸。如果水湿泛溢于皮肤腠理，发为皮肤水肿，选用五皮饮。如果湿浊引起水肿，根据脾肾阳虚偏颇，选用实脾饮、五苓散、真武汤、苓桂术甘汤、济生肾气丸等，辨证论治，对症下药。

（四）津伤化燥

《素问·五常政大论》论述了包括"阳明司天，燥气下临"在内的火、燥、寒、风、热、湿等自然气候变化与人体病理变化的相关性，表明中医学不仅认识到自然界有燥之气候，亦认识到它也是一种致病的因素。《素问·脏气法时论》云："肾苦燥，急食辛以润之。"《素问·至真要大论》云："燥者润之。"《诸病源候论》认为"热入脏，脏得热则津液竭燥""夫产血水俱下，腑脏血燥""肾恶燥则渴而引饮也"，使"内燥"理论框架初见端倪，即发热伤津化燥、津血流失化燥和肾精不足化燥。提出著名"三因学说"的陈无择在其所著的《三因极一病证方论》中关于消渴做了较多论述，既论述了消渴与内燥津液不足的关联性、三消的治法，也比较了三消之渴与中暑热渴、妇人失血过多的血渴之间的区别，表述了"渴无外所因"等观点，他的这些认识在某种程度上丰富了中医学内燥理论。张从正师于刘完素并秉承其学术思想，对燥邪致病、治疗燥证上做出了更具体的解释。"诸涩枯涸，干劲皴揭，皆属于燥"，这是刘完素对"燥"的概括，张从正具体解释说："燥于外则皮肤皴揭；燥于中则精血枯涸；燥于上则咽鼻焦干；燥于下则便溺结闭。"此外，张从正还根据"肾水虚而火不下"的病机改变，提出"降心火，益肾水"的治疗原则，这一"降火益水"思想对朱丹溪影响很大，朱丹溪的"阳常有余,阴常不足"之理不仅丰富了中医学养阴学说,还对内燥理论间接进行了补充。补土派的李东垣不仅对内燥理论的发展提出了自己的理性认识,还创建了有效的方剂。《脾胃论注释·脾胃论卷下·润肠丸》云:"治饮食劳倦,大便秘涩,或干燥闭塞不通,全不思食,乃风结、血结、皆能闭塞也,润燥、和血、疏风,自然通利也。"明清时期倡导真阴学说、脾阴学说等的补阴学派,丰富了内燥病机理论。明代医家皇甫中对燥证非常重视,在其所著的《明医指掌》一书中列专篇加以论述。《明医指掌·燥证》云"血弱不能养筋,筋燥,手足不能动,指爪枯槁,大秦艽汤。大肠风闭燥结者,搜风顺气丸""脾胃伏火,大便秘结,润肠丸、脾约麻仁丸。五火内炽盛,烧灼津液,烦渴燥甚,白虎汤。燥结热者,清凉饮子""阴虚火盛,下焦燥热,小便涩数者,六味地黄丸、大补阴丸。虚秘者,蜜导法、胆导法。血虚干涸脏结者,元戎四物汤、通幽汤或蜜导法"。至此,中医学内燥理论有了较全面的理、证、方、药。清代程杏轩在《医述》中,将"燥"独立设篇,提出"燥证有外因者,六淫之一也;有内因者,血液之枯也"的观点。清代医家对内燥理论少有创新之意,但却留下了不少治疗内燥证的名方,如吴鞠通《温病条辨》中的增液汤、郑梅涧《重楼玉钥》中的养阴清肺汤等。当代中医学者孙广仁带领其团队对内燥产生的机制做了较全面的总结阐释,呈现在他们所编撰的《中医基础理论难点解析》一书之中。他们在该书中说,凡能消耗津液的各种原因,皆可导致内燥,但内燥的产生,主要有因热、因寒两方面的原因。此外,根据其损伤的程度,又有伤津、伤血、伤阴津的不同,但总以津液精血枯竭而成燥。

此外,"风为阳邪,久必化燥;湿为阴邪,久亦化燥;并且,寒亦化燥,热亦化燥,燥必由他病转属,非必有一起即燥之证"。其致病特点主要有三:其一,燥胜则干。刘完素补充的"诸涩枯涸,干劲皴揭,皆属于燥",即是对机体"失濡"的"干"象的具体描述。其二,易伤肺、胃、肾。肺属燥金,为娇脏,性喜濡润,故燥易伤肺,"肺燥则痿"。胃为燥土,其性喜润恶燥,故内燥易伤胃津。肾主藏精,精恶燥,故燥易伤精,"肾燥则消"。其三,易与内热兼夹为患。津液属阴,阴虚易生内热,故内燥易与其兼夹致病。津亏化燥,燥胜则干,是内燥证的基本病理。内燥由于津液亏少,不能滋润脏腑组织和孔窍,故以干燥不润的症状为其临床特点;同时因津液枯涸,阴液亏虚,阴虚阳盛则生内热,故内燥常伴虚热的表现。临床上常见肌肤干燥、口燥咽干、唇焦、舌上少津、鼻干目涩、爪甲脆折、大便燥结和小便黄少等表现，多与体内津液不足有关。若以肺燥为主，则兼见痰少而黏，或干咳无痰，甚则咯血；以胃燥为主，可见食少、舌光红无苔、干呕等症；若系肠燥，则必见便秘。肺、胃、肠及肝、肾皆系津液生化的重要脏器，正气生津、营卫调和、调畅气血，抗病防腐的能力以其津液盛衰为基础，津液调畅则机体健康，津液缺乏则人体失调生病。因病因病机不同，临床表现各有特点。外燥由感受六淫燥邪所致，病变主要在肺、皮肤、口鼻部位；内燥由人体阴液亏虚，或汗、吐、下太过耗伤阴液所致，其病位主要在肺、胃、大肠，且病情较外燥为重。至其治法，何廉臣认为燥为虚证，治宜甘寒。养其阴而润其燥，则进一步把"燥者濡之"的治则思想具体化了。证治要点如下。

1. 上燥证

（1）养阴润肺　如咽喉燥痛，干咳少痰，咳血咯血。病机中心在肺燥津伤者，可首选沙参、天冬、麦冬、百合之类养阴润肺。

（2）上燥治胃　如阴虚肺痿，咳吐浊唾涎沫，其质稠黏，口咽燥渴，其源在胃有虚热，胃津不足，虚火灼伤肺阴而致痿。可治之以麦门冬汤益胃生津，胃得其润，津液上输入肺，其病乃解。

（3）肺胃同滋　如肺燥津伤，穷必及肾，肺肾阴液俱损，可以滋肾为本，润肺为标，治之以百合固金汤类。

2. 中燥证

病机中心在胃燥津伤，以口中燥渴、烦热易饥为主症，可以益胃汤类生津养胃。

3. 下燥证

病机中心在肝肾阴伤。如肾燥精伤，肾失封藏、精微下注的"下消"证，尿量频多，尿如脂膏或尿甜，宜以地黄丸之类化裁以益精固肾。"下燥则结"，如血虚津枯便秘者，常以火麻仁、当归、熟地黄等（如润肠丸）养血润下，提示益精、养血亦是润燥之法。

内燥的成因多端，无论内热、嗜食辛辣炙煿，还是情志郁而化火，甚或寒凝气机、津液不布等皆可致燥，总的治疗大法主要为滋阴润燥。

（五）火热内生

《尚书·洪范》最早提及"火"之属性。《内经》把火热的特性纳入生理病理之中来探讨。病机十九条中"诸禁鼓慄，如丧神守，皆属于火"，由于心主神明，说明病理之火与心密切相关。心在五行属火之论，在《内经》中俯拾皆是，如《素问·金匮真言论》云"南方赤色，入通于心……其类火"，《素问·玉机真脏论》曰"夏脉者心也，南方火也"。自岐黄问答为后世垂范以来，心属火之说便成为不容置疑的权威而经久不衰，以至于今。内生火热病证的基本病理乃在于脏腑阳盛、阴虚，火热内扰。火热内生，有虚实之别，其病机主要有以下几个方面。

1. 阳盛化火

阳气过盛化火，是指阳气过亢，产热过剩，功能亢奋所致的病理状态。人体阳气在正常生理状态下，具有温煦、兴奋、推动作用，称为"少火"。但是，在病理情况下，由于某些原因，阳气过亢，超过其生理水平，必然会出现产热过剩，功能亢奋的异常状态。此种病理性的阳气过亢，中医学称为"壮火"，即"气有余便是火"。阳亢化火的病理，多见于心（心火炽盛）、胃（胃火偏盛）、肝（肝火上炎）、小肠（小肠实火）等。

2. 邪郁化火

邪郁化火有两种情况：一是外感六淫、疫气，在病变过程中，皆能郁滞化热化火，如寒郁化火、湿郁化火等；二是机体病理产物（如痰饮、瘀血、结石等）和食积、寄生虫等，亦能郁而化火。邪郁化火的机制，主要是这些因素导致机体阳气郁滞，气郁则生热化火，形成实热内结之证。

3. 五志化火

五志化火，又称"五志过极化火"，是指由精神情志刺激，影响脏腑气血阴阳，导致脏腑阳盛亢逆，或气机郁结，气郁日久而从阳化火所形成的病理改变。例如，情志内伤，抑郁不畅，则常能导致肝郁气滞，气郁化火，或大怒伤肝，肝气亢逆化火，均可发为肝火。

4. 阴虚化火

阴虚化火是指由精亏血少，阴液大伤，阴虚阳盛，导致虚热虚火内生的病理变化。临床常分为阴虚内热与阴虚火旺。此属虚火，多由于精亏血少，阴液大伤，阴虚阳亢，则虚热虚火内生。一般说来，阴虚内热多见于全身性的虚热征象，如五心烦热、骨蒸潮热、面部烘热、消瘦、盗汗、咽干口燥、舌红少苔、脉细数无力等；阴虚火旺，多为集中于机体某一部位的火热征象，如虚火上炎所致的牙病、齿衄、咽痛、颧红等。

内生火热主要有心火、肝火、相火（肾火）及胃火等。①心火上炎：口舌生疮，心烦尿赤。心开窍于舌，舌尖碎痛，心与小肠相表里，小肠泌别清浊，把废液渗于膀胱，心火旺，小肠将热渗于膀胱，则小便短赤，甚则尿时疼痛。若小便黄赤、尿时疼痛、舌尖碎痛，心烦，这些都是心火下移小肠的病变，用导赤散加减，生地黄、木通、甘草、淡竹叶，这四味药清心火、清小肠，引心火下移小肠，导心火从小肠排出。若心火旺出现神志烦躁、谵语等症状，则用牛黄清心丸。②肝火亢盛：面红目赤，急躁易怒。肝开窍于目，患者出现目赤，一般是肝火旺的表现。怒为肝之志，目赤易怒一般属于肝火旺的表现，可以用龙胆泻肝丸加减进行治疗。③胃火亢盛：牙龈肿痛，口臭喜冷，消谷善饥。胃火亢盛一般表现为口臭，牙龈肿痛，喜凉饮，消谷善饥，一般用牛黄清胃丸加减进行治疗。④相火妄动：早泄、遗精、梦遗。君火是心火，而相火多指肝肾之火，肾中相火旺往往指肾阴虚。阴不制阳，阳相对偏亢，虚火妄动，常见早泄、遗精、梦遗的表现，常用知柏地黄丸加减治疗。相火妄动属于阴虚火旺，而心火、肝火、胃火则以实火常见。内火形成机制很多，有阳气有余，或因邪郁化火，或因五志过极化火，也有虚火内生，实火和虚火的辨别关键是看患者的发热部位是身体还是手心，发热时间是上午还是下午。以上午热、身体热为主的是实火；下午热、手心热多属虚火。其证治要点如下。一是实火，系脏腑阳盛所生，随其所偏盛的脏腑不同，临床见证各异。其治法主要有以下几种。①直折本脏（腑）：针对该脏（腑）的实火（热）病机，选用适宜的方药予以清泻，此为"直折"，如龙胆泻肝汤之泻肝、清胃散之清胃、泻白散清泻肺中伏火等。②脏病泻腑：如心火上炎，口舌生疮，病在上而无移热于小肠之象，亦可用导赤散泻小肠，以"釜底抽薪"。此即顾锡所谓"古人治心火必用导赤，以心为君火，无直折之理，但当通理小肠，则心火自降，此治脏先治腑之法也"。"凡目病在肺经者，治其大肠"，其理亦同。③实则泻其子：如肝火犯胃，胁痛吞酸，临床上常用左金丸清肝泻火。汪昂对其方义曾做过进一步的解析，指出"肝实则作痛或呕酸。心为肝子，故用黄连泻心清火，使火不克金，则金能制木而肝平矣"。又如心火亢盛，烦躁失眠、舌红尿赤、吐衄者，宜以泻心汤清泻心火，"方名泻心，实则泻胃"，使《难经》"实则泻其子"的治则思想更加具体化。二是虚火，主要指脏腑阴虚生内热的病机类型。一般表现为五心烦热，潮热盗汗，失眠多梦，咽干口燥，目干涩，舌红少苔，脉细数等。主要治法有以下几种。①壮水：阴虚发热。张景岳指出"治当壮水。壮水之法，只宜甘凉，不宜辛热"。治之以甘凉养阴之剂，使阴复则其热自退，张景岳又称为"补阴以配其阳",强调滋补肾阴,壮水以制火,确有至理。不过,在临床上,壮水滋阴之法并不见于"强肾之阴",而是五脏分补,至于肺肾同滋、肝肾并补、肺胃同养者,亦不少见。②清热:张秉成在阐释"大补阴丸"方义时曾指出"若仅以滋水配阳之法,何足以杀其猖獗之势,故必须黄柏、知母之苦寒入肾能直清下焦之火者,以折服之"。张元素、李东垣、朱丹溪等均以知母、黄柏为滋阴降火要药,但知母、黄柏为苦寒之剂,"久服易伤元气",故每与消退虚热剂(如牡丹皮、地骨皮、青蒿、银柴胡之类)相伍组方应用。如六味地黄丸,亦非纯是"壮水",系亦补亦泻之方,方中"三补""三泻",补中寓泻,邪去则补药得力。对于虚火病证,李时珍则主张甘寒平补,反对滥施苦寒。他指出,世人但知用"黄柏、知母苦寒以治下焦阴火,谓之滋阴降火,久服致伤元气。而不知枸杞、地骨甘寒平补,使精气充而邪火自退之妙",指明了滋补肝肾与清虚热平剂合用的配伍法则。

至于张景岳所言戴阳于上的"无根之火",阳浮于外的"格阳之火",阳陷于下的"失位之火",其病机多责之于元阳衰败或阴盛格阳,本质多系虚寒,火热为其假象,与本文内生火热之义自当有别。其治,明代蒋仲芳在《医宗说约》中曾举出"引火归原""导龙入海"诸法,亦可供参考。引火归原的治法是针对火不归原设立的,治宜将离源之火向下归于命门,使水火既济、浮阳归宅,达到阴阳平衡的状态,具体治疗当潜火归位、导龙入海,即用少量辛热药(如肉桂、附子、巴戟天、干姜等)夹杂于壮水药中,引浮火下行归肾,常用熟地黄、生地黄、龟甲、天冬、黄精、怀山药、山茱萸等滋肾之品直补肾精,同时可用牛膝引火下行,诸药共助阴阳相生,阴得阳则泉源不竭,阳得阴则可潜伏于下,阴平阳秘,浮火归位。

三、内生五邪的致病特点

(一)发病隐匿,起病缓慢

所谓发病隐匿,是指常于不知不觉中起病,症见若是若非,形迹模糊,而一旦显露,病邪往往已深。由于内生五邪为机体脏腑功能失调或功能减退而产生的病理产物,具有渐生渐长、致病缓慢的特点,以致发病初期临床表现隐而不显,不易察觉。现代研究发现,这种特点已在越来越多的慢性病中显现出来,如隐匿性肾小球肾炎、隐匿性自身免疫性糖尿病、隐匿性乙型肝炎、隐匿

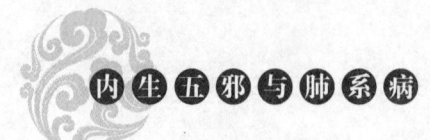

性鼻窦综合征等。以上病症中医学认为多与脏腑虚损、内生湿热瘀毒或内外合邪等因素有关。又如临床对脑血管疾病（中风）的论治，多从内风着眼，并且明确提出本病的发生非常隐匿，发病前有较长时间的轻微眩晕、头痛、力弱等先兆症状。正如《素问病机气宜保命集》所言："故中风者，俱有先兆之证，凡人如觉大拇指及次指麻木不仁，或手足不用，或肌肉蠕动者，三年内必有大风之类。"所以，"发病隐匿，起病缓慢"是内生五邪与外感五邪发病的主要区别之一。

（二）发病前期，脏腑失调

内生五邪致病多始于脏腑功能失调，因此发病前期多先有脏腑失调的反应。如内生湿邪的产生，虽由肺、脾、肾三脏水液代谢失调引起，但在五脏之中，脾胃与湿病关系最为密切。如《素问·至真要大论》所说："诸湿肿满，皆属于脾。"脾为土脏，恶湿而喜燥，当某些原因损及脾脏，使其运化功能减弱，水津不能运行三焦，布散周身，便会出现"诸湿肿满"的状况，发病前多有食欲不振、倦怠乏力等表现。

对内风之认识，可有多种观点，主要包括肝阳化风、血虚生风、血燥生风、阴虚风动等，但责之于肝风者为多。有学者对叶天士的著作进行研究分析发现，叶天士在其理论中较为重视"内风致痹"，叶天士认为"内风致痹"症状出现之前，已有"阴液亏虚，肝胆火旺"及"劳动太过，中气不足"等相应的脏腑失常或虚损表现。

内寒是因阳气虚而产生的虚寒，而阳气虚的根源首先在于肾阳虚，因肾阳是阳气的根本，寄于命门之中。各脏腑内外组织器官"无不借命门之火以温养之"，命门火衰，则阳气虚弱，全身失去温养，阴寒随即内生。内寒之前常有恣情纵欲，或有性欲减退、房劳过度、遇事易恐等肾虚表现。引起内生火热的原因主要有肝肾阴虚或胃阴燥火，阴液虚竭导致其对阳热制约功能不足，阳气相对偏盛而变生火热。另外，还有肾阳虚衰，阴寒内盛，虚衰之阳气失其依附，浮越于外而变生火热之象，此证又称为"戴阳证"。以上无论何因所致，火热出现之前均有相应的脏腑虚衰表现，如精血亏虚、眩晕耳鸣或易口干唇燥、干呕呃逆及下肢畏寒、多尿阳痿等。

（三）临床表现类似外感

"寒由内生者，由脏及表"。因此，内生五邪和外感病邪的临床表现常有相似之处，这是二者容易混淆的主要原因。临证时必须谨慎小心，仔细辨别。如脾胃寒证有内、外之分，而临床表现均可见脘腹冷痛、得温则缓、遇寒加重等。张景岳在《景岳全书·寒热·论诸寒证治》中对寒之内、外做了细致的区别："凡寒病之由于外者，或由风寒以伤形，或由生冷以伤脏；其由于内者，或由劳欲以败阳，或由禀赋之气弱。若寒自外入者，必由浅及深，多致呕恶胀满，或为疼痛泄泻；寒由内生者，必由脏及表，所以战栗憎寒，或为厥逆拘挛。"又如中风一病，唐以前多认为由外风所致，特点为善行而数变，而肝之内风也有相似表现，张子和在《儒门事亲》中言："夫风之为状，善行而数变。《内经》曰：诸风掉眩，皆属肝木。掉摇眩运，非风木之象乎？纡曲劲直，非风木之象乎？手足瘛颤，斜目㖞口，筋急挛搐，瘛疭惊痫，发作无时，角弓反张，甚则吐沫，或泣或歌，喜怒失常，顿僵暴仆，昏不知人，兹又非风木之象乎？故善行而数变者，皆是厥阴肝之用也。"虽然外风和内风有如上相似之处，但是二者的区别还是很明显的。首先，在发病方面，外风伤表，内风在肝，症状表现有表里之分；其次，在治疗方面，外风当散，内风宜息，组方用药有原则之别。另外，内燥临床也表现为皮肤干燥、起皮脱屑、鼻干目涩、口干咽燥等，与外燥有着共同的症状。因此说，内生五邪表现与外感病邪极为相似，易于混淆，临证需要透过现象看本质，分清表里。之所以有些疾病的疗效久治不显，也许就是因为在内、外邪气的辨识上发生了错位，导致治法的原则性失误。

（四）**病程较长，病情反复**

内生五邪所致之病大都具有病程较长、易反复发作的特点，此与其发病隐匿、脏腑功能失调和虚衰有密切关系。内生火热大都由长期脏腑虚衰引起，均具备病程长并逐渐加重的特点。如肝肾阴虚或胃阴燥火，或元气或脏腑之气衰弱而导致内火亢盛者均属此类。无论是痰浊生风还是血瘀生风均需较长的病理变化过程，或者说内生风邪致病从其发生、发展规律上注定了病程较长且病情容易反复的特点。

（五）**外邪诱发，病情加重**

虽然内生五邪有上述诸多不同于外感病邪的致病特点，但由于内邪与外邪关系密切，临床常常合并外邪发病或由外感诱发，往往加重病情。如内寒本为阳虚不足所致，但因其阳虚存在，常常招致外寒乘虚而入。内湿为临床常见病证之一，其病也每与外湿联系，从而形成互为因果、内外夹杂的变化。正如《金匮要略心

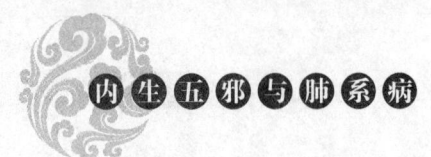

典·痉湿喝病脉证治》认为:"中湿者,亦必先有内湿而后感外湿,故其人平日土德不及,而湿动于中,由于气化不速,而湿侵于外,外内合邪。"中风一病,唐以前多以续命诸方作为治疗外风所中的主要方药。金元以后,由于中风的病因病机发生了变化,因此有了刘完素的"主火论"、李东垣的"主气虚论"、朱丹溪的"主痰论",尤其到明代,张景岳更为明确地提出了"非风论",并命名为"类风"。孔伯华吸收了前人治疗外风及内风方剂的精髓,创造性地将二者结合起来,在治案中常常首选续命汤中的麻黄与石膏配伍,应用于发病初期,并见舌边红、脉浮等外风征象明显时;而服药后,当风邪渐为平息,虚象显露,浮脉变为细弦脉时,则随即裁减。由此可见,孔伯华在临证时,常将外风作为内风病证的诱发因素来看待。在病机方面,其将内风与外风并重,认为"盖凡是中风,必先有痼疾潜伏于脏腑,或肝动热生,或气火相郁,或积食化痰,或瘀塞经络,或气虚上浮,此等伏邪伤害空窍,一遇外邪,触而即发,险象迭出,甚至无可挽回者,职是故耳",指出内因为根本、外邪为关键。之所以导致外邪诱发,也说明了内生之邪致病的另一种情况,那就是病程已久,正气抗拒外邪的功能已弱,病情已由轻转重,再加外邪入侵,病情将会进一步加重。

第二章

内生五邪与肺系病的关系

第一节 内风与肺系病

《内经》中虽无现代意义的内风之说，却有内风学说的理论基础。如《素问·至真要大论》曰"诸暴强直，皆属于风"，即指明动摇、眩晕、抽搐、震颤等临床表现与风邪为病同类，与肝相关，成为后世肝风内动的理论渊源。内风病起于内，呈风之状。内风源于人体脏腑功能失调，气血阴阳失和，津液亏损，筋脉失养，所出现的一系列症状符合"风"的致病特点。风性轻扬开泄，易袭阳位。故易上犯心肺，导致肺失宣降，肺气上逆，引发各种肺系疾病。在疾病发展过程中，或阳热亢盛，或阴虚不能制阳，阳升无制，均可导致风气内动。故内风乃身中阳气之变动，肝风内动以眩晕、肢麻、震颤、抽搐等病理反应为基本特征。风胜则动，因其具有"动摇不定"的特点，故临床上称为"动风"。

《素问·阴阳应象大论》云"东方生风，风生木，木生酸，酸生肝"，故肝为风木之脏。"风气通于肝"，说明内风的产生与肝的关系密切。因此，风气内动又称为"肝风内动"，肝病可以生风，风性主动，肝病多发生以"动"为特征的证候，如肝热生风、肝阳化风、阴虚风动、血虚生风等。叶天士言"肝阳偏亢，则内风时起"，此为肝脏自病引起的风证。又肾主水藏精，为真阴所寄，木赖水涵，精化为血，血可养肝。若肾阴内虚，水不涵木则木燥而生风；精虚血少，血不养肝则血虚生风，此为乙癸同源，肾病及肝而生虚风。肝为刚脏，主升发之气，秉风木之性，肝主疏泄，调畅气机与情志，肝肺升降相因，肝的疏泄功能正常，则气之升降出入平衡协调，全身气机调畅，肺气宣降自如。抑郁、恼怒等不良情绪刺激，导致肝气郁结，肝失疏泄条达，气机郁滞，从而导致肺失宣肃，肺气上逆，发为哮喘。

《吕氏春秋》云："类固相召，气同则合，声比则应。"内风与外风同气相求，则可内外相引，相互为病。外风固然从外感受，内风固然由肝而生，但终因同气相求。如《医学衷中参西录》云"木与风为同类，人之脏腑，无论何处受风，其风皆与肝木相应"；《杂病广要》云"人之为病，有外感之风，亦有内生之风，而天人之气……故无论贼风邪气从外来者，必先有肝风为之内应"。结合临床发现，内风、外风并不绝对独立存在，肝风内盛之体易于感受或兼夹外风，外风又诱发或加重肝风，具有相互招致的特性。孙莹莹等提出"风木之气同类相召"的观点，认为内风、外风相互合邪是疾病反复、加重的关键，且在疾病的恢复期，表现为"暗风作祟"。风邪致病有新感引发，又有伏邪自发。"暗风"又称"伏风"，现在已被广泛应用于过敏性鼻炎、系统性红斑狼疮等自身免疫相关疾病的防治过程中。肺系鼻窍、肌肤皮毛亦是伏风病邪好发之处。汪受传教授认为，外风屡犯、禀赋有异而形成伏风，在患者过敏性疾病中占有重要地位，主张患者鼻鼽、风咳、哮喘、荨麻疹、异位性皮炎、过敏性紫癜等疾病从伏风论治。

《伏邪新书·伏邪病明解》曰："感六淫而不即病，过后方发者，总谓之曰伏邪……有初感治不得法，正气内伤，邪气内陷，暂时假愈，后仍作者，亦谓之曰伏邪。"正气内伤，推动了内风深伏于肺。内风伏肺即指内风伏于肺络。肺朝百脉，主气、主通调水道，是气血运行的关键之处，也是络脉丰富之处。只有肺脏生理功能正常，才能运行全身气血津液，输布周身。肺络的形态类似小气道和微血管，虽与外相通，但是往深处逐级细分，有着易虚易滞的特点，邪气易入却难出，风邪易于伏藏。伏风可因外风引动，外风不灭，内风不息，五脏不安，内风又生，导致肺络失和。现代学者认为，络脉和人体微循环结构相似，肺络失和则类似于微循环障碍，导致疾病迁延不愈、病情反复，符合结缔组织病相关间质性肺疾病的特点。

第二节　内寒与肺系病

由自然界寒冷气候而引起的寒性病证多为外寒证，因脏腑阳气虚损温煦不足而呈现的虚而有寒的病证则为内寒证。寒性收引，可使气机收敛，导致肺失宣降，肺气上逆迫于气道而为咳喘。现代医家叶德铭认为，哮喘为本虚标实之证，宿痰内伏、肺气壅盛为实，脾虚不运、肾虚不纳为虚，其发作当有寒、热之分，且病因寒邪为多，寒性哮喘比热性哮喘多见。任辉认为，哮喘是因患者受寒而形成陈寒痼疾，又新感外寒而引发，寒邪为导致哮喘的直接病因，且寒为阴邪，易伤人阳气。阳气受损，失其正常的温煦气化作用，卫外功能减弱，故患者易反复外感或迁延日久转为慢性。现代医学认为，寒冷刺激诱发的慢性咳嗽与寒冷引起的机体咳嗽敏感性增高有关，其中瞬时受体电位（transient receptor potential，TRP）冷感觉通道参与多个环节，发挥重要作用。国内外相关临床流行病学研究结果表明，寒冷刺激与慢性咳嗽密切相关，为咳嗽发病重要的触发因素之一。

寒咳主要病位在肺，常与脾、胃、肾相关，尤与脾、胃最为密切。生理上，肺、胃通过经脉相连；肺主一身之气，通调水道；脾为生气之源，运化水液。肺脾协调，则人体津液正常输布，脾上输津液至肺，通过肺气宣发肃降而布达全身。若寒邪直中伤中，则脾胃阳气受损，津液输布失常，痰饮内生，肺气失于宣降，上逆发为咳嗽。肺主呼吸，为气之本；肾主纳气，为气之根；肺主行水，肾为水脏，二者共同维持呼吸调匀及津液输布。若肾气虚损，则纳摄失常，肺气上逆而咳；阳虚不化津液，上泛为痰，则寒饮不化，肺失宣降，上逆发为久咳。

《灵枢·邪气脏腑病形》云："形寒寒饮则伤肺，以其两寒相感，中外皆伤，故气逆而上行。"《难经·四十九难》谓"形寒饮冷则伤肺""肺为华盖""肺为娇脏"，说明肺体本清虚，其质娇嫩，容易受风寒湿邪侵袭，即"高处不胜寒"之理。再者《灵枢》述，人到四十，阳气不足，损与日至。此述表明由于年龄的不断增长，机体的阳气也会随之耗损。而且现代人夏季长期吹空调、过食生冷之品及长时间不合理使用抗生素等原因进一步消耗人体阳气，阳气受损，温煦功能下降，气化水行不能，导致阴寒邪气滞留体内，致使肺的宣发和肃降功能失常，引发咳嗽。故在治疗时应补足阳气，驱散阴邪。洪广祥教授提出了"治肺不远温"理论,即慢性肺系疾病患者多有素体禀赋不足,或多病体弱前兆。气阳虚弱为根本内因,且阳虚程度与病情严重程度呈正相关。常应用温补、温宣、温化等一系列温法,使阳气旺盛,气化水行,从而使肺的宣发肃降功能恢复,改善咳嗽症状。

第三节 内湿与肺系病

内湿,又称"湿浊内生",指因脾的运化功能和输布津液功能障碍,从而引起湿浊蓄积停滞的病理状态。湿虽为重浊有形之邪,然其形无定体,积而为水,聚而成饮,凝则为痰,化生百病,四肢百骸、脏腑经络、上下内外,无处不到,加之又常与风、寒、暑、燥、火相兼为患,故而湿邪在中医病因病机学说中占有极其重要的地位。早在秦汉时期,《内经》对湿邪的认识就已非常深入。《内经》从湿邪的形成来源划分,将湿邪分为外感湿邪和内生湿邪两大类。《内经》认为,或久居低下卑湿之地,或长期水上作业,或雾露浸渍,或天阴多雨,空气潮湿,或突遭雨水浇淋,湿衣贴肤,导致周围环境的湿气太多,在人体正气不足的情况下,外感湿邪就会乘机侵入人体内而造成湿病。现代医学认为,在湿邪侵袭人体的同时,由湿邪而滋生的微生物也对人体产生了不同程度的影响。脾喜燥而恶湿,主运化水谷,饮食失调则损伤脾脏,使脾不能正常运化水谷,导致津液停滞而为湿邪,湿病的这一发病途径有别于外感湿邪,湿邪的来源不是由外侵入,而是由身体内部产生,而后阻滞经络、气机,蒙蔽脏腑清窍而为病。现代医学还认为,糖皮质激素的使用也会导致内湿的产生,可使津液转输失其常度,停而为患。在现代社会,随着人们生活水平的日益提高和饮食结构的改变,过食肥甘厚味之人日益增多,内湿患者也逐年增加。

《医原·百病提纲论》言:"内湿起于肺、脾、肾,脾为重,肾为尤重。"脾为气血生化之源,喜燥恶湿,内湿最易犯脾。脾为肺母,今脾被湿困,运化失职,无以滋养肺脏,肺气不足,难以抵挡外邪,邪毒乘虚伤肺,日久成积。肾为水脏,司开阖,主蒸化水液。若肾阳虚衰无力蒸化或开阖不利,则水饮内停,日久浊阴上犯于肺,发为咳喘。故在临床上治疗内湿导致的肺系病病常常肺、脾、肾同治。

洪广祥教授对从肺、脾论治支气管扩张症缓解期有深刻认知,他指出"治痰不治脾,非其治也",脾气的运化能够助力体内津液、气血的运行,气运则诸水液自调,瘀血自通。他还认为,脾作为后天之本,又是肺金之母,肺气虚弱势必要借脾之健运方能复受损肺气,即所谓"治肺之法,正治甚难,当转治以脾"。此外,洪广祥教授还深刻认识到"宗气"一脉在慢性肺系诸症中的重要性。基于肺、脾、宗气之间的关系,遵"病痰饮者,当以温药和之"的治病原则,他创造性地提出"补宗益气,以绝生痰之源"的学术观点,为后人治疗肺系疾病提供了新的思路。成菲在临床中使用益气补肾汤滋补肺肾之气治疗老年肺肾气虚型咳嗽变异性哮喘效果确切,能有效改善患者肺功能,减少患者不良反应,安全性理想。常振森自拟"七味二三汤"滋肾润肺,顺气化痰,从肺肾治疗小儿咳嗽变异性哮喘功效明显。郝东临床观察中运用金水六君煎以金水相生之法化痰平喘,润肺生津,滋阴补肾,提高了患者机体免疫力,对治疗肺肾两虚证咳嗽变异性哮喘有积极作用。王雪莉在临床中使用金水六君丸在改善肺肾两虚型咳嗽变异性哮喘患者临床症状方面疗效显著,并减少了本病的发作次数。

  湿聚为水,积水成饮,饮凝成痰。而痰并不只是单独致病,若痰与外感或内伤之寒邪相合则可变生成为寒痰,痰浊日久阻遏气机会导致痰瘀互结,若痰瘀日久化热则变为痰热,若与外感风邪相合则为风痰,痰阻气道,气机受阻,肺失宣肃,肺气上逆而致咳嗽、气促,这与慢性阻塞性肺疾病(chronic obstructive pulmonary disease,COPD)气流受限的病理基础是一致的。武维屏等认为,在COPD病机演变中,痰瘀二者的产生与脏腑功能失调和气血运行障碍关系密切。黄健华等认为,肺系疾病的发病与气血关系密切,总结出主要病机是"气血亏虚为本,痰热瘀阻为标",治疗上应以"调和阴阳,理顺气血"为主要原则。方莉等认为,痰饮会使气道中的黏液大量积聚,同时增加了黏液的黏稠度,使气道阻塞,肺功能进一步下降,从而加剧了COPD的进程。湿性黏滞,病情易缠绵难愈或反复发作,常在体内留有宿根。如《证治汇补·胸膈门·哮病》说:"因内有壅塞之气,外有非时之感,膈有胶固之痰,三者相合,闭拒气道,抟击有声,发为哮病。"故临证治湿之际有两点需格外留意。一是治湿宜守。因湿性黏滞,难求速效,故辨准湿邪之后,当守法守方,不宜频更方药。祛湿药中茯苓、猪苓、薏苡仁、车前子、泽兰、泽泻等淡渗利湿之品药性平和,在辨证方药中灵活选用其中数味,久服无妨。其中薏苡仁一味,利湿兼能健脾,标本同治,周仲瑛认为其堪称治湿之佳品。二是治湿忌补。湿邪未清时，禁用滋腻碍胃及助湿生热之品。湿邪最易阻遏气机，困扰脾阳。故湿病患者最忌熟地黄、白芍、阿胶、天冬、麦冬等阴柔之品，而生黄芪、白术、山药、扁豆等益气诸药，益气而兼有健脾除湿之功，均属治湿要药，不在当禁之列。酒酪炙煿、肥甘厚味及生冷瓜果均有助湿之弊，也属湿病当忌范围。

第四节　内热与肺系病

内热，也叫"内火""火热内生"，是因人体新陈代谢过于旺盛，产热过多所导致的一类疾病。"火"原指物体燃烧时所发出的光和热，可擅长象思维的中国古代先民们，常用"火"借代隐喻高温、酷热、焚烧、子嗣后代、紧张状态、急躁情绪、快速发展等事物或现象。从古至今，中国人关于火的借代与隐喻在扬弃中传承，都将"火"认知为自然界的一些事物与现象、人的情绪性格心理、人体的某种功能与病理现象等。

肺体清虚，喜润恶燥，外感热邪，情志化火，食积化热，皆可伤肺，肺热日久灼伤肺津，肺叶枯萎，肺气虚衰，津液失于敷布，终至肺痿，从而使脏腑经络、形体官窍、皮毛肌腠失其津液濡养而枯竭，出现皮毛干枯、眼目干涩、耳鸣耳聋、活动不利、功能减退等衰老征象。明代朱橚在《普济方》中详细论述了肺气衰导致气咳的病因病机："不限老少，宿多上热，复因饮食，将息伤热，则常嗽不断，积年累月。"此述说明无论老少，诸般因素致邪热伤肺，肺失宣降，久咳不愈，肺气虚衰，肺气一衰，一身气机失其升降，百病生焉，早衰成矣。又如《素问·痿论》曰："肺热叶焦，则皮毛虚弱急薄著，则生痿躄。"此述说明肺热而致痿，皮毛肌腠失其濡养，四肢痿废不用，而五脏之中尤以肺为关键。可见，肺热、痿可导致机体阴液亏虚，阴阳失衡，加速衰老。阴虚是衰老的基本病机。阴虚在衰老过程中占据重要地位，但衰老病机并非一成不变，而是动态变化的。衰老初期以阴虚为主，阴虚可引起阳虚、气虚、血瘀痰凝等，而阳虚、气虚、血瘀痰凝等亦可加重衰老，从而进一步加速衰老进程。阴液的生成与运行发生障碍，是导致阴虚的重要因素。久病必穷及肾，况肺阴又能下滋于肾，使肾中精气得到源源不断的补充，肾阴主一身之阴，而肺虚导致肾虚，肾虚则出现腰膝酸软、耳聋耳鸣、发白齿落等衰老之象。因此，肺热、痿是加速衰老的重要因素。清代冯兆张在《冯氏锦囊秘录·方脉肺痿肺痈合参》中说："夫人一身之气，全关于肺，肺清则气行，肺浊则气壅，肺热则津不得，而肌肉甲错……盖咳久伤肺，元气渐虚，其人有寒热往来，自汗溅溅，口中有浊唾涎沫，或咳嗽唾中有红线脓血，或多唾涎沫而无脓，寸口脉数而虚涩，或虚洪者，名曰肺痿，热在上焦故也。"此述说明了肺在人体中的重要作用，并指出肺病日久易使元气亏虚，加速衰老。

在中医学理论中，无"气道高反应性"一词。根据干咳、少痰、咽痒等症状，且具有慢性迁延、顽固难治、反复发作等特点，可将其分属于"咳嗽""肺痹"等范畴。《诸病源候论》曰："咳逆者，是咳嗽而气逆上也。"咳而气还聚于肺，肺则胀，邪气与正气相搏，正气不得宣通，但逆上喉咽之间，邪伏则气静，邪动则气奔上。"正虚邪实，伏邪留恋"为本病基本病理特点。从中西医结合的角度分析，气道变应性炎症、气道高反应性与中医所说的"宿根"内涵相近。笔者根据气道高反应性的临床表现特点，审证求因，提出肺肾两虚、阴虚内热是气道高反应性咳嗽的根本病机。

肺居至高，为五脏之华盖，开窍于鼻，上连咽喉。肺通过有规律的一呼一吸运动调节全身气机。宣发与肃降是肺气运动的两种形式，是肺主气、司呼吸的基本生理特点的体现。肺气宜宣宜降，若肺气为邪壅闭或肺气不足，主气失常，宣降失司，肺气上逆常表现为咳嗽。正所谓"咳嗽以肺为主""咳嗽必责之肺"。此外，肺有宣发卫气的功能，肺气通过向外周布散的运动，将卫气布散至全身体表，以护卫肌表，温养肌腠皮毛，防御外邪入侵。若肺气失于宣散，卫气失和，邪气入里，则可出现呼吸不利、胸闷、咳嗽等症状。

肾为先天之本，阴阳之根，脏腑之本，主一身之气，人体呼吸功能虽由肺所主，但需依赖肾的纳气作用以保持呼吸的深度。正如《类证治裁》所云："肺为气之主，肾为气之根，肺主出气，肾主纳气，阴阳相交，呼吸乃和。"肺和肾为母子关系，二者金水相生。若肾气不固，纳气失常，则影响肺的肃降功能，肺气上逆而引发咳嗽。另外，肾中元气充盛有利于卫气固护体表，防御外邪。《灵枢·师传》说："肾者主为外。"此即言肾气充盛，则卫外功能强，肌肉坚，腠理密，皮毛固，外邪不能侵犯。

气道高反应性咳嗽具有阴虚内热的表现。气道高反应性咳嗽患者常反复感受外邪，邪气存留体内，日久不去，郁而化热，导致虚火上炎，脏腑功能活动长期处于虚性过亢和热邪耗伤状态。加之许多患者长期使用激素，如此也可导致气阴两虚。临床多见干咳无痰或少痰，鼻痒咽干，舌红少苔，脉沉细。中医现代理论研究认为，炎症是阳（或火）过盛的典型表现。笔者认为，炎症导致气道上皮功能损伤的主要表现与中医"热证"有着内在联系。笔者在临床中通过观察气道高反应性咳嗽患者的上呼吸道红外线热图变化也发现，此类患者病变部位比周围正常气道黏膜组织的温度要明显升高，经滋阴清热治疗后，温差会逐渐下降，症状明显好转。

滋阴类中药和清热类中药均药性寒凉，按阴阳归类属于阴性药物，气道上皮炎症应归属阳过剩的表现，中医有"治阳以阴"的理论，应给予滋阴和清热治疗。阴虚内热的患者T淋巴细胞总数下降，细胞免疫功能低下，炎症细胞聚集，滋阴清热能提高T淋巴细胞免疫功能，对炎症状态下毛细血管通透性及白细胞游走反应有明显的抑制作用，从而达到消炎、止咳的作用。崔艺馨等通过观察滋阴清热方对气道高反应性咳嗽患者治疗前后外周血中白细胞介素（interleukin，IL）-4和干扰素（interferon，IFN）-γ水平的变化，进一步探索了滋阴清热法治疗气道高反应性咳嗽的疗效机制。根据本病伏邪留恋、阴虚内热的病机特点，应用滋阴清热解毒之品以利于驱邪外出。用药特点宜清热润肺不宜燥肺，宜甘寒不宜苦寒。因肺为娇脏，喜润恶燥，加之久咳患者本已肺失所养，更忌苦寒化燥之品。常选用知母、淡竹叶、金银花、芦根、桑白皮、地骨皮、连翘、桑叶、麦冬、百合、百部等药，既有滋阴清热作用，又具止咳化痰平喘作用，用之甚宜。方选沙参麦冬汤、百合固金汤或养阴清肺汤，随证投之。现代药理学研究结果表明，金银花、桑白皮、连翘等药均有调控免疫、抗炎等作用；百部松弛支气管痉挛的作用缓慢而持久，能抑制咳嗽反射而镇咳，并有一定的抗菌、抗病毒作用。中西医虽对气道高反应性的机制阐述不同，但笔者认为究其本质则一。Th1/Th2失衡是人体正气与留存人体的伏邪之间平衡失调的反映，基于此认识，笔者认为补肺益肾、滋阴清热立意扶正祛邪，可通过调整机体的免疫状态，清除气道高反应性咳嗽激发因素来发挥治疗作用。

第五节　内燥与肺系病

《内经》开启了中医学对燥的理性思考认识。《素问·至真要大论》云"燥者润之",不仅确定了燥之为病的治疗原则,也蕴含有"内燥"之意。内燥由脏腑功能失调所致,或体内精血津液等滋润物质缺乏,或服用温燥之品,或热性病后期,或汗、吐、下后所致,病位可及肺、胃、肾、大肠等。据《中医基础理论》所言,外感六淫中的燥邪致病特点为"燥性干涩,易伤阴液"及"燥易伤肺",这都体现了燥邪伤津耗液且易侵袭肺脏的致病特点。这两点也同样适合于对内燥的描述。通过近些年各现代医家的总结,内燥的致病特点大体可概括如下。①以干燥为主要表现。如皮肤干痒、脱屑;口眼干燥,甚至泪不得出,食干物时需用水送服;干咳,少痰,咽干痒,鼻干;关节屈伸不利;小便少,大便干结等。②发病隐匿,起病缓慢。许多内燥所致疾病起病时多不受重视,等病情发展到出现临床症状时,多数患者无法明确指出发病的起始时间,多自述病情突然发生,无明显诱因。③病程较长,且反复迁延难愈。

内燥的生成则考虑可能有以下几种原因。①患者多本属阴虚血虚体质,天生禀赋不足,感邪易化燥、化热,此种患者遇秋冬季节时,自觉津液不足较旁人更甚。②体内脏腑调节水液代谢功能减退,特别是肺、脾、肾三脏及三焦功能失调,导致津液输布不均,或者津液本身不足,内不能濡润营养脏腑,外不能濡养肌肤,灌注关节,导致皮肤干燥,关节不利。③患者因久病、失治误治或其他原因导致阴液大伤,津液不足,因而致病。④气结所致血液运行不利而成内燥。⑤伏邪所致,即外燥或者其他邪气侵入人体,人体正气不足以驱邪外出,燥邪伏留于体内,或邪气化燥伏留于体内,不发时无临床症状,但当患者体质下降或者有其他诱因时,伏邪伺机发病。⑥劳累过度,导致真阴亏耗,内燥由之产生。现代医家对于内燥的成因众说纷纭,不一而足。

内燥之痰证,则多系肝火犯肺或肾阳亏耗,子盗母气所致,常伴见潮热、盗汗、烦躁、失眠等症。一般医者对湿燥善用清燥救肺汤,凉燥每用杏苏散。木火刑金致内燥痰证,用泻白散合黛蛤散,水不润金致内燥痰证,用百合固金汤。方虽皆善,唯涉及方药过多,初学者难以掌握,故笔者主张无论何种燥痰,概用沈金鳌之滋阴清化丸，既可滋肝肾之阴而遏炎上之虚火，又可补脾肺之气以御燥邪之外袭。上下同治，标本兼顾，取效颇捷。如有寒热表证，或痰较多，减天冬、五味子、生地黄、熟地黄，加前胡、杏仁、桑叶等，此方和真武汤实系补肾化痰法之双璧。

临床上诊治咳喘，多重痰饮而轻燥咳，纵然辨证有燥咳的分型，也是以干咳无痰为主症，倘若有痰，便不以燥论治，于是以燥咳诊治的疾病，局限于咽炎等极为狭隘的范围里，在一定程度上影响了治咳喘的疗效。燥咳既可表现为干咳无痰，又可呈现多痰黏稠不易咯出，前者每因外感时燥引起，存在常由痰湿化燥造成，或痰湿稽留体内，或因肾水不足，肺热炎灼，或因心火亢盛，肝火为寄，或因燥热之邪外感，或因湿邪郁久化燥，都可造成湿痰趋向燥化稠，于是痰由稀薄而熬炼为黏稠，水液渐干，由易于咳出而变成紧贴于气道呈稠丝状，难于咳出。喻嘉言扼要而准确地概括为"伤燥之咳，痰黏气逆"。以上是湿痰演变为燥痰的大体过程。

必须指出，湿痰轻化为燥痰，如属骤然风邪燥热、肺热叶焦所致者，其痰色可呈黄绿，或稍感燥邪所致者，燥化是潜移默化进行的，其痰色可以自始至终呈白色。因此，临床上不能单凭痰色白，不加分析地误认为寒痰或湿痰，从痰饮论治。此外，燥痰的病理表现复杂，常常兼夹有湿痰而呈燥湿并存。一般对于病机的虚实互见、寒热错杂容易理解，但对于燥湿并存就不能理解。事实上，在临床上不乏所见，如素有伏饮的痰湿之体，一旦感受了秋燥之邪，引发咳嗽者即是。又如燥痰久踞之人，长夏感受湿邪，形成了内燥外湿，此时尽管患者有稠痰为恋，咳嗽不畅的症状，同时又兼有胸闷、体重、骨节酸楚等症，这种燥湿并存的现象可以帮助我们更进一步认识燥咳病症在临床上的普遍性。大凡秋冬发作的咳嗽、哮喘，若痰液黏稠难咯，多数是燥邪所致。

燥咳的治疗，若误认燥痰为寒痰或湿痰，误用温化、刚燥，每致津液耗伤，正气受损，反增加黏痰的黏稠度，使稠痰紧紧地附着于肺络的深处，阻塞气道影响呼吸，加剧病情。正确的治疗方法当是调肺气，以利于稠痰的排出，《温病条辨》总结说"燥证则惟喜柔润，最忌苦燥"，这对于燥咳的治疗颇有临床指导意义。

第三章

肺的生理病理与内生五邪

第一节 肺阳与内生五邪

一、历代对肺阳的论述

（一）汉及汉以前

《内经》"五脏阳"的记载中包含"肺阳"之意。《素问·汤液醪醴论》云："帝曰：其有不从毫毛而生，五脏阳以竭也……五阳已布，疏涤五脏。"其中"五脏阳以竭"是指五脏阳气郁遏，"五阳已布"是指五脏阳气的输布宣达，这段话说明了包括肺阳在内的五脏阳气之生理。王冰注曰："五阳，是五脏之阳气也。"《素问·经脉别论》之"合于四时五脏阴阳，揆度以为常也"，更明确地指出了五脏皆有阴有阳。

《内经》中"肺寒"亦有阳虚之意。《素问·咳论》云："其寒饮食入胃，从肺脉上至于肺则肺寒，肺寒则外内合邪，因而客之，则为肺咳。"此处"肺寒"也有阳虚之意。《灵枢·邪气脏腑病形》云："形寒寒饮则伤肺，以其两寒相感，中外皆伤。"肺寒及形寒寒饮均为阴邪而易伤阳气，必导致肺阳损伤，诚如《景岳全书》所云："寒气在脏者，以阳气虚也。"

《伤寒杂病论》中"肺中冷"已见肺阳虚之端倪。《金匮要略·肺痿肺痈咳嗽上气病脉证治》云："肺痿吐涎沫而不咳者，其人不渴，必遗尿，小便数。所以然者，以上虚不能制下故也。此为肺中冷，必眩，多涎唾，甘草干姜汤以温之。"历代许多医家都认为此指肺的阳气不足,"肺中冷"可由寒邪寒饮伤阳导致,亦可由肺中阳虚导致。后世医家多奉"甘草干姜汤"为治疗肺阳虚之祖方。可见,张仲景虽未明确提出肺阳,但已论及肺痿病机主要在于肺阳虚,以致"上虚不能制下",并指出了肺阳虚的临床表现,以及其以甘草干姜汤温补肺阳的治法,从而说明肺阳虚证客观存在。

(二)唐宋元时期

唐宋元时期医家逐渐认识到肺阳的存在。《大明本草》记载,人参治疗肺阳气不足,并提出了"肺阳气"这一名词。孙思邈在《备急千金要方》中云:"病苦少气不足以息,嗌干不津液,名曰肺虚冷也。"此处意指肺阳虚。肺脏虚冷,阳气不足,津液不化,不能上承,咽喉失润,故少气不足以息。

宋代《圣济总录·肺虚》云:"夫肺为华盖,覆与诸脏。若肺虚则生寒,寒则阴气盛,阴气盛则声嘶,语言用力,颤掉缓弱,少气不足,咽中干,无津液,虚寒乏气,恐怖不乐,咳嗽及喘,鼻有清涕,皮毛焦枯,诊其脉沉缓,此是肺虚之候。"宋代严用和《严氏济生方》指出,肺者"虚则生寒",温肺汤"治肺劳虚寒"。宋代钱乙《小儿药证直诀》认为:"肺久病则虚冷。"由这些论述可见,"肺寒""肺虚"亦是肺阳虚弱之意。

金元医家张元素在《医学启源》中强调,人参"气温味甘,治脾肺阳气不足"。元代王好古亦有"补肺之阳"的论述,明确指出,"人参味既甘温,调中益气,即补肺之阳,泄肺之阴也"。朱丹溪《丹溪心法》云:"脾具坤静之德,而有乾建之运,故能使心肺之阳降,肾肝之阴升,而成天地交之泰。"这些论述开始逐渐提及肺阳。

可见,唐宋元时期医家逐渐认识到肺阳的存在并进行理、法、方、药的探讨,虽未明确指明"肺阳"一词,但其针对性比汉以前更进了一步。

(三)明代

到了明代,医家对"肺阳"的论述逐渐增多。龚信《古今医鉴》云:"肺虚肺寒,必有气乏表怯,冷痰如冰之症者。法当温补,如官桂、阿胶之类是也。"王肯堂《证治准绳·杂病》论述了治疗五脏寒的方剂"肝寒,双和汤……肺寒,小青龙汤",指明小青龙汤为治疗肺阳虚之方剂。丁凤《医方集宜》云:"表不解心下有水气,水寒相搏,肺寒则气逆,故干呕发热而咳,经曰形寒饮冷则伤肺,宜用小青龙汤汗以发之。"

龚廷贤《万病回春》云"肺寒咳嗽，须用麻黄、杏仁为主。肺热咳嗽，须用黄芩、桑白皮为主。咳嗽日久，须用款冬花、五味子为主。气喘，须用苏子、桑白皮为主"，阐述了肺阳虚咳嗽的常用药物。龚廷贤《寿世保元》云："辛能温肺以退寒。"秦景明《症因脉治》则认为肺阳虚可见于肺虚水肿、肺虚腹胀等病中，言"肺虚身肿……如面色惨白，二便清利，气怯神离，肺之真阳虚也……肺虚腹胀之治，肺阳不足，脉缓濡软，四君子汤、补中益气汤"。

可见，明代医家对肺阳的认识更加明确，对肺阳虚的治疗亦有更多心得，诸多医家认为干姜乃治疗肺阳虚之要药，指出小青龙汤乃治疗肺阳虚之方剂。

（四）清代及近代

清代医家论及肺阳虚更多。张锡纯《医学衷中参西录》多次言及心肺之阳："周身之热力，借心肺之阳，为之宣通，心肺之阳，尤赖胸中大气，为之保护。大气一陷，则心肺阳分素虚者，至此而益虚，欲助心肺之阳，不知升下陷之大气，虽日服热药无功也。"魏之琇《续名医类案》说："肺易受寒邪，既病于主气之肺阳，阳气益不得施化，而水中之阳化更微，致湿淫滋患。"高学山认为，"夫饮之由来，大概起于肾及脾肺之脏阳衰冷"。以上论述均阐述了肺阳主气、参与水液运化等生理功能。

此时众多医家论述了肺阳虚的治疗方药。唐宗海《本草问答》云："肺主行水，寒伤肺阳，水不得行，则停胃而为饮，上逆气咳，仲景用细辛以行水，用干姜以散寒，用麻桂以驱寒外出，小青龙汤是也。"又言："但温肺而不兼胃治者，则用甘草干姜汤，其姜炮过，则轻而上浮，故但温肺。后人用白芥逐水，陈皮降气，冬花温肺，苏子降气，皆是仿仲景小青龙汤以辛温去肺寒也。"周岩《本草思辨录》曰："肺寒非干姜不温也。"陈修园《时方妙用》论述痨症治法时云："宣肺阳则天气清明，地气不能蒸湿而为云，而龙雷之火不作，为退热一大法，计八方：保元汤、补中益气汤、当归补血汤、四君子汤、六君子汤、五味异功散、香砂六君子汤、归脾汤。"

一些医家对于肺阳虚的治疗也提出了自己的认识。王旭高《退思集类方歌注》论述射干麻黄汤时云："此治形寒饮冷伤肺之要方也。"程杏轩《医述》云："盖肺虚不能外卫皮毛，以致伤风咳嗽，宜用温肺汤，固肺气为主。"程国彭《医学心悟》言："少阳证兼咳嗽者，以其肺有寒也，仲景用小柴胡去参、枣加干姜者，所以温肺散寒也。"林珮琴认为，肺寒嗽必痰稀面白，畏风多涕，当温肺固卫，款冬、紫菀之属，加入玉屏风散，提出玉屏风散亦为治疗肺阳虚之方剂。

许多医家从脏腑的关系来认识肺阳。赵术堂《医学指归》云："土为金母，金恶燥而土恶湿，清肺太过，脾气先伤，则土不能生金，故温肺必先温脾胃，亦补母之义也。"唐宗海《中西汇通医经精义》云："心火温肺，而后胸中阳和，无寒饮咳瘁之证。故心火者，乃肺之主也，心火太甚，则肺燥，心火不足，则肺寒。"罗国纲《罗氏会约医镜》认识到脾肺阳虚的临床表现，并以金匮肾气丸治之，言"金匮肾气丸治脾肺阳虚，右尺脉弱，不能行水，小便短涩，以致水停心下而喘"。

由上述可见，清代医家对肺阳的认识已经比较透彻，不但许多医家使用"肺阳"这一概念，而且认识到其生理功能、病理变化、临床表现等，更各抒己见提出了温补肺阳的治法及方药，同时也从脏腑间关系角度论述了肺阳及脏腑兼证的临床表现及治疗方药。

（五）现代

现代"肺阳"这一概念已得到众多医家的承认与重视。现代名医蒲辅周明确提出："五脏皆有阳虚阴虚之别：肺阳虚，则易感冒，因卫气虚，抵抗力弱。"《中医基础理论》说："肺阳的升散作用，概括于肺气的宣发功能，肺的阳气不足，即指肺气虚。"《中医肺十论》一书指出肺阳虚的症状："肢冷、畏寒、自汗、面白、气短、倦怠、舌淡白无华、舌体胖、脉沉迟微弱。"虽然医家对肺阳的认识尚不统一，但大多认识到肺阳的存在，并展开探讨，从而推动了这一理论的发展。

总之，由对古代及近现代文献的梳理可以得知，肺阳是客观存在的，并且发挥着极其重要的生理功能。

二、肺阳的概念

对于肺阳的概念，历代医家及现代学者有不同的看法。谢平金等认为，肺阳属于肺脏的功能活动之一，肺气的活动属于肺阳功能的一部分，寒邪袭于肺、脾阳虚弱、肾阳不足、肺经伏热等病理因素均可以伤及肺阳。陈聪等认为，肺脏属金，居上焦，为五脏六腑之华盖，肺主宣降、温煦行水、朝百脉等生理功能的正常发挥必须要借助肺阳的生理功能。孙广仁等认为气可以分为阴和阳，而肺阳从属于肺气，是肺气中具有温煦和兴奋作用的那部分阳气，肺阴和肺阳二者共同构成肺脏的阴阳相对统一。邵雨萌等也认为，肺阳是指肺的功能活动中起温煦作用的阳气，是人体阳气在肺功能方面的反映，若是肺阳亏虚、痰饮内停、肺气壅塞不通，就会导致COPD等疾病的发生。

肺阳是中医肺脏象相关的重要名词之一，与脏象相关的基本概念应该使用具有生理意义的概念来指称，对于肺脏象而言，也应如此。所以，与肺脏象相关的肺阳的基本含义是，肺阳即肺阳气，是对肺气中发挥温煦、宣发、兴奋等作用之气的概括。肺阳与肺阴共同作用，使呼吸均匀、水精四布。

三、肺阳的来源

肺阳的生成与父母先天之精气，肺吸入自然界之清气，肺阴所化之气，以及心阳、脾阳、肾阳的资助等有关。它根于肾阳，又依靠脾阳的不断培育。

（一）肺阳与肾阳

肾为先天之本，肾阳系人阳气之根，"五脏之阳气，非此不能发"。机体任何脏腑组织之阳均赖肾阳的激发、补充和推动，方能发挥其正常的温煦作用。肾之阴阳促进肺之阴阳的生成，肺阳根于肾阳，肺阳靠肾阳不断补充、激发，功能才可正常发挥，蒸腾气化以行上焦之水。肺阳与肾阳，均起着温煦机体的作用，所不同的是前者的作用范围较为局限，而后者的功能范围广泛且更为重要。

（二）肺阳与脾阳

脾胃为后天之本，而脾为生气之源。脾气健运则水谷精微化生充足，土生金，肺阳才能得到不断的充养，肺才能依靠肺阳得以发挥主气、司呼吸的作用。另外，肺阳虚日久也子病及母，影响及脾，导致脾阳虚。肺吸入自然界的清气，并使之与脾胃运化的水谷精气相结合而形成宗气，肺阳充足与否是能否合成宗气及决定其盛衰的重要条件。脾阳虚不能运化亦可见水液停留，变生痰饮，肺阳虚亦可致气不化津，水津不归正化则可停聚为痰饮。临床上可见咳嗽、喘息、痰多色白、舌淡、苔白滑、脉滑等症。明代医家徐彦纯在《玉机微义》中这样论述二者之间的关系："论五脏相胜虚实之邪……若脾气虚冷即不能相生，而肺家生气不足则风邪易感，故患肺寒者皆脾虚得之。"

（三）肺阳与其他五脏阳的关系

肺阳与肾阳、脾阳的关系如前所述。另外，肺阳与心阳、肝阳也密切相关。肺主宣发，肝主疏泄。王孟英在《归砚录》中云"人身气贵流行，百病皆由愆滞""万物之所为生者，必由气，气者金也……乃知金者，受气居先也，所以金

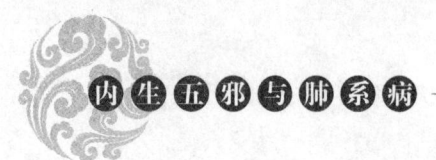

为气母……五行以气为主，是以五行之序以金为首也"。肺为诸气之枢，肺阳充足则肝气疏泄畅达。若肺阳虚则不能宣发阳气于肝，可见面容清瘦、面色黧黑、口干苦、胸胁满胀、腹胀如鼓、四肢肿胀、冷过肘膝的肝阳虚证。

心、肺同居上焦，心阳与肺阳共为上焦之阳，同主上焦阳气，犹如"离照当空"，历代医家也常常把心肺之阳并提。生理情况下，二者"原有相助为理之妙"，病理情况下可以互相累及。心阳虚可累及肺阳，肺阳虚亦可累及心阳，心主血，肺主气，若肺阳虚衰，阳气不足以温运心血，心阳失养，则可致心阳虚。反之，心阳不足，心血亏虚，肺脏阳气失于濡养，亦可致肺阳虚。

四、肺阳的生理功能

肺阳是肺气中具有温煦、宣发、推动、兴奋等作用的部分，肺阳的生理功能可归纳为以下几点。

（一）温煦人体

《素问·生气通天论》云"阳气者，若天与日"，清代何梦瑶《医碥·杂症·气》认为，阳气者温暖之气也，说明阳气具有温煦之功能。《素问·疟论》云"阳虚则寒"，从病理角度也反证了阳之温煦功能。五脏之阳的温煦作用主要体现在两个方面，一是对内温煦本脏及邻近组织器官，二是对外温煦本脏所属组织器官。如脾阳，在内温暖脾胃，在外温煦肌肉；肾阳，在内温暖肾肝，在外温及骨髓。同理可知，肺阳的温煦作用，在内主要在于肺心胸膈，在外则可达于鼻窍皮毛，因此肺阳能调节由鼻吸入四时之清气的寒温以适应人体功能的需要。心肺同属上焦，血液的运行除依赖心气、心阳的作用外，亦依靠肺阳的温煦推动作用。《素问·经脉别论》有"肺朝百脉"之说，若肺阳虚弱，则运血无力，寒凝血脉，循环瘀阻，从而出现畏寒肢冷，胸闷心悸，气短，唇青舌紫等症。

（二）防御外邪

人身之气按部位划分为营气、卫气、宗气，其中卫气具有卫护人体、避免外邪入侵的作用。卫气由水谷精微所化，赖肺阳的宣发作用输布于全身，起到卫护人体的作用。另外，皮毛位于体表，是人体抗御外邪的屏障。皮毛的润泽、汗孔的开阖、体温的调节，全赖肺阳所输布的卫气与津液的温养。肺阳虚弱，化气乏权，不能宣发卫气津液于皮毛，可使皮毛憔悴枯槁，卫外功能减弱，肌表不固，可见易感冒、畏寒、自汗等症。肺开窍于鼻，自然之气的一切外邪及致病因素往往经鼻由肺侵袭人体。肺阳功能正常，则呼吸有度，声音洪亮，气机调畅，外邪不易侵袭致病。若肺阳虚弱，可见气短乏力，声音低怯，动则喘息，咳嗽无力，则外邪易乘虚而入。

（三）司肺气之宣发

肺主呼吸，通过肺气之宣发与肃降，体内之浊气由肺呼出，自然之清气由肺吸入，完成人体的气体交换。肺阳是肺气中具有宣发作用的部分，肺阳充足则肺宣发功能正常，人体能正常呼出体内浊气。

（四）推动和调节全身水液的输布和排泄

《素问·经脉别论》说："饮入于胃，游溢精气，上输于脾，脾气散精，上归于肺，通调水道，下输膀胱。水精四布，五经并行。"人体津液的吸收、输布和排泄主要依靠肺、脾、肾三脏的功能活动来完成。其中，肺主通调水道，是指肺有运行调节水液、滋润濡养全身的作用。此种功能和肺阳是分不开的。一方面是肺阳的宣发作用使水津四布，将脾所转输来的津液和水谷之精较轻清的部分向上向外布散，上至头面诸窍，外达全身皮毛肌腠；宣发卫气于皮毛肌腠，以温分肉，充皮肤，肥腠理，司开阖，将代谢后的津液化为汗液，并控制和调节其排泄。另一方面是肺阳温化，运行水液。水为阴，得阳则化，肺阳足则水液得以运化。

（五）遣魄之随神往来

《灵枢·本神》云："生之来谓之精……并精而出入者谓之魄。"《素问·宣明五气》云："肺藏魄。"魄为精神情志之一，为肺所藏，在生理状态下，赖肺阳之遣发，随神出入，以行"治节""相傅"之用。

（六）化生阴血

李浩然对肺阳生理功能的论述颇有新意。他认为，肺阳所衍生的宗气，下降于肾，便能化为阴血。他赞同《医家秘奥》所云："宗气即膻中之阳，此阳属肺……此气降下，即为阴血，所谓'金能生水'是也。"

五、肺阳的病理变化与内生五邪

肺阳病证有虚有实。实则为肺阳实，虚则为肺阳虚。

（一）肺阳实

肺阳实，即肺阳郁闭。外邪客表或经口鼻入侵犯肺，均可使肺阳郁闭，宣发失职，甚则阳郁不能化水为气，而致水湿泛滥，痰饮内停。肺阳实存在两种情况：

一是指"客邪",肺的阳邪有余,如外感风热、温邪犯肺、内伤木火刑金等,此种情况十分常见,但一般不与肺阳相联系;二是指"主邪",从理论上讲,肺阳(火热)的亢盛可与肝阳、心阳、相火的独亢相类比,即肺本身功能反常亢进,临床上可见呼吸急促、烦热等代偿亢进之象。从病因上看,常常是阴寒之邪暴加,"寒主收引""阴寒凝闭",其来迅速,部分表现为"阳气剧损",更多的阳气并未见耗损,而表现为郁闭不能外达,与"肺气䐜郁"常有相关,"气有余便是火",肺的"浊气有余"更易化火。从病理上看,多表现为寒热夹杂,或外寒内热。一则病因阴寒居多;二则病理阳郁不能外达;三则肺主治节,助心行血,心肺通过气血运行的密切关系而相互影响,故心脉瘀阻,心阳痹塞又常与肺阳郁闭互为因果。

肺阳郁闭,宣化通调失职,水津不化,津液停聚而生内湿,导致风水泛滥。症见浮肿,多从颜面开始,晨起为甚,状如卧蚕;伴恶风、发热、咳嗽、小便不利等;舌淡,苔薄白滑,脉浮。临床虽不以肺阳实具名,但肺阳郁闭常见,因此在这里不再做重点讨论。

(二)肺阳虚

肺阳虚,即肺阳气不足,是机体失于温煦和肺功能衰退的一系列临床表现的概括,是肺气虚之甚,也是肺阳病证的主要方面。它既有咳喘无力、气短喘促、乏力、神疲、息微、自汗易感之气虚症状,又有口不渴、四肢不温、畏寒、面色苍白、痰白量多或质稀如泡沫状等阳虚不温的表现。唇舌淡暗,甚或发绀,舌多淡胖,苔白滑润,脉沉细无力。于兴娟等在临证过程中体会到,肺阳虚为肺气虚之甚,所以治疗肺气虚时配以温补之品,以"先安未受邪之地"。慢性咳喘患者大多年老体弱,病程较长,属本虚标实之证,其本虚又多表现为阳虚,所以应用温补之品。但一定要注意邪实的情况,谨防扶正之时而恋邪。

肺阳虚与临床多种疾病都有密切联系,国医大师洪广祥认为,哮喘的发作与肺阳虚有着紧密联系,肺阳不足,致使卫阳不能温煦,是哮喘发作的主要内因。同时,肺阳虚弱,机体易受六淫邪气侵袭,从而使疾病发生或加重,这也是慢性干咳迁延的内因。此外,人体阳气可随着年龄的增长而逐渐减退,这是COPD发病的自然基础,其本虚的关键也是肺阳虚弱。李召海等认为,肺阳虚可能是肺尘埃沉着病发生的重要病机,肺阳虚致卫外不固、津液代谢失司、瘀血内生等可为其疾病发生的重要机制。任秀东等认为,肺阳虚证也是老年性肺癌的重要证型,或因体虚，或因受寒，或因久病，都可使肺阳受损形成肺阳虚证。

1. 肺阳虚与内寒

"气本属阳，阳气不足，则寒从中生"。肺阳虚，其温热之性减退，鼓舞之机衰弱，难于制约阴类，即不能抵抗阴的寒凝之性，从而产生一系列寒盛之象，呈现出面色苍白、畏寒喜暖、形寒肢冷等阳热不足之象；或因寒性凝滞，其性收引，使筋脉收缩，血行迟缓，而见筋脉拘挛、肢节冷痛、脉沉迟无力等症状。所谓"内寒"，其实质就是"阳虚则寒"，是因阳气虚衰，温煦失职，从而使阴的寒凝之性得以外现。

2. 肺阳虚与内湿

肺阳虚，导致气化功能减退，蒸化无权，津液代谢障碍，而导致水湿、痰饮等阴寒性病理产物停积。临床可见涕、唾、痰涎稀薄清冷，小便清长，泄泻，水肿等症状。

第二节　肺气与内生五邪

一、历代对肺气的论述

（一）汉及汉以前

《史记·列传·扁鹊仓公列传》曰："肺气通于鼻，鼻和则知臭香矣。肝气通于目，目和则知白黑矣。"《灵枢·脉度》说："五脏常内阅于上七窍也，故肺气通于鼻，肺和则鼻能知臭香矣。"以上所述说明肺开窍于鼻，肺气通于鼻。

《灵枢·淫邪发梦》载"黄帝曰：有余不足，有形乎？岐伯曰：阴气盛则梦涉大水而恐惧，阳气盛则梦大火而燔焫，阴阳俱盛则梦相杀……肝气盛则梦怒，肺气盛则梦恐惧、哭泣、飞扬"，指出五脏主五志，肺主悲，肺气太过则悲亦甚。《灵枢·天年》说："八十岁，肺气衰，魄离，故言善误。"《灵枢·动输》说："胃为五脏六腑之海，其清气上注于肺，肺气从太阴而行之，其行也，以息往来，故人一呼脉再动，一吸脉亦再动，呼吸不已，故动而不止。"此述指出肺气走行于太阴经脉，上走息道行呼吸。

《难经·三十七难》曰："五脏之气，于何发起，通于何许，可晓以不？然五脏者，当上关于九窍也。故肺气通于鼻，鼻和则知香臭矣。"此述阐述了肺气循行的终始。

（二）隋唐宋元时期

《外台秘要·五膈方八首·病源》言"五膈气者，谓忧膈、恚膈、气膈、寒膈、热膈也"，指出肺气乃病邪之气的场所。《外台秘要·久咳上气唾脓血及浊涎方五首》曰"久咳嗽上气者，是肺气虚极，风邪停滞，故其病积月累年，久不瘥，则胸背痛，面肿，甚则唾脓血也，深师疗肺气不足，咳逆唾脓血，咽喉闷塞，胸满上气，不能饮食，卧则短气。补肺汤方"，指出久咳上气乃因肺气虚极，并描述了其症状表现，还指出治疗当予以补肺汤。

《医心方·治鼻塞涕出方》说"夫津液涕唾，得热则干燥，得冷则流溢，不能自收。肺气通于鼻，其脏有冷"，指出肺气开窍于鼻，脏腑遇冷邪，则鼻涕流溢，不能自收。《诸病源候论·鼻息肉候》说"肺气通于鼻。肺脏为风冷所乘，则鼻气不和，津液壅塞，而为鼻齆"，指出肺遇冷则其所通的鼻窍会受津液壅塞。

《太平圣惠方·论形气盛衰法》说"八十岁，肺气衰，魄魂始离。其言多误"，指出身体各脏腑之气随年龄的增加而渐衰，肺气衰于八十岁。

（三）清代

到了清代，肺气在医书中出现的频率较前有明显增加。汪昂《本草备要》中记载"脾胃一虚，土不能生金，则肺气先绝，脾胃缓和，则肺气旺而肌表固实，补中即所以固表也"，指出肺气功能的发挥离不开脾胃的后盾支持。书中提到"人参……熟甘温……肺主气，肺气旺则四脏之气皆旺，精自生而形自盛"，指出人参可补肺中元气，进而补其他四脏之气。张璐《本草逢原》载"腹胀暴气喘息咽热者，以诸病皆由足阳明胃经邪热炽盛所致，惟喘息略兼手太阴病，此药能散阳明之邪热，阳明热邪下降，则太阴肺气自宁，故悉主之"，指出阳明热邪可传导及肺。该著作提到赤石脂"其白者敛肺气，涩大肠"，人参"甘温，气薄味厚，阳中微阴，能补肺中元气，肺气旺，四脏之气皆旺"，沙参"甘淡而寒，其体轻虚，专清肺气，因而益脾与肾，故金受火克者宜之"，桔梗"上升，清肺气，利咽喉，为肺部引经，又能开发皮腠，故与羌、独、柴胡、荸、苏辈同为解表药"，又列出了几种治疗肺气的药物。

二、肺气的含义

肺气是中医肺脏象相关的重要名词之一，但长期以来，人们对其并没有真正认识清楚。历代医家及现代学者对其概念持有不同的观点，常见的观点如下。

（一）肺脏之气

《内经知要·脏象》云："肺气营运，水随而注，故通调水道，下输膀胱，是以下焦如渎也。"《类证治裁·温症论治》云："风属阳，温化热，两阳熏灼，先伤上焦，上焦近肺，肺气既阻，致头胀脘痞，身热汗出，宜微苦以清降，微辛以宣通。"

（二）肺气相关病症

《秘传证治要诀及类方·丸类、丹类、膏类》云："肺气甚者，以白矾、蛤粉各二钱，黄丹一钱同研，煎桑白皮、糯米饮下。"《证类本草》云："消痰下气，除烦治水，调中，止泻痢，霍乱，奔豚肾气，肺气喘急，消食开胃，肠风泻血，崩中带下，五膈气，怀孕未足月人漏胎，及胎动欲生，胀闷气喘。"

（三）侵犯肺的邪气或肺中的水气

《医经原旨·疾病·卧》云："肺气盛则脉大，脉大则不得偃卧也。"《黄帝内经素问吴注·病能论》云："肺气盛则脉大，脉大则不得偃卧，盛，邪气作实也，故令脉大。"

（四）肺的阳气，为肺气中属阳的部分

《本草正义·草部山草类上·高丽参》云："人参产于高丽，气味甘温，能补肺阳，能伤肺阴，肺气虚寒，宜此补之，肺有郁热，则反伤肺，更易数字，而其意了然。"《辨证录·鼻渊门》云："人有鼻流清涕，经年不愈，是肺气虚寒，非脑漏也。"

（五）肺的病气

《丹溪手镜·泄泻》云："气泻，躁怒不常，伤动其气，肺气乘脾脉弦而逆，宜调气。"

（六）肺热或因肺火所致的发热

《慎柔五书·痨瘵》云"平旦发热，热在行阳之分，肺气主之，故用白虎汤以泻气中之火"。《金匮要略广注·痉湿暍病脉证》载"东垣曰：身以前，胃之经也，胸前，肺之室也。邪在阳明，肺受火制，故用辛寒以清肺气，所以有白虎

之名"。

(七) 肺脏

《黄帝内经素问吴注·经脉别论》云:"毛脉合精,行气于玄府。毛属肺气,脉属心血。"

(八) 肺的阴气,为肺气中属阴的部分

《环溪草堂医案》云:"气喘较前觉重,交午愈甚。掌心觉热,脉形细数,饮食减少。阴津大亏,肺气伤戕。"

(九) 肺津

《石室秘录·大便秘结》云:"人以为大肠燥甚,谁知是肺气燥乎?肺燥则清肃之气,不能下行于大肠,而肾经之水,仅足以自顾,又何能旁流以润溪涧哉?"

(十) 肺的经脉之气或泛指肺经

《类经·疾病类·口问十二邪之刺》云:"手大指爪甲上者,手太阴之少商穴,为肺气所出之井。故皆当补之,以助其阳气。"《黄帝内经太素·经脉之二·脉行同异》云:"肺气循手太阴脉道下手至手指端,还肺之时,为从本脉而还?"

(十一) 呼吸之气

《辨证录·鼻渊门》云:"肺本清虚之府,最恶者热也,肺热则肺气必粗。"

(十二) 肺之臭

《顾松园医镜·乐集·病机》:"臭气也,肺气腥,肝气臊,肺肝浊气上逆,故闻腥臊之气。"

(十三) 肺与四时相通应之气

《内经知要·脏象》云:"风伤筋,燥胜风(燥为肺气,金胜木也);酸伤筋,辛胜酸(辛为肺味,金胜木也)。"

(十四) 宗气

此宗气是由肾中元阳与胃所化水谷之精气结合而成的。《灵素节注类编·四诊合参总论·脉气所以能动之理》云:"此乃先明两手寸口动脉,是手太阴肺经之气也,其气即胸中之宗气,宗气者,由胃所化水谷之精气,与肾中先天元阳之气会合者也。……故各脏腑脉气,皆上贯于肺,和肺气流行,现象于两手寸口之脉也。"

（十五）营气

《素问灵枢类纂约注·脉要》："肺气从太阴而行之。（此营气也。营行脉中，从手太阴始，而遍行于五脏六腑。）"

（十六）肺精

《王九峰医案·目疾》："《经》以五脏六腑之精气，皆上注于目，而为之睛。"

在综合各家论述的基础上，结合肺及气的生理功能，笔者认为肺气的定义为：肺气即肺脏之气，属脏腑气之一，是构成肺和维持肺功能的基本物质之一，具有运动不息的特点。肺气者，肺之精气也。肺之精气，表现为肺主气、司呼吸、主宣发肃降、通调水道、朝百脉而主治节的功能活动。肺气即肺的生理功能活动。《中医大辞典》指出肺气的三层内涵：①指肺的功能活动；②指呼吸之气，包括胸中的宗气；③指肺中的精气。前两层是指肺的后天之气，后一层是指肺的先天之气。肺气是指肺脏在生命活动中的具体功能及其运动方式。从上可知，肺气的内涵为，肺气是脏气的一种，是由肺吸入的清气、脾胃化生的水谷精气（后天之气）与肾中精气（先天之气）运行至肺脏而形成的，有温养肺脏的功能。

三、肺气的生理功能

肺气宣降，是指肺气向上向外宣发与向内向下肃降的相反相成的运动。肺气的宣发与肃降运动协调，维系着肺的呼吸与行水功能。

（一）宣发

肺气宣发，能向上向外布散气与津液，主要体现在以下三个方面：一是呼出体内浊气；二是将脾所转输来的津液和部分水谷上输头面诸窍，外达于全身皮毛肌腠；三是宣发卫气于皮毛肌腠，以温分肉，充皮肤，肥腠理，司开阖，将代谢后的津液化为汗液，并控制和调节其排泄。如《灵枢·决气》说："上焦开发，宣五谷味，熏肤，充身，泽毛，若雾露之溉。"《灵枢·痈疽》说："上焦出气，以温分肉而养骨节，通腠理。"肺宣发功能正常对保证人体气液代谢，维护人体生命活动正常具有重要意义，对人体的免疫功能也起着十分明显的调节作用。肺的宣发又为其发挥清肃和下降功能的前提。肺合于皮毛，司腠理开阖，人体皮肤是抵御外邪的一道屏障。宣发功能正常，卫气达于皮毛，腠理致密则易拒邪于外。若因外感风寒而致肺失宣发，则致呼吸不畅，胸闷喘咳；卫气被郁，腠理闭塞，可致恶寒无汗；津液内停，可变为痰饮，阻塞气道，则见呼吸困难，喘咳不得卧。

（二）肃降

肃降指维持气机的收敛和气的通降。所谓收敛，是指肺气不仅有开泄汗孔的作用，而且有闭拒汗孔的作用，以适应内外环境（如寒温）的变化，维持出入的平衡。所谓通降，是指正常地吸入清气，并下纳于肾。

肺气肃降，能向内向下布散气和津液，主要体现在以下三个方面：一是吸入自然界之清气，并将吸入之清气与谷气相融合而成的宗气向下布散至脐下，以资元气；二是将脾转输至肺的津液及部分水谷精微向下向内布散于其他脏腑以濡润之；三是将脏腑代谢后产生的浊液下输于肾或膀胱，成为尿液生成之源。人体脏腑之气的运动规律，一般是在上者宜降，在下者宜升，肺居胸中，为五脏六腑之华盖，其气以清肃下降为顺。通过肺的肃降作用，可使肺系津气通调而不闭塞，治节诸脏而令协调。皇甫中《明医指掌》说："夫肺为五脏华盖……合阴阳，升降出入，营运不息，循环无端。"肺为至高之脏，主一身之气，气机升降受其治节。肺治节于脾，化运正常，升降不已；肺治节于肾，吸纳有序，气化正常；肺治节于肝，肝气条达，升发有度；肺治节于心，血液环流不止。喻昌《医门法律》说："肺气清肃，则周身之气莫不服从而顺行。"王孟英认为，肺受病则"一身之气皆失其顺降之机"。若肺失肃降，则可出现呼吸表浅或短促、咳喘气逆等症。

肺气的宣发肃降，是相互制约、相互为用的两个方面。柯雪帆指出，肺的宣发与肃降对于全身之气的升降出入起着关键的作用。宣发与肃降具体体现于三个方面：其一，肺的呼吸；其二，水液的输布与排泄；其三，皮肤卫气的活动。宣发与肃降协调，则呼吸均匀调畅，水液得以正常地输布代谢，所谓"水精四布，五经并行"。宣发与肃降失调，则见呼吸失常和水液代谢障碍。宣发和肃降都是肺的基本生理功能形式，二者相反相成，既对立又统一。

（三）主气、司呼吸

肺主气、司呼吸功能主要靠肺气的推动。肺气宣发，肺气向上向外运动，呼出浊气；肺气肃降，肺气向下向内运动，吸入清气，从而保证了呼吸运动的正常进行。肺司呼吸又是肺主一身之气的前提和先决条件。肺主一身之气的生理效应有二：一主生成诸气，合成宗气；二主调节一身之气机。呼吸功能健旺，吐故纳新，宗气方能得以生成，而呼吸运动，实际上就是肺气的升降出入运动，呼即肺气的升与出，吸即肺气的降与入，这种有节律的呼吸运动，对全身气机的升降出入起着重要的调节作用。显而易见，主气、司呼吸是通过肺气宣发肃降来实现的。

（四）通调水道

肺气宣发，就津液的运行敷布和排泄而言具有如下生理效应：将津液和水谷精微布散全身和体表，宣发卫气，司腠理开阖，调节汗液排泄；推动呼出浊气，由气体带走部分水液。肺气肃降，具有如下生理效应：将津液下输五脏六腑及全身起滋润作用；将津液代谢后的废物下输肾和膀胱，形成尿液排出体外；协助大肠传导，由粪便带走部分水液。可见，通调水道有赖于肺气的宣发肃降，是通过肺气宣发肃降而得以发挥作用的。

（五）朝百脉

肺气输布人体气血津液作用在通调水道、朝百脉、主治节中一一体现。通调水道包含了将津液代谢后的废物下输肾与膀胱排出体外（这属于敛降）及精华和营养物质布散全身体表（宣发）两个方面。朝百脉、主治节也涵盖百脉流经周身后，再朝于肺（这属于收敛），通过肺脏进行气体交换，吐故纳新，同时辅心行血，将含有清气的血液推送向全身（这属于宣发）两层含义。肺气宣发是指肺气向上向外的一种运动形式，肺气肃降是指肺气向下向内的一种运动形式。

手太阴肺经为十二经流注之起始，百脉流经周身后，再朝于肺，通过肺的呼吸进行气体交换，吐故纳新。同时肺气又协助心气推动血液运行，将血中之精微输布全身上下内外。就这个意义说，肺朝百脉也主要是行使肺的宣发肃降作用。《素问·平人气象论》"脏真高于肺，以行荣卫阴阳也"即指此而言。

四、肺气的病理变化与内生五邪

（一）肺气虚

肺气虚，出自《素问·方盛衰论》，又称肺气不足，是由肺气虚损，功能减弱而致呼吸不利，卫外功能失常的病理变化，也是肺功能活动减弱，其主气、卫外功能失职所表现的虚弱证候。因此，肺气虚是指肺气衰弱的状态，可以由疾病或亚健康状态引起。肺气虚证可由劳伤、久咳、暑热及重病之后，伤耗肺气，或脾虚不能上升清气于肺，水谷精气化生不足，肺失充养，而致肺气亏少，功能活动减弱而形成。肺气虚证的临床表现为咳喘气短、吐痰清稀、声音低怯、畏风自汗、易感外邪、咳嗽乏力、少气短息、面色淡白、神疲体倦、舌淡苔白、脉弱等。

《内经》论述了肺气虚的病因病机。隋代《诸病源候论》阐述了汗出病候与肺气虚损、卫阳不固的关系。宋代杨仁斋（杨士瀛）《仁斋直指方论》认为肺气

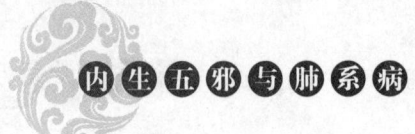

虚进一步发展即为肺阳虚证。明代张景岳在《景岳全书》中指出肺气虚的主要症状是虚喘。清代程国彭《医学心悟》指出肺气虚有因"脾虚不能生肺"而成者。肺气虚可因劳伤、久咳、暑热及重病之后，或脾虚不能上升清气于肺，而致肺气亏少，功能活动减弱，形成肺气虚证。

肺气分为肺阳气与肺阴气，因此肺气虚可分为肺阴气不足与肺阳气不足，二者为肺气虚进一步发展的不同结果。肺气虚日久，阴阳偏颇，发展为阴偏盛或阳偏盛的病理状态，引导这种结果出现的就是体质因素。阳虚体质之人则发展为肺阳气亏虚，阴虚体质之人则发展为肺阴气亏虚。

1. 肺阳气虚与内寒

肺主气而司呼吸与声音，能输布精微至全身，具有通调水道的作用。病理上，肺气不足，一则胸中宗气亏少，呼吸失司；二则卫气不足，卫外不固，易被外邪所袭；三是肺气虚少不能通调水道，布散精气而致水液失调，脏腑周身失养。阳虚气衰，气化功能减退或失司，阳不化阴，代谢活动障碍或减退，从而导致阴寒性病理产物（如水湿、痰饮等）积聚或停滞。可见尿频清长，涕、唾、痰、涎稀薄清冷，或大便泄泻，或水肿。肺气虚又可发展为肺阳虚，前述症状更加严重，且有背寒怕冷、反复感冒等阳虚表现。

2. 肺阳气虚与内湿

肺气虚损，阴阳失调，宣降失司，通调失职，津液输布障碍，因而水液不化，难于正常输布、排泄，则致聚而成湿，成痰成饮。

3. 肺阴气虚与内风

血属阴，气为阳，阴阳互为依存，所谓"无阳则阴无以生，无阴则阳无以化"，《银海指南》指出"阳虚不能生血，所以血宜温不宜寒"。血与气，相互化生，气能生血，有形之血生于无形之气，故气旺则血生。肺为气之本，肺气亏虚，温运功能失常，无力推动血液化生而致血虚之证。血虚则滋润和营养功能减退，以致脏腑经络、形体官窍等失养。叶天士云："血液伤极，内风欲沸。"一方面，血虚进一步导致肝血不足，筋脉失养，无以荣络，而出现动风现象；另一方面，新血生化障碍，津枯血少，失润化燥，则肌肤失于濡养，经脉气血失于和调，血燥而变生内风。

4. 肺阴气虚与内燥

"人之所有者，血与气耳"（《素问·调经论》），说明气与血在人体生命活动中占有重要的地位。二者相辅相成，相互依存，相互滋生，共同维系并促进着生命活动。气能行血，气的推动作用是血液运行的动力。肺气亏虚，对血推动无力而致血行不畅，甚至瘀阻不行而致血瘀之证。瘀血内停，阻滞气机，气不布津致燥。如《血证论·瘀血》指出："瘀血在里则口渴，所以然者，血与气本不相离，内有瘀血，故气不得通，不能载水津上升，是以发渴，名曰血渴，瘀血去则不渴矣。"

5. 肺阴气虚与内热

肺气亏虚，对血推动无力而致血行不畅，甚至瘀阻不行而致血瘀之证。瘀血内停，阳气壅遏不得疏散可致内热。如《灵枢·五变》云："血脉不行，转而为热。"《素问·气穴论》云："卫散荣溢，气竭血着，外为发热。"

（二）肺气宣降失常

一般说来，外邪侵袭，多影响肺气的宣发，导致以肺气不宣为主的病变；内伤及肺，多影响肺气的肃降，导致肺失肃降为主的病症。

肺失宣肃影响肺参与水液代谢的能力。肺的宣发功能异常，营卫气血不能正常输布，不仅可致肺卫功能下降，还可导致水液泛溢肌肤，而见面浮肢肿之症。若肺的肃降失司，则不能正常通调水道，致水液（清中之浊）停蓄肺中而成痰饮病症。陈正平认为，若肺为邪遏失于宣降，以致治节不行水液代谢紊乱，便可导致水液潴留，为咳、为喘甚至小便不利，形成水肿。《伤寒论》说："伤寒表不解，心下有水气，干呕发热而咳，或渴，或利，或噎，或小便不利，少腹满，或喘者，小青龙汤主之。"陆渊雷注："仲景书凡言心下者，皆指胃，独此条之水气不在胃而在呼吸器，以主证为咳喘故也。"

第三节 肺阴与内生五邪

一、历代对肺阴的论述

（一）汉及汉以前

成书于战国至秦汉时期的《内经》，根据肺所处的位置，称其为"肺阴"，如《灵枢·顺气一日分为四时》认为"肺为牝脏，其色白，其音商，其时秋，其日庚辛，其味辛"，上述所论说明了肺位阳而脏阴的特点。《素问·六节脏象论》又称："肺者，气之本，魄之处也，其华在毛，其充在皮，为阳中之太阴。"《灵枢·九针十二原》说："阳中之少阴，肺也。"《内经》把肺称为"阳中之太阴"和"阳中之少阴"之脏，是根据其位置的属性来命名的，具有一定的理论依据。根据古代的阴阳理论，左为阳，右为阴。那么对于脏腑而言，肝在左，应为阳，所以称"肝阳"；肺在右，所以称"肺阴"。西汉司马迁《史记·列传·扁鹊仓公列传》云："所以知破石之病者，切其脉，得肺阴气，其来散，数道至而不一也。"此处描述的"肺阴气"指的是肺的败脉，是死的症状。

（二）隋唐宋元时期

隋代杨上善《黄帝内经太素·经脉之三·冲脉》云："心肺在内，故为阴也。心肺之阴，起于三脉向手，故曰手之三阴，从脏走手。"按照阴阳属性的划分，人体外侧为阳，内侧为阴。肺经行走于人体的内侧，肺经属性为阴，故将肺经定义为肺阴。

（三）明清时期

到了明清时期，医家对肺阴的论述逐渐增多，对肺阴的认识也有了更为集中的观点。明代秦景明《症因脉治》云："右寸细数，肺阴不足者，二冬二母丸，合青金丸。"又云："肺阴不足，脉虚细数，人参固本丸、生脉散。"明代吴崑《黄帝内经素问吴注·气厥论》云："此肺之阴气降下，肾受其移并之气则实，实则不能通调，故为涌水之证。""肺之阴气"指的是肺移并至肾的寒气。明代《幼科概论·论肺热肺寒肺虚各象及治法》云："以该方中的桑白皮、地骨皮，均为治肺阴之药，其性走阴分，清肺中血分之热，恐引热入阴。"在该书中，"肺阴"是指肺阴分病。明代王肯堂《证治准绳·伤寒》云："咳逆者，火热奔急上行，而肺阴不纳，何其当哉。故便秘者，宜大承气汤下之。"肺与大肠相表里，肺内津液亏虚，肺的生理功能失常，水液代谢分布失常，引起便秘。此处的"肺阴"指的是肺津。清代姚球《伤寒经解·太阳经上篇》云："足太阴之正，上结与咽；手太阴之正，循喉咙。咽喉干燥，太阴津液少也。故不可发汗，汗之，则伤脾肺之阴矣。"清代黄元御《素问悬解·卷三》云："三阴俱搏，二十日夜半死，手足太阴俱搏，脾肺阴旺，脏气四周，死于夜半阴旺之时也。""脾肺阴旺"指的是脾肺阴气旺盛。清代唐宗海《血证论·卷七》云："肺痿咳痰，取参、草、胶、菀以滋补肺阴。""肺阴"指的是肺的阴气,这种观点也得到后世众多医家的认同。清代杨时泰《本草述钩元·阿胶》云:"肺阴即肾脉之贯膈而入者。""肺阴"指肾脉之贯膈而入者。

明清众多医家论述了治疗肺阴虚的中药。清代陈士铎《本草新编》云:"(巴戟天)用之补血之中,可以润肝以养肺阴。"清代吴仪洛《本草从新》云:"(北沙参)甘苦微寒,味淡体轻,专补肺阴,清肺火,治久咳肺痿,金受火刑者宜之。寒客肺中作嗽者勿服。"清代赵学敏《本草纲目拾遗》云:"(燕窝)甘淡平,大养肺阴,化痰止嗽,补而能清,为调理虚损劳瘵之圣药。"清代张秉成《本草便读》云:"(山药)色白,味甘,性平,略带苦涩,入脾肺两经。能养胃健脾,益肺阴。"清代严西亭《得配本草》云:"天冬滋肾助元,其保肺阴则一也。"明代施光致《幼科概论》云:"以该方中的桑白皮、地骨皮,均为治肺阴之药,其性走阴分,清肺中血分之热,恐引热入阴。"沙参、燕窝、麦冬、山药、桑白皮、地骨皮都是补肺阴的常用药物。

此外,清代的医家还提出了更多治疗肺阴虚的方剂。唐容川《血证论》云:"惟肺阴不足,是以气燥而咳。肾阴不足,是以气浮而咳。此乃肺肾阴虚不交之证。治宜参麦地黄汤。"俞根初《重订通俗伤寒论》云:"由肺阴虚者,清燥救肺汤为主药。"曹颖甫《经方实验录》云:"及胶痰渐少,肺之破碎处当用补救,则以扶养肺阴为第四步。惟补救之方,推《千金》黄昏汤为最。"何廉臣《重订广温热论》云:"如因余热耗伤肺阴者,宜清燥救肺汤加严制川贝、雅梨汁清养之。"

二、肺阴的含义

肺阴是中医肺脏象相关的重要名词之一,其与肺阳都客观存在于人体五大系统之一的"肺"。这一对概念,具有对立统一、相互制约、相互依存、互根互用、相互消长平衡、相互转化的关系。二者是相对而言的,并不是绝对的,随所指内容的层次、义界、范围的改变而改变。但是何为肺阴,历代医家及现代学者对其概念持有不同的观点,常见观点如下。

(一)滋润肺脏的阴液

肺阴指的是滋润肺脏的阴液,或称"肺津",是全身津液输布至肺专门供养肺的部分。《素问·经脉别论》云:"饮入于胃,游溢精气,上输于脾。脾气散精,上归于肺。"肺受脾气上输的水谷精气所滋养,又受肾水的濡润,合称肺阴,它与肺气相互作用,是构成肺和维持肺功能活动的基本物质之一。《伤寒经解·太阳经上篇》云:"足太阴之正,上结与咽;手太阴之正,循喉咙。咽喉干燥,太阴津液少也。故不可发汗,汗之,则伤脾肺之阴矣。"此处的"脾肺之阴"也指津液而言。《重订通俗伤寒论·伤寒总论·六淫病用药·燥病药》云"《内经》云:燥热在上。故秋燥一症,先伤肺津",说明秋燥容易损伤肺内津液,导致肺失润降,就会出现津液亏虚的症状。《中医大辞典》将肺阴定义为"滋润肺脏的阴液"。

(二)肺之阴气

肺阴指的是肺的阴气,与肺的阳气相对而言,是肺气中具有凉润、沉降作用的部分。《本草从新·草部·北沙参》云:"甘苦微寒,味淡体轻,专补肺阴,清肺火,治久咳肺痿,金受火刑者宜之。"《血证论·卷七》云:"肺痿咳痰,取参、草、胶、菀以滋补肺阴。"肺阴与肺阳同属于气的范畴,是肺气中两类具有不同作用和运动趋向的部分。其中,肺阴气是具有凉润、宁静、抑制等作用和趋向的部分,与具有温煦、推动、兴奋、升腾、发散等作用和趋向的部分——肺阳气相对而言。苏新民、孙广仁等认为"肺阴就是肺阴气",肺津、肺精、肺血都有不同的存在概念,有相应的内涵,都不能与其混淆。肺阴不足,就会导致其凉润、宁静等功能减退,出现阴不制阳,阳气偏盛、功能虚性亢奋、产热相对增多的病理状态。临床上常会出现虚热及虚性亢奋的脉证,如干咳无痰,或痰少而黏等症状。

(三)肺或肺经属性为阴

肺阴指肺或肺经属性为阴。《医学入门》云:"左右者,阴阳之道路也,左肝阳,血阴,右肺阴,气阳。"此述将左部归为阳,则右部就应归为阴。对于脏腑而言,肝在左,应为阳,所以称"肝阳";肺在右,所以称"肺阴"。但是这一内涵的肺阴不能用来解释机体寒热的变化。《素问直解·宣明五气》云:"肺为阴,于时为秋,夏失其长,秋无以收,故肺阴之病发于夏。凡此阴病、阳病,各有所发,是谓五发。"《黄帝内经太素·经脉之三·冲脉》云:"心肺在内,故为阴也。心肺之阴,起于三脉向手,故曰手之三阴,从脏走手。"肺经行于内侧,将其简称"肺阴",也是以部位来指称。

肺阴是中医肺脏象相关的重要名词之一,对其定义应从其生理特点和病理变化等特点来概括。对于肺阴就是肺阴气的观点,有的学者并不同意。因为肺阴气不足是肺气虚日久发展而成的一种结果,是隶属于"肺气虚"范畴的一个概念,主要表现为阴不制阳、阳气偏亢、虚热内炽而出现五心烦热、午后潮热、盗汗、两颧发红等症状。在临床实践中,我们把干咳、少痰、咽干、口燥、手足心热、盗汗、便秘、苔少质红少津、脉细而数或咳血等症状归于肺阴虚,是机体阴液不足不能润肺,津亏肺燥,失于滋润清肃,并虚热内扰的病理变化。这些症状不能单用肺阴气不足来解释,其中还包括了肺津液亏虚的表现。因此"肺阴虚=肺阴气不足+肺津液亏虚"。肺阴不能单纯定义为肺阴气,也不能单纯定义为肺津,所以与肺脏象相关的肺阴的基本含义是:肺阴即肺阴气与肺津的合称,是指肺气中具有凉润、宁静、沉降、抑制作用的部分,以及分布于肺具有滋润和濡养作用的物质。

三、肺阴的来源

肺阴的生成主要来源于四个方面:父精母血的先天之精,后天吸入的天地之气,其他四脏阴气的传来、注入和滋养,以及肺阳的化生。

(一)肺阴与肾阴

肾为先天之本,也是五脏阴阳之本,肾阴为一身阴气之源,《景岳全书》云"五脏之阴气,非此不能滋"。机体任何脏腑组织之阴均赖于肾阴的濡润、抑制和调控,才能发挥其正常的凉润作用。肾之阴阳促进肺之阴阳的生成,来自父精母血的先天之精,此精气与生俱来藏于肾中,充养于肺阴,使肺阴得以生成。可见,肺阴根于肾阴,肺阴靠肾阴的不断充养,其功能才能发挥正常。肺阴和肾阴都有濡润脏腑形体官窍的作用,所不同的是,肾阴的功能相对于肺阴来说更为广泛和重要。

肺阴和肾阴二者关系密切,因此在病理状态下必然会相互影响。如内伤喘咳,久咳不已,阴液受损,或房事过度,情志不遂,阴液暗耗等,均会导致肺肾阴虚。其中肺肾阴虚证可以先由肺阴不足,由肺及肾渐至肺肾阴虚者,也有肾阴先伤,由肾及肺而致肺肾阴虚者。肺肾阴虚提示肺肾阴液不足,功能紊乱,主要表现为肺脏清肃失职,肾脏滋养全身无权,而虚热内扰,脏腑功能失调。临床表现为咳嗽,痰少、干咳无痰、痰中带血,口燥咽干,腰膝酸软,形体消瘦,骨蒸潮热,颧红,盗汗,咽痛喑哑,遗精、精少,舌红少苔,脉细数等。所以在治疗时可配

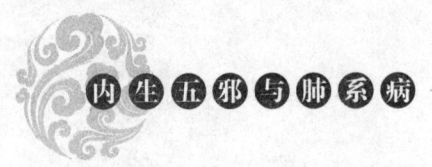

伍山药、山茱萸、牡丹皮、麦冬等滋阴之品。

（二）肺阴与脾阴

脾胃为后天之本。《素问·玉机真脏论》云："脾为孤脏，中央土以灌四旁。"脾气的功能健运，能把由饮食水谷转化的津液输送到肺部，以资生肺阴，濡养全身。脾与肺有相生关系，此乃土金相生，为母子之脏。脾阴不足，运化受累，化源匮乏，气血不充，土不生金，肺失濡润，可引起脾肺阴虚，而见神疲乏力、手足发热、烦满不思饮食、干咳痰少、痰少而黏稠、涎少唇干、舌红苔少、脉细数等症。

（三）肺阴与心阴

心为"五脏六腑之大主"。心主血，人体各脏腑器官、四肢百骸、肌肉皮毛都有赖于血液的滋养，才能发挥正常的生理功能。心、肺同居上焦，肺阴与心阴在生理情况下可相互资助，病理情况下可以互相累及。心阴不足可累及肺阴，肺阴不足亦可累及心阴。心主血，肺主气，心阴不足，阴虚火旺，虚火上炎，灼肺耗阴，津亏肺燥，宣肃失司，发生干咳少痰，痰少而黏；若虚火灼伤肺络，可见痰中带血，甚则咳血。

（四）肺阴与肝阴

肝为"刚脏"，"体阴而用阳"。肝主藏血，肺朝百脉，主治节。肝为刚脏与肺为娇脏是相对而言的，刚脏与娇脏刚柔相济。肝阴充足，能够抑制过亢的肝阳，肝主疏泄的功能得到正常发挥，促进血液与津液的运行输布，确保肺阴的充足。肝阴不足，失其柔和凉润之能，可致肝阳升发太过，阴虚阳亢，肝火上炎，灼肺伤津，可见胁肋隐痛绵绵不已、善怒、干咳痰血、口干咽燥、头晕目眩、舌红少苔、脉弦细数等症。

四、肺阴的生理功能

肺阴是肺阴气与肺津液的合称。肺阴气是肺气中具有凉润、宁静、抑制、沉降作用的部分，能够凉润肺脏，使肺气下行。肺津是主要分布于肺，具有营养和滋润肺的津液。因此，肺阴的生理功能可以概括为以下几点。

（一）滋润肺系

肺阴具有营养、滋润肺系的作用。肺体充盈不萎缩，以及鼻道保持一定形态，皮毛的润泽光滑及肺阳生理功能的维持，均需要肺阴的营养滋润作用才能得以实现。肺阴虽有濡润的作用，但需保持一定的量和度，肺阴通过肺体本身的"牝脏"阴性特征及脾肾阴精的充养发挥其濡润功能，使肺体不燥，肺用得滋，手太阴肺经之脉气润泽而不燥干劲急，大肠主津功能正常，从而使肺阴肺阳的平衡协调得以维持，并使华盖高位有水津润泽，肺叶轻灵而娇，并使肺阴的物质基础得以形成，而维持肺的形体于一定状态，不痿不胀。又肺在五行属金，金性本燥；肺与秋气相通，而秋气亦燥，燥太过则不利于肺的功能发挥。肺阴充足，则能制约肺燥，肺得滋润之力，顺其清凉之性，则逞其濡降之能，而无咳逆之患。此外，肺阴可资生和促进肺阳的产生，使肺阳得肺阴之助而生化无穷，维持肺阳的连续性，使肺阳成为人身之阳的一个重要组成部分而发挥作用。

（二）制约和资生肺阳

这是从阴阳的相互关系中派生出来的作用方式。由于阴阳之间存在着对立制约的相互关系，所以肺阴与肺阳之间同样存在着这种关系。五脏之中，肺位最高，覆盖于诸脏之上。既已得阳位，则"重阳必阴"，当以阴的作用为主，才能制约肺阳，使肺阳不致过分亢张。肺阳亢张必致肺气上逆，气满胸中，或阳亢化火刑金，肺失津液滋润，而难以宣发输布气血津液于一身。得肺阴制约，则肺阳趁势下行，如雾露之溉，弥漫五脏六腑而无所不至。由于肺阴获得了这种对肺阳的制约与主导作用，因此肺脏就得到了最充分的滋润和濡养。肺虽位居至高之阳位，但仍以阴的作用为主，而被称为"阳中之阴"。《素问·金匮真言论》说："背为阳，阳中之阴，肺也。"

（三）肃降肺气，调节气机

气运动的基本形式是升降出入，在肺则表现为肺的宣发肃降与呼吸出入。肺气的运动虽同具升降出入等不同形式，但总体而言是以降为主，这叫作"肺气主降"。肺阴在完成肺司呼吸作用中有主吸和主入的作用，与肺阳协调共同完成司呼吸的生理功能。肺阴主吸和主入，使呼吸出入、上下、内外的过程得以正常实现。肺在五行属金，金主肃杀，能主动清除体内的有害物质，这便是"肺主肃杀"。二者相合，即是"肺主肃降"。肺的肃降功能依赖于肺阴的作用。阴与阳相反，其特性就是主下降、主肃杀。犹如秋气之来，阳气下降，阴气起用，万物于是凋零。在肺气主降的作用下，人体气机的运行受到来自两方面力量的影响：一是肝气主疏泄，以升为主；二是肺气主宣降，以降为主。肝与肺一升一降，共

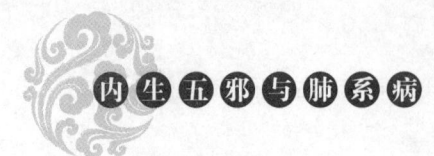

同调节人体气机的运行。

（四）下接肾阴，协同纳气

肺阴具有清凉、肃降、静守的作用，与肺阳之主宣发相对，具有向下向内清肃和守护气血津液的生理功能，使气血津液的宣发不致过亢，施泄有度，不致无故流失。肺阴顺肺气下降之势下行至肾，与肾阴相接。肺阴与肾阴互济互助。肾阴本为脏腑之阴的根本，当肺阴下行时，与肾阴相通则能吸之而上行，肾阴于是资助肺阴；肺属金而肾属水，金水相生，肺阴下行时也济助了肾阴。肺肾之阴相接，对呼吸功能产生了特殊的影响。肺司呼吸，吸入之气乃随肺阴下降至肾，这是呼吸的重要目的之一；肾主纳气，有赖于阴的收藏方能完成，而肺阴下接肾阴正好适应了这一要求。因此，肺、肾共同参与呼吸的过程，实际上是在肺肾之阴的互济互通、相互协同下完成的。故肺阴虚者，不能与肾阴相接，则吸入之气亦无以下行达于肾中，肾无气可纳，于是呼吸浅表，气短难继，而肺肾同病矣。

（五）走表滋汗，外御热邪

汗属津液之类，而津液属阴。肺中之津，固与肺阴同类，而肺阴自有与其津液共济共生的作用。人之汗液，是由肺气宣发津液，外达皮毛肌肤所致。然而，汗出必有其源，必有其资，如果津液枯涸，那么即使腠理开，也不会出汗。肺阴是人身之阴的一个重要组成部分，参与完成人身之阴的生理功能，譬如维持全身阴阳的平调，气血津液的生成和调节，经脉中经气的生成，人体内外的交换等。肺阴充足者，则肺阴能与津液同行，随肺气的宣发，分布外达肌表，乃成汗出之源。然而汗出有度，才能开能阖，其能阖之机仍在肺阴。肺阴走表，一方面能够助汗源，另一方面也能制约阳气，收敛汗孔，控制出汗。汗液排出，若体内有邪气者，可逐邪使之从汗出，这是肺阴有协同肺气祛邪的作用；若环境过热，则肺阴走表滋汗之时，一方面可泻体内多余的热气，另一方面也能固密腠理，防止外邪侵入。

（六）收敛固涩作用

肺阴还有收敛固涩的作用。肺阴为使肺阳得以发挥卫外、化气的生理功能，必须向内收敛固涩阴精以为其用，不让气血津液等无故流失和外泄，并使肺所主之鼻窍、皮毛的"阖"的作用形成，而保持肺之鼻窍、皮毛的"开""阖"作用得以协调平衡，共同完成肺的生理功能。肺阴的收敛固涩作用还有"守肺阳""藏肺魄"之用，不使之无故外散或走失。

（七）作魄以备肺阳之用

肺阴通过其收敛、贮藏的阴精而形成魄，使其为肺之用魄作物质准备，并在魄的运动中不断供给阴精以充养魄，使其保持正常状态，同时协助肺阳共同对魄加以保护和支持，使魄之体、用维持在协调平衡的状态。

五、肺阴的病理变化与内生五邪

肺阴病证有虚有实。实则为肺阴实，虚则为肺阴虚。

（一）肺阴实

肺阴实是指因机体感受寒邪，或过食生冷、寒邪中阻等而导致的肺阴病理性亢盛的一类病证。肺阴实是肺阴病证的一个方面，历代以来虽有对属于"肺阴实"病证的论述，但医家极少明确指出其为"肺阴实证"。随着学者对肺阴实的日益重视，关于肺阴实了、了民的认识也日趋全面，多数医家认为其实质为实寒兼阳虚证。如果肺阴过胜，伤阳太过，则病可由实转虚，发展为肺阴虚寒证。

肺阴实与内寒。《素问·阴阳应象大论》云"阴胜则身寒，汗出身常清（冷），数栗而寒，寒则厥，厥则腹满死，能夏不能冬"，说明阴气亢盛则过度制约阳气，即所谓的"阴胜则阳病"，阴盛则内寒自生。

（二）肺阴虚

肺阴虚即肺阴气不足及肺津液亏虚的一类表现。肺阴虚是肺阴病证的主要方面，历代以来诸多医家都有"肺阴虚"病证的论述。肺阴虚证又称肺阴不足证、肺脏燥涩证、阴虚肺热证、肺虚热证，是津液消耗、肺失濡养而出现的阴津不足，以致肺失濡润、宣肃失职、虚热内生等临床表现的概称。肺阴虚多由久病耗亏，劳伤过度所致。临床以肺病常见症状与阴虚内热症状共见为特征。

阴虚证的临床表现为形体消瘦，肌肤少泽，干咳少痰，或吐黏沫，或痰中带血，咽干，口燥，手足心热，盗汗，颧红，便秘，苔少舌红少津，脉细而数。此由肺脏蕴热，损伤阴液，津液枯竭，或久咳久咯耗伤肺之阴液，或汗多不固，阴津耗泄所致。

1.肺阴虚与内风

肺阴虚，津液消耗，无以濡养筋脉，阴气大伤，失其凉润柔和之能，则变生内风，即虚风内动。

2. 肺阴虚与内热

肺阴虚的病变特点是阴液不足或阴气不足，致使濡养、润泽功能失常及阳气相对亢盛的虚热证。《素问·调经论》云："阴虚则内热。"肺阴失调，肺的阴津亏损及其脏腑本身所主之皮毛、鼻窍等组织器官失去濡养，阴液既亏，阴不制阳，内热既生，而水亏火旺，出现虚热内生，虚火灼肺。火热为阳邪，其性炎热，不仅逼津外泄，而且耗伤阴液。故临床上除常见发热等症状之外，往往还会伴有口渴喜饮、咽干口燥、大便干结、小便短赤等症。火热灼伤肺津，不但津液被耗，还可出现化燥，致使火愈炽，燥愈盛，在病变的发展过程中，互为因果，相互引发，更能促使肺阴液耗伤。

3. 肺阴虚与内燥

内燥何以产生？石莆南谓"阴血虚则营养无资而成内燥"，印会河谓"因久病伤阴耗液，或大汗、大吐、大下，或亡血、失精，导致阴亏液少，以及某些热性病过程中的热邪伤阴或湿邪化燥等所致"。肺阴亏虚，阴津耗伤，体液缺乏，临床上会出现干涩的症状，如鼻干、唇干、口干而渴、舌干少津等。《素问·六元正纪大论》云："燥胜则干。"《素问玄机原病式》云："诸涩枯涸，干劲皲揭，皆属于燥。"

第四节　肺血与内生五邪

一、历代对肺血的论述

（一）《内经》对肺血的论述

"肺血"一词，在《内经》中没有提及，但在《内经》中有一词，和肺血之义可能较为相近，这就是"白血"。《素问·至真要大论》云："阳明司天，清复内余，则咳、衄、嗌塞、心膈中热，咳不止，而白血出者死。"何谓白血？唐代王冰注："白血，谓咳出浅红色血，似肉似肺者。"王冰的解释有一定道理，后世医家在其基础上又有一些发挥。明代医家吴崑将"白血"一词直接解释为"肺血"，并对其形色做了推测性的描述。《黄帝内经素问吴注·至真要大论》说："白血，肺血,其色淡而白也。"由此可以看出,吴崑将"白"作形容词解。清代喻嘉言也从其说,《医门法律·咳嗽门·咳嗽论》云:"《经》谓咳不止而出白血者死,岂非肺受燥火煎熬而腐败,其血亦从金化而色白耶?"由此可以看出,吴崑、喻昌都将白血称为肺血,都指咳血。当代学者孙广仁、苏新民认为,白血之"白"字,不应作形容词而应作"魄"的通假,因此,"白血"就是"魄血","白汗"作"魄汗"类同。因肺藏魄,故"白血"或"魄血"很可能就是肺血的别称。如上所述,《内经》时代可能已经有了肺血概念的雏形,只不过没有用"肺血"而是用了"白血"二字。

(二)宋代

"肺血"一词,较早出现在窦材的《扁鹊心书》,主要是指咽喉部的脓血。该书说:"一人患喉痹,六脉细,余为灸关元二百壮,六脉渐生。一医曰:此乃热证,复以火攻,是抱薪救火也。遂进凉药一剂,六脉复沉,咽中更肿。医计穷,用尖刀于肿处刺之,出血一升而愈。盖此证忌用凉药,痰见寒则凝,故用刀出其肺血,而肿亦随消也。"可见,此处所谓"肺血"即指咽喉部的脓血而言。宋代陈自明《妇人大全良方》中出现过"脾肺血虚",可认为是较早用肺血来指称肺脏之血的著作。

(三)明清时期

明清时期,"肺血"一词出现的频率较前有明显增加。

明代虞抟《医学正传》云:"咳嗽声嘶者,乃血虚受热。"此述明确指出了肺血虚受热而致咳嗽的特点,也反证了肺血的存在。明代秦景明《症因脉治·咳嗽》云:"血虚咳嗽之治,血虚补血。海藏四物汤、归芍地黄汤、天地煎。"此述明确指出,肺血虚可导致咳嗽,治疗时应用补肺血的方药。

清代唐容川《血证论·咳嗽》说:"血者火化之阴汁,津者气化之水液,二者本相济相养。水不济火,则血伤。血不养气,则水竭。水竭则津不润,肺血伤则火来克金。"此述指出津液和肺血有密切关系。清代冯兆张《冯氏锦囊秘录·方脉咳嗽合参》分析虚嗽有二,其中"如夜嗽多,口渴,痰不易出,发热,为血虚",治疗宜"六味地黄料加麦冬、五味子"。清代景冬旸《嵩崖尊生全书》指出,血虚咳嗽的特点为"日轻夜重",治疗以"二陈加当归即止"。其他如《辨证奇闻》《续名医类案》等也提到了肺血及其相应的病症。明清时期,尤其是清代,"肺脏之血"这一肺血的内涵出现的频率是历代最高的。因此,可以认为,

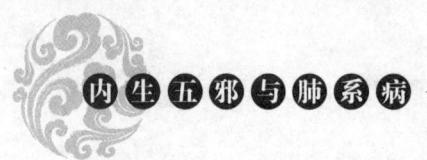

肺血概念基本定型的时期是明清时期。但总体看来,"肺血"一词仍是历来讨论较少的。

二、肺血的含义

肺血作为中医学的重要名词之一,历代医家对其概念持有不同的观点,常见如下。

(一)肺出血

肺出血,多为肺络损伤之后,导致肺脏出血,最后从口而出者。吐出后有形色可见,可用药物治疗,如《医方论·理血之剂·槐花散》云"至内伤之血,则由肺经气管而出,自是两途。故胃血易治,肺血难治",《本草易读》言"(白及)苦,辛,微寒,性涩。止肺血,填肺损"。

(二)因肺功能失常所导致的吐血、唾血、便血等出血

《御药院方·治杂病门·止血散》云:"(止血散)治阳风下血,或在便前,或在便后。在便前者,其血近,肾肝血也;在便后者,心肺血也,其血远,此药并主之。"《本草通玄·草部》载:"凡吐血者,以水盆盛之,浮者,肺血也,以羊肺蘸白及末食之;沉者,肝血也,以羊肝蘸食;半沉半浮者,心脾之血也,羊心脾蘸食。"《验方新编·劳症诸方·吐血治法》云:"血吐在水内,浮者肺血也……脾肺之血,系属气虚,以补气益脾为主。"以上所述均指肺功能失常所导致的各种出血。

(三)肺脏之血

肺脏之血,具滋润营养肺脏的作用。《赤水玄珠·阴肿》云:"一妇阴中肿闷,小便涩滞,两胁作肿,内热晡热,月经不调,时或寒热。此因肝经郁怒,元气下陷,湿热壅滞。朝用归脾汤加柴胡、升麻,解郁结,补脾气,升元气;夕用加味逍遥散,清肝火,生肺血,除湿热。各数剂,诸症悉愈。"《本草纲目·序例上·十剂》云:"黄芪之补肺气,阿胶之补肺血。"

(四)肺经血分

肺血指肺经血分,与肺经气分相对而言。《麻科活人全书·吐利并作下滞里急后重脱肛》云:"枯黄芩泻肺火,以凉肺血。"《洞天奥旨·肺风疮齇鼻疮》云:"肺风、齇鼻疮,生鼻面之间,乃肺经之病也。夫肺开窍于鼻,肺气不清,而鼻乃受害矣,鼻既受害,遂沿及于面。世人不知肺经有病,或冷水洗面,使热血凝

滞，因结于面而生疮矣。治之法必须清肺气，而兼消其风，活肺血而再祛其火，然后用搽药外治，未有不速痊者也。"《症因脉治·咳嗽总论·内伤咳嗽·肺经咳嗽》云："黄芩一物汤，治火伤肺之血而嗽者。"

（五）咽喉部脓血

宋代窦材《扁鹊心书·喉痹》云："一人患喉痹，六脉细，余为灸关元二百壮，六脉渐生。一医曰：此乃热证，复以火攻，是抱薪救火也。遂进凉药一剂，六脉复沉，咽中更肿。医计穷，用尖刀于肿处刺之，出血一升而愈。盖此证忌用凉药，痰见寒则凝，故用刀出其肺血，而肿亦随消也。"此处所谓"肺血"即指咽喉部的脓血。

肺血是与肺脏相关的概念，与脏象相关的基本概念应该使用具有生理意义的概念来指称，对于肺脏象而言，也应如此。所以，与肺脏象相关的肺血的基本含义是：肺血即肺脏之血，是指藏于肺中，具有营养和滋润作用的红色液体，是构成肺和维持肺功能活动的基本物质之一，与肺气相对而言。

三、肺血的来源

五脏相关，气血同源，所以肺血的生成与心、肝、脾（胃）、肾等脏腑有着密切的关系，分述如下。

（一）肺血与肾精

肾具有贮存、封藏精的生理功能，精血同源互化，精可以转化为血，是血液生成的来源之一。明代医家张景岳在《类经》中记载"精足则血足"，即肾所藏之精是化生血液的重要物质基础，肾精充盛，则血液化生有源，血液充盈。肺主行水，为水之上源；肾主水液代谢；肺主呼吸，肾主纳气，"肺为气之主，肾为气之根"。五行之中，肺属金，肾属水，金水相生，故肺与肾关系密切。肾中所藏之精，亦是肺血生成之源，历代医家学者对此有详细的论述。肾精充盛，血有所充，则肺血充盛，故精足则血旺。若由久病年老、先天禀赋不足等引起肾精亏少，则肺血生化乏源，可见肺血亏虚之证。

（二）肺血与脾（胃）

脾胃为后天之本，气血生化之源。肺为气之主，肺脏多血，亦可化生气血。五行中肺属金，脾胃属土，脾为肺之母，肺为脾之子，且手太阴肺经起于中焦，下络大肠，还循胃口，属肺。脾胃化生的水谷之精、津液是血液生成的物质基础，而脾胃化生的谷气与肺吸入的自然界清气相结合，在肺中化为宗气，宗气与元气再合为一身之气。而脾化生的谷精、谷气和津液，又有赖于肺气的宣发肃降运动以输布全身，故肺与脾（胃）之间关系密切。脾胃功能正常，腐熟运化功能健旺，气血生化有源则肺血亦充盛，肺脏可得到滋润和濡养，维持肺脏正常生血、行血的生理功能；若脾虚运化功能低下，化源不足，则母病及子，导致肺血亏虚，肺脏失养而诸症皆现。

四、肺血的生理功能

血循脉而流于全身，发挥营养和滋润作用。肺血是一身之血分布于肺的部分，同样具有滋润濡养、化神之功，以维持肺脏各种生理功能的正常发挥。《景岳全书·血证》云："故凡为七窍之灵，为四肢之用，为筋骨之和柔，为肌肉之丰盛，以至滋脏腑，安神魂，润颜色，充营卫，津液得以通行，二阴得以调畅，凡形质之所在，无非血之用也。"此述指出血对脏腑、形体、官窍具有濡养、滋润之功。

（一）滋润濡养作用

1. 滋润和濡养肺脏

《金匮钩玄》中记载血："目得之而能视，耳得之而能听，手得之而能摄，掌得之而能握，足得之而能步，脏得之而能液，腑得之而能气。是以出入升降、濡润宣通者，由此使然。"肝受血而能视，足受血而能步。可见，各脏腑、经络、形体、官窍生理功能的正常发挥需要依赖血的滋润和濡养。作为构成肺脏和维持其生理活动的物质基础之一，肺血具有滋润和濡养肺脏的作用，维持肺脏主气、司呼吸、通调水道等生理功能。另外，血能载气，而肺主呼吸之气和一身之气，故肺中之血尚有涵养肺气、使气有所依附的生理功能，正如《素问·经脉别论》中所载，肺朝百脉。盖以唯有血液充盈敷濡于肺，肃杀金性始得阴配而治节之令自调。可见，肺血充盈，气有所主，则肺的宣发、肃降功能正常。宣发功能正常，则能呼出浊气、输精于头面诸窍及皮毛、布散卫气于皮毛肌腠；肃降功能正常，则可吸入清气以生成宗气、布精于其他脏腑、下输浊液。若肺血不足，气无所依附，升降出入失常，则可见咳、喘、痰等病理变化。

2. 滋润濡养肺经

肺血不仅能滋润濡养肺脏，维持肺生理功能的正常发挥，对于与肺相联系的体、华、窍等，同样具有滋润、濡养之功。肺外合皮毛，通过肺的宣发和肃降，将肺血向上向外布散于全身皮毛肌腠以滋润濡养之，则面色红润，皮肤和毛发润泽，感觉灵敏，运动自如。

（二）神志活动的物质基础

血不仅是脏腑功能活动的物质基础，也精神活动的物质基础。只有血液充盈，才能产生充沛而舒畅的精神情志活动。肺藏魄，《中藏经·论肺脏虚实寒热生死逆顺脉证之法》载"肺者，魄之舍"，《中西汇通医经精义》云"人身血肉块然，阴之质也，有是质，即有宰是质者，秉阴精之至灵，此谓之魄"。魄以肺血为物质基础，在肺血充盛、血行通畅、血脉调和的前提下，魄得肺血濡养，则精力充沛，神志清晰，感觉灵敏，思维敏捷；反之，在诸多因素的影响下，导致肺血亏虚、血行异常时，则可出现不同程度的精神情志方面的病症，如精神疲惫、失眠、多梦、烦躁，甚至神志恍惚等。

五、肺血的病理变化与内生五邪

（一）肺血虚

历代文献少提肺血虚证，而现代医家对其定义有不同的表述：肺中血液不足或肺血濡养功能减退的病理变化；肺气亏虚，不能将水谷精微及清气布散于全身以化营气，则血无以生，而致血虚，肺病日久，脉络瘀阻，新血不生，而致肺血亏虚证；肺血虚证是肺气亏虚，气不生血，津液不足，生血之源亏少所导致的血虚证候；肺血虚是指由肺气虚弱，肺之宣发、肃降功能失常，血之生化乏源引起的血虚证。

各家主要从以下几个方面来论述肺血虚证的定义：肺气虚，气不生血；肺津不足，肺血生化乏源；肺的宣发肃降功能失常，不能正常生血；瘀阻肺络，新血不生。但上述几个方面更偏重于说明肺血虚证产生的机制，不管哪种原因，最后的结果还是导致了肺中血液不足，或肺血的功能异常，濡养功能减退。另外，临床上心血虚证、肝血虚证较为常见，心血虚证的定义是心血不足，不能濡养心脏所表现的证候，肝血虚证是指肝血亏虚，所系组织器官失养所表现的证候。笔者在综合各家论述的基础上，同时参照血虚证、心血虚证、肝血虚证的定义模式，结合肺及血的生理功能，认为肺血虚证的定义为：由于肺血不足或肺血的濡养功能减退，导致肺脏及其所系组织器官失于滋润濡养的病理变化。

全身各脏腑、经络等都依赖于血的濡养而维持气正常的生理功能，所以肺血虚就会出现全身或局部的失荣失养，功能活动逐渐衰退等虚弱证，正如张景岳所云，"人有此形，惟赖此血，故血衰则形萎，血败则形坏，而百骸表里之属，凡血亏之处则必随所在而各见其偏废之症"。肺血既虚，则肺脏本身及其所属组织器官失养而出现相应的临床症状：咳嗽声嘶，哮喘，气促，或痰中带血，面白无华或萎黄，唇、舌、爪甲淡白，皮毛憔悴，毛发泛黄而不泽，细长而不茂，皮肤干枯粗糙，精神萎靡或焦虑，气短懒言，易于感冒，或见心悸失眠，或妇女月经量少色淡，经期后延甚则闭经，舌质淡，脉细等。

1. 肺血虚与内风

肺血虚则滋润和营养功能减退，以致脏腑经络、形体官窍等失养。叶天士言"血液伤极，内风欲沸"。一方面，肺血虚进一步导致肝血不足，筋脉失养，无以荣络，而出现动风现象；另一方面，新血生化障碍，津枯血少，失润化燥，则肌肤失于濡养，经脉气血失于和调，血燥而变生内风。

2. 肺血虚与内燥

肺血虚常伴有肺阴津亏耗。《血证论》载："失血家，十有九咳；所以然者，肺为华盖，肺中常有津液，则肺叶腴润，覆垂向下，将气敛抑，使其气下行；气下则津液随之而降，是以水津四布，水道通调，肝气不逆，肾气不浮，自无咳嗽之病矣。血者火化之阴汁，津者气化之水液，二者本相济相养。水不济火则血伤，血不养气则水竭。水竭则津不润，肺血伤则火来克金。金被火克，不能行其制节，于是在下之气始得逆上。"血和津液都是由水谷精微所化生的，津血同源，津血互化，相互依存；而肺中常藏津液，肺中所藏津液是肺血化生的重要组成部分。若各种原因导致肺血亏虚，不能化生津液，则导致肺中阴津不足，津伤化燥，故肺血虚常常与肺阴津亏虚并见，临床上会出现干涩的症状，如鼻干、唇干、口干而渴，舌干少津等。

（二）肺血瘀

肺血瘀是指肺血运行迟缓和失于流畅的病理状态。溯源寻流，肺血瘀证早有记载。明代薛立斋《女科撮要》首载"产后瘀血入肺"则表现为咳嗽、喘急，临床可选二味参苏饮、二母散加减。薛立斋在《校注妇人良方》中还记载了"产后血入于肺"出现面黑发喘欲死的症状。明代万全《万氏女科》记载了用于治疗"产后血入于肺，面赤发喘欲死"的参苏饮、"胸膈胀闷"的二母汤。肺主气，司呼吸，功主肃降宣发，朝百脉而贯通他脏，而心主行血，上焦为心肺同居，且气助血行,血以载气,气血相成,肺气咳逆易牵动心部之血,故肺血瘀证的形成与肺、心、气、血关系甚为密切。《难经·三十二难》云:"心者血,肺者气;血为荣,气为卫。相随上下,谓之荣卫,通行经络,荣周于外。"此述即是对肺、心、气、血生理功能的概括。又《素问·经脉别论》云:"食气入胃,浊气归心,淫精于脉;脉气流经,经气归于肺;肺朝百脉,输精于皮毛;毛脉合精,行气于腑;腑精神明,留于四脏,气归于权衡。"此述强调了肺在血脉精气转运输布过程中的枢机作用。在临床实践中,有学者对肺脏生理病理的认识往往只强调肺主气、司呼吸,而忽略了肺与心、气与血等相关作用,尤其是"经气归于肺"而"肺朝百脉"的枢机功能。这是肺血瘀证形成的生理基础。

血行于脉,营血亏虚,脉道不充,血行亦失其畅达之性,每易涩滞成瘀。《灵枢·天年》谓:"血气虚,脉不通。"《景岳全书·胁痛》曰:"凡人之气血犹源泉也,盛则流畅,少则壅滞。故气血不虚则不滞,虚则无有不滞者。"血循于脉中流布全身,除了对气的推动、脉管的约束、阳气的温煦之外,还必须有充足的血量以灌脉道。脉道得以充实则血流顺畅。若营血亏损、血枯不荣,无以充脉,则脉道干涩,脉内血鼓动无力不能推动血运行全身,血之运行亦失于流畅,日久血枯停留于局部而成瘀。《读医随笔·虚实补泻论》曰:"叶天士谓久病必治络,其说谓病久气血推行不利,血络之中必有瘀凝。"古人有"久病入络"之说,久病多虚,气血不足,无力运行,势必影响络脉渗灌而致瘀。

1. 肺血瘀可致内风

《素问·生气通天论》说:"大怒则形气绝,而血菀于上,使人薄厥。"楼英认为:"中风皆因脉道不利,血气闭塞也。"临床上不少医家主张内风从活血化瘀论治,如孙思邈在其《备急千金要方》中用活血化瘀法治疗内风病证,运用"三石泽兰丸"以通血脉、息肝风。王清任在《医林改错》中指出,中风半身不遂、偏身麻木是因气虚血瘀而成,并创立补阳还五汤,为后世医家所推崇。近年来,随着对内风发病机制研究的不断深入,许多学者结合临床实践提出了诸如"瘀血是中风的病理核心""血瘀是中风病的本质"等观点,如孙西庆等用补气活血法治疗中风病气虚血瘀证,发现其有效率显著高于尼莫地平组。由此可见,瘀血是导致风气内动的重要因素。《脾胃论》则提出"脾胃既虚,十二经之邪,不一而出"的观点,黄元御的《四圣心源》言"阳亏土湿,中气不能四达,四肢经络,凝涩不运",正因为中焦脾胃乃后天之本,气血生化之源,而随着年龄的不断增长，中焦运化的功能逐渐减弱，营卫二气生化不足，卫虚而不得御邪，营虚而不得滋血，进而引起脉道涩滞，通利不畅，如若此时虚风贼邪避之不时，则会加剧脉道之壅塞，形成血瘀，血为气之母，血瘀则不能载气，使气机闭乱而卒，形成缺血性中风。

2.肺血瘀可致内寒

若瘀血内停日久，致气血运行不畅，进而气血虚衰，气失去正常温煦功能或瘀血郁遏阳气，影响阳气宣通，亦可出现内寒。《素问·腹中论》云："有病胸胁支满者……四肢清，目眩，时时前后血，病名为何？何以得之？岐伯曰：病名血枯。"张琦《素问释义》云："凡血枯经闭，固属虚候，然必有瘀积，乃致新血不生，旧积日长，脏腑津液俱为所蚀，遂成败证。"可见，瘀血日久可致脏腑气血虚衰，进而表现出内寒的体征。研究也发现，老年人因气血脏腑逐渐亏虚，较易形成阳气偏虚体质。王清任在《医林改错》中记载运用膈下逐瘀汤治疗五更泻、久泻等脾肾阳虚所致的泄泻。叶秉仁曾治一患者，胃脘冷痛、喜温喜按，服暖胃和中之品无效，用活血化瘀药而愈。临床上，瘀血和寒邪往往相互伴随，辨证应有所侧重，因寒致瘀以温阳为主，因瘀致寒偏于活血。现代药理学研究证实，很多温阳药（如附子、肉桂）都具有抗瘀血的作用。

3.肺血瘀可致内湿

瘀血内停，可影响水液代谢，使水津失布，而致内湿。《黄帝内经灵枢集注》曰："脉内之血气，从络脉而渗灌于脉外。脉外之气血，从络脉而溜注于脉中。外内出入相通也。"《灵枢·百病始生》又谓："凝血蕴里而不散，津液涩渗。"故血脉瘀阻，津血互化失和，可使津液失布，水液停聚。同时瘀血内停，阻滞气机，使气滞不行，津液不得输布，也可致内湿。《血证论·发渴》曰："胞中有瘀血，则气为血阻，不得上升，水津因不能随气上布。"水津停聚，而致水肿、腹水。正是基于瘀生湿浊、瘀湿并存这一病理特点，张仲景以活血化瘀药与祛湿利水药配伍（如大黄甘遂汤、桂枝茯苓丸、当归芍药散）来治疗这一病证。孙兰芳等治疗一患者，症见双手面凹陷性水肿，双眼睑浮肿，无腰痛，小便正常，伴胸闷、叹息，用桃仁红花煎加减治之而愈，究其原因，乃"血不利则为水"（《金匮要略·水气病脉证并治》），血行津液亦行。

4.肺血瘀可致内燥

"燥胜则干"（《素问·阴阳应象大论》），"血与咸相得则凝，凝则胃中汁注之，注之则胃中竭，竭则咽路焦，故舌本干而善渴"(《灵枢·五味论》)，均明确指出血瘀可致口渴。瘀血内停，阻滞气机，气不布津亦致燥，如《血证论·瘀血》指出"瘀血在里则口渴，所以然者，血与气本不相离，内有瘀血，故气不得通，不能载水津上升，是以发渴，名曰血渴，瘀血去则不渴矣"。《脉经·平惊悸衄吐下血胸满瘀血脉证》云："病人胸满，唇痿，舌青，口燥，其人但欲漱水，不欲咽，无寒热，脉微大来迟，腹不满，其人言我满，为有瘀血。"古今医家都有采用活血方治疗燥证，如张仲景《金匮要略·血痹虚劳病脉证并治》云"内有干血，肌肤甲错……大黄䗪虫丸主之"。马武开运用活血化瘀法治疗干燥综合征，症见口干咽燥、眼干涩少泪、肌肤甲错等，疗效显著。

5. 肺血瘀可致内热

瘀血内停，阳气壅遏不得疏散可致内热。如《灵枢·五变》云："血脉不行，转而为热。"《素问·气穴论》云："卫散荣溢，气竭血着，外为发热。"《灵枢·痈疽》曰："营卫稽留于经脉之中，则血泣而不行，不行则卫气从之而不通，壅遏而不得行，故热。"《金匮要略·妇人产后病脉证治》曰："产后七八日，无太阳证。少腹坚痛，此恶露不尽，不大便，烦躁发热。"

第五节　肺经络与内生五邪

一、历代对肺经络的论述

（一）隋代以前

手太阴肺经之名首见于马王堆汉墓出土的两种古经脉学佚书——《足臂十一脉灸经》《阴阳十一脉灸经》，从记载上来看，当时被称为"臂泰阴脉"或"臂钜阴脉"。在肺系形质方面，《灵枢》云"肺手太阴之脉，起于中焦……从腕后直出次指内廉，出其端"，对肺经循行论述甚详。《素问·阴阳应象大论》言"西方生燥，燥生金，金生辛，辛生肺……在变动为咳，在窍为鼻，在味为辛，在志为忧"，对肺经所主进行了论述。在肺脏功能方面，《灵枢·灵兰秘典论》言"肺者，相傅之官，治节出焉"，此言肺系的功能。《素问·六节脏象论》言：

"肺者，气之本，魄之处也，其华在毛，其充在皮，为阳中之太阴，通于秋气。"《素问·经脉别论》云："食气入胃，浊气归心，淫精于脉，脉气流经，经气归于肺，肺朝百脉。"《灵枢·营气》云："谷入于胃，乃传之肺，流溢于中，布散于外，精专者行于经隧，常营无已，终而复始，是谓天地之纪。"在肺系病理方面，《灵枢·师传》曰"五脏六腑者，肺为之盖"，说明六淫侵袭，肺首当其冲。《素问·方盛衰论》云："肺气虚，则使人梦见白物，见人斩血藉藉，得其时，则梦见兵战。"《灵枢·经脉》则论述得较为概括："气盛有余，则肩背痛风寒，汗出中风，小便数而欠。气虚则肩背痛寒，少气不足以息，溺色变。"证治方面，《素问·阴阳应象大论》曰"其在皮者，汗而发之；其慓悍者，按而收之；其实者，散而泻之"，但详于针灸，略于方药。此外，《内经》中尚有多篇有关肺系的论述。

《难经·二十四难》云"手太阴气绝，则皮毛焦。太阴者，肺也，行气温于皮毛也。气弗营，则皮毛焦……则毛先死"，论述了手太阴肺系所主皮毛的病机变化。

至东汉，张仲景《伤寒杂病论》引《内经》所论六经之精髓，博采众方，著辨六经病脉证并治等重点篇章，然书名冠以《伤寒杂病论》，其辨六经病脉证并治以外受寒邪为前提及主线，论中涉及诸多兼证变证，太阳病篇独占其半，少阳、太阴病篇则寥寥数条，屈指可数，易使人误以为太阳病甚多，少阳、太阴病甚少。太阴病篇以"太阴之为病，腹满而吐，食不下，自利益甚，时腹自痛。若下之，必胸下结硬"为纲，其所言又皆足太阴脾系的病变，独不言手太阴肺系，后世研究伤寒之医家多数认为六经辨证重足经，轻手经。唯太阳篇有"喘家作，桂枝加厚朴杏子佳""伤寒表不解，心下有水气，干呕，发热而咳……或喘者，小青龙汤主之"。所言似乎有关于手太阴肺系。《金匮要略》有"肺痿肺痈咳嗽上气病脉证治"，论肺之病甚详，如"咳而上气，喉中水鸡声，射干麻黄汤主之"。论中有诸多条文涉及肺系病变，并有对应治疗的方剂，如甘草干姜汤、厚朴麻黄汤、泽漆汤、麦门冬汤、葶苈大枣泻肺汤、桔梗汤、越婢加半夏汤、小青龙加石膏汤等临床常用有效方剂。后世医家又多将此归属于脏腑辨证，但所述之内容均关乎肺系。

（二）隋唐至明清时期

隋代巢元方论咳有多种证候，如《诸病源候论·五脏六腑诸病·肺病候》云："肺气不足，则少气不能报息，耳聋，嗌干，是为肺气之虚也。"唐代孙思邈

《备急千金要方·肺脏·肺虚实》云："肺实热，右手寸口气口以前脉阴实者，手太阴经也，病苦肺胀，汗出若露，上气喘逆，咽中塞如欲呕状，名曰肺实热也。"陈无择论咳嗽病因有外因、内因及不内外因，如《三因极一病证方论·喘脉证治》云"若气口以前脉虚者，必咽干无津，少气不足以息，此乃肺气虚乏也"。《河间六书·咳嗽论》指出，风、寒、暑、湿、燥、火六气皆令人咳嗽。明代张景岳《景岳全书·咳嗽·外感咳嗽证治》云："外感之嗽，无论四时，必皆因于寒邪……惟六安煎加生姜为最妙。"《景岳全书·喘促·虚喘证治》云："若火烁肺金，上焦热甚，烦渴多汗，气虚作喘者，宜人参白虎汤主之。"

王孟英《温热经纬·叶香岩外感温热篇》提出"温邪上受，首先犯肺，逆传心包，肺主气属卫"的观点，从卫气营血辨证的角度论述温热从肺系始受，并对其传变途径及证治进行了深入的论述。清代吴鞠通《温病条辨》从温立论，始创三焦辨证，有"手太阴温病"之称谓，有太阴温病之银翘散证，有太阴风温之桑菊饮证，手太阴暑温之新加香薷饮证，太阴风燥之清燥救肺汤、杏苏散、桑杏汤等，论手太阴肺系、足太阴脾系条文虽均多，然以温热、湿热居多。

明代王肯堂《证治准绳》对咳嗽、喉中痰鸣、热痰、寒痰、喘等肺病证治方俱丰。清代沈金鳌《杂病源流犀烛》对肺病源流、咳嗽哮喘源流、鼻病源流、肩臑肘臂腕手源流论治较详，且后附方药。在肺系本证及兼证证治方面，清代汪昂做了有益的探讨，他提出：泻白散……此手太阴之药也；琼玉膏主治干咳嗽……此手太阴药也；麦门冬汤之主治火逆上气，咽喉不利……此手太阴、足阳明药也；等等。张锡纯在《医学衷中参西录》中对肺病阴虚证候有自拟方。

综上所述，经典医籍如《内经》《难经》等虽对手太阴肺经循行及肺脏为相傅之官、治节出焉、开窍于鼻、肺主皮毛等生理病理有所描述，但较为散在，证候亦不明确，治疗仅有针灸。《伤寒论》立足临床角度，以症状和脉象为内容，以外受寒邪为主线，附以方药，但略于说理，文辞简奥，太阴病脉证并治所言全关脾系，但太阳病篇尚有散在条文关乎肺系，足太阳膀胱与手太阴肺系病证常以兼证出现，手太阴肺系证候常常隐含。后世医家多以"六经辨证重足经，轻手经"一言避之。《金匮要略》论肺较详，后世多认为此应归属脏腑辨证，致使手太阴之脏与经有相割裂之势。后世温病学家从温热论治肺较为详尽，但以三焦辨证、卫气营血辨证为指导，使肺病病变与伤寒六经难以沟通。近代有不少医家提倡寒温统一，但采用何种分类方法亦有所分歧。

二、手太阴肺经与肺的相关性

（一）生理相系

《灵枢·经脉》中详细记载了手太阴肺经的体内外循行路线"肺手太阴之脉，起于中焦，下络大肠，还循胃口，上膈属肺，从肺系横出腋下"，明确指出了手太阴肺经与肺脏的配属关系。《医宗金鉴·八脉交会八穴歌》云"列缺任脉行肺系"，列缺为手太阴肺经之络穴，通奇经八脉之任脉，而行于肺系。《素问·经脉别论》云："食气入胃，浊气归心，淫精于脉，脉气流经，经气归于肺，肺朝百脉。"《难经·四十五难》云"脉会太渊"，太渊属肺，百脉之所会。由以上论述可见，手太阴肺经与肺在生理结构和功能方面有着密不可分的联系。

（二）病理相因

《灵枢·经脉》中述及肺经："是动则病肺胀满，膨胀而喘咳。""是动"是指手太阴经脉变动会产生各种肺部病症。唐代孙思邈《备急千金要方·肺脏·肺虚实》云："肺实热，右手寸口气口以前脉阴实者，手太阴经也，病苦肺胀，汗出若露，上气喘逆，咽中塞如欲呕状，名曰肺实热也。"肺部发生实热证时可导致手太阴肺经产生特殊病理改变。由以上论述可见，手太阴肺经与肺在病理上相互关联，互为因果。

（三）肺经及其腧穴主治

《灵枢·经脉》言："是主肺所生病者，咳，上气喘渴，烦心胸满。""所生病"是指手太阴肺经主治咳、上气喘渴、烦心胸满等肺部病症。历代医家关于手太阴肺经及其腧穴对肺部病变具有治疗作用的记载不胜枚举。《通玄指要赋》中取列缺穴主治寒痰咳嗽。《圣济总录》中记载孔最穴主治咳逆。《玉龙赋》和《玉龙歌》中以列缺穴配太渊穴治疗风痰或寒痰咳嗽。《针灸甲乙经》云："咳逆烦闷不得卧，胸中满，喘不得息，背痛，太渊主之。"《针灸大成·痰喘咳嗽门》认为对于咳嗽的治疗应以肺经腧穴（鱼际、经渠、列缺、尺泽）为主。《针灸大成·八脉图并治症穴》中记载列缺穴主治伤风感寒咳嗽咳满、哮喘气促痰气壅盛、久嗽不愈咳唾血痰等肺部疾病。

三、手太阴肺经的循行

手太阴肺经是十二经脉之一。该经起自中焦（腹部），向下联络大肠，回过来沿着胃的上口贯穿膈肌,入属肺脏,从肺系(气管、喉咙)横行出胸壁外上方,走向腋下,沿上臂前外侧,至肘中后再沿前臂桡侧下行至寸口(桡动脉搏动处),又沿手掌大鱼际外缘出拇指桡侧端。其支脉从腕后桡骨茎突上方分出,经手背虎口部至食指桡侧端,脉气由此与手阳明大肠经相接。该经发生病变,主要表现为胸部满闷、咳嗽、气喘、锁骨上窝痛、心胸烦满、小便频数,肩背、上肢前外侧发冷、麻木酸痛等症。

《灵枢·经脉》说:"肺手太阴之脉,起于中焦,下络大肠,还循胃口,上膈属肺。从肺系横出腋下,下循臑内,行少阴、心主之前,下肘中,循臂内上骨下廉,入寸口,上鱼,循鱼际,出大指之端。其支者,从腕后直出次指内廉,出其端。"

按照《灵枢·经脉》所述手太阴的循行是起于上腹部的中焦,向下联络相表里的大肠后,回转达胃口贲门,向上穿过膈肌连属于肺,从肺系(肺与喉咙相联系的部位)横行到腋下,沿上臂内侧,下行入肘窝中,又沿前臂内侧下入寸口,经过鱼际,沿边缘出于拇指内侧端(少商穴处)。其支脉从列缺分出,沿食指内侧行至食指末端(商阳穴处),它与手阳明大肠经相衔接,全身营卫之气的运行即从此开始顺经续下,循环往复,周流不息。

四、手太阴肺经的生理功能

肺经隶属于整个经脉系统,除具有经脉总的生理功能外,还具有其特定的功能。

(一)肺经是人体进行气体交换、宗气生成的主要通路

肺经是肺主气、司呼吸功能的结构基础。《素问·五脏生成》说:"诸气者,皆属于肺。"全身的气均由肺来主持和管理。肺主气包括主呼吸之气与主一身之气两个方面。

1. 肺主呼吸之气

肺主呼吸之气是指肺是行使呼吸功能的主要器官。人体一生都在不断地进行着新陈代谢,在物质代谢过程中,一方面要消耗大量的清气,同时又不断地产生大量的浊气,清气需不断进入体内,浊气需不断排出体外,都要依靠肺的生理功能。肺既是主司呼吸运动的器官,又是气体交换的场所。通过肺的呼吸功能,从自然界吸入清气,又把体内的浊气排出体外,从而保证了新陈代谢的顺利进行。肺主气、司呼吸功能正常,除了肺本身的生理功能正常外,还与气道的通畅与否有关。所谓气道,是指气体进出体内外的通道,包括气管、支气管、咽喉等。气

道通畅，也是维持呼吸正常的重要条件。从中医学角度讲，气道还应包括无形的肺经、肺络。因而，肺经的通畅与否也会直接影响肺所主的呼吸功能。

2. 肺主一身之气

肺主一身之气是指肺有主持、调节全身各脏腑经络之气的作用。肺主一身之气这一功能主要体现在气的生成，特别是宗气的生成方面。宗气是由脾胃化生的水谷精气与肺从自然界吸入的清气相结合，积于胸中而成。手太阴肺经，起于中焦，下络大肠，还循胃口，说明脾胃所化生的水谷之气中的精微部分经由手太阴肺经上输于肺，从而与清气相合生成宗气。因此，肺经的通畅与否，直接影响到宗气的生成。而宗气通过心脉布散到全身也要靠肺气的协助。所以，肺通过宗气的生成与布散，起到主持一身之气的作用。肺主一身之气还体现在其对全身的气机具有调节作用。宗气的生成以肺经为通路和场所，且肺经是其循行全身及发挥作用的起点。

（二）肺经是肺主宣发肃降功能的主要通路

肺主宣发，即肺脏具有向上、向外升宣布散的生理功能。肺脏以肺经为主干通路：一是通过肺的气化，使体内浊气不断排出体外；二是使气血、津液输布至全身，以发挥滋养濡润所有脏腑器官的作用；三是宣发卫气，调节腠理之开阖，通过汗孔将代谢后的津液化为汗液排出体外。

肺主肃降，即肺脏具有肃清、排出肺内毒邪与异物的作用。肺为娇脏，属清虚之器官，异物不容，毫毛必咳，肺内不能容有任何水湿痰浊和异物停留。肺脏以肺经为主要通路：一是吸入自然界清气；二是把肺吸入的自然界清气和脾转输来的水谷精微下行布散；三是肃清肺和呼吸道内的异物，以保持呼吸道的洁净。

肺气的宣发和肃降功能是肺的生理功能相辅相成的两个方面。在生理情况下，二者相互依存、相互配合、相互制约，使呼吸保持平稳状态。若肺经发生病变，气血阴阳失衡，则会导致肺脏宣发、肃降功能失职，出现肺系证候。

（三）肺经是肺通调水道功能的主要通路

人体的水液代谢在生理活动中具有十分重要的作用，它主要包括水分的摄入、在体内的转输利用和代谢后水液的排泄等几个环节，是在多个脏腑参与下共同完成的，肺是其中之一，故有"肺主行水""肺为水之上源"之说。肺调节水液代谢的作用称为通调水道，而肺经则是水道的主干部分，主要体现在以下两个方面。一是肺主宣发，调节汗液的排泄。排泄汗液，是人体水液代谢的一部分。肺主宣发，将水谷精微和津液宣散于周身，特别是使布散到体表的津液，通过汗孔，以汗的方式排泄于体外。二是肺气肃降，使水道维持通畅。水道，即指体内水液运行、排泄的道路。水道的通行畅达，流通无阻，是维持水液代谢平衡的重要条件。肺经通畅则水道通调。

（四）肺经是肺朝百脉、主治节功能的主要通路和载体

在古代，全身之脉称为"百脉"，肺朝百脉，即全身血液都朝会于肺。肺朝百脉的生理意义在于：全身血液通过肺经流注于肺，通过肺的呼吸功能，进行气体交换，然后再输布全身。肺主一身之气，调节全身之气机，而血液的正常运行亦赖于肺的敷布和调节，故有"血非气不运"之说。肺经是十二经脉气血循环流注的起点，在此血得气之推动而运行全身，周流不息。犹如血红蛋白得氧气之推动形成氧合血红蛋白由肺静脉涌出，营养全身。《素问·灵兰秘典论》说："肺者，相傅之官，治节出焉。"这是将肺比喻为辅助一国之君主的宰相，协助心君，调节全身。肺的治节作用，概括起来，主要体现于四个方面：一是肺主呼吸；二是肺有节律地呼吸运动，协调全身气机升降运动，使脏腑功能活动有节；三是辅佐心脏，推动和调节血液的运行；四是通过肺的宣发与肃降，治理和调节津液的输布、运行与排泄。因此，肺的治节功能，实际上代表着肺的主要生理功能。肺主治节功能的正常维持有赖于肺经的承载。

（五）肺经是肺与其他脏腑形体官窍联系的通路

心、肺同居上焦，心主血而肺主气，心主行血而肺主呼吸。心与肺的关系，主要表现在血液运行与呼吸吐纳之间的协同调节关系。肺司呼吸而摄纳清气，脾主运化而化生谷气；肺主行水，脾主运化水液。肺与脾的关系主要表现在气的生成和水液代谢两个方面。肝主升发，肺主肃降。肝与肺的生理关系，主要体现在人体气机升降的调节方面。病理状态下，肝肺病变可相互影响。肺为水之上源，肾为主水之脏；肺主呼吸，肾主纳气；肺属金，肾属水，金水相生。肺与肾的关系，主要表现在水液代谢、呼吸运动及阴阳互资三个方面。肺与大肠相表里，它们之间的生理联系，主要体现在肺气肃降与大肠传导之间的相互为用关系。肺在体合皮，其华在毛，肺与皮毛相互为用。肺在窍为鼻，喉为肺之门户。此外，肺与脑也密切相关，《灵枢·经别》曰"手太阴之正，别入渊腋少阴之前，入走肺，散之太阳，上出缺盆，循喉咙，复合阳明"，清楚地说明手太阴肺经的经别在喉咙沿着手阳明大肠经上头面，这就使得手太阴肺经经气与脑相通。而肺经恰恰就

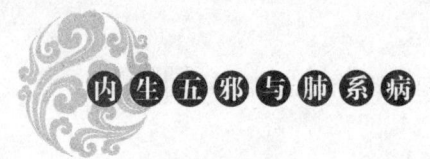

是肺与身体各个部位相联系的结构基础。

五、手太阴肺经的病理变化与内生五邪

肺经有常有变，常则通，变则病，病则必有"病经"产生，"病经"生则经病成。在生理状态下，肺能够促进经中气血的双向流动；在病理状态下，肺之功能失常又可以影响经中气血的双向流动，产生相应的经脉病变。肺经病是以肺经气血运行不畅，气滞血瘀痹阻肺经，痰瘀胶结凝滞肺经，肺经失养损伤等为主要病理变化的一类疾病。

《灵枢·经脉》说："是动则病肺胀满，膨膨而喘咳，缺盆中痛，甚则交两手而瞀，此为臂厥。是主肺所生病者，咳，上气喘渴，烦心胸满，臑臂内前廉痛厥，掌中热。气盛有余，则肩背痛风寒，汗出中风，小便数而欠；气虚则肩背痛寒，少气不足以息，溺色变。"手太阴肺经病证是手太阴肺经循行部位及相关脏腑的病证。主要临床表现为发热、恶寒，或汗出中风，肩背痛寒，缺盆中痛，肺胀，咳喘，胸部胀满，心烦，小便数而少，少气不足以息，手足心热。

（一）肺经气血运行不畅

"肺通天气"，外邪侵袭，首先犯肺，使肺气被束，肺失宣发肃降。或邪热犯肺，灼伤经脉，迫血妄行，血溢脉外而痹阻肺经；或伤于外感寒邪，经脉凝滞而痹阻，如《素问·举痛论》所言"寒气入经而稽迟，泣而不行，客于脉外则血少，客于脉中则气不通"；或湿邪留滞，胸阳不振，肺经阻滞不畅而痹阻，如《素问·痹论》云"风寒湿三气杂至，合而为痹也"。以上原因均可导致肺经运行失畅，流动灌渗动力不足，气机运行失常，宣发肃降功能失调，从而产生一系列相关症状。

（二）气滞血瘀痹阻肺经

《灵枢·脉度》云："气之不得无行也，如水之流，如日月之行不休。"气在经脉中运行不息，若经运不畅，便会影响气的运行而产生气机郁滞；"气为血帅，气行则血行"，气虚气滞，可致血气运行受阻，均可滞留为瘀；血瘀阻滞经脉，反过来也会加重气滞，《素问·痹论》云"痹在于脉则血凝固而不流"。以上均是血行不畅、留而为瘀之例。气滞血瘀痹阻肺经是在肺经运行不畅基础上发展而来的，是由功能性病变转向器质性损伤的重要阶段，肺经痹阻引起肺脏的功能失常，产生一系列气滞血瘀的症状。

（三）痰瘀胶结，凝结肺经

痰浊与瘀血互为因果，互生互化。痰浊黏滞易阻，经脉气血流注受阻，血滞为瘀；痰浊停聚于经脉内外，阻滞肺经气机，气滞则血瘀。瘀血阻滞经脉，致使脉中之津不能经心化赤为血而郁于经中，脉外之津亦不能还流于经内而聚于脉外，郁积日久，逐渐化生痰浊；血瘀于经脉内外，阻滞经脉气机，气不化津，津凝而产生痰浊。痰瘀互结，阻滞肺经，又成为新的病理因素，化为"凝痰败瘀，混处经络"，蕴积成毒，败坏形体，加速气道狭窄，终致"痰夹瘀血，遂成窠囊"。痰瘀胶结，凝结肺经是脏腑气血津液功能代谢失常的进一步表现，是多种病理因素相互胶着并作用于经脉的结果，是肺经病病势深伏而进行性发展的重要环节。

（四）肺经失养损伤

气血阴阳是肺经发挥其功能的物质基础，脉中气血充沛，输布渗灌正常，则脏腑得其濡养；各种原因损伤肺经，肺失所主，经脉不充，无力鼓动则痹阻。肺经痹阻日久，营卫功能失调，气血津液生化不足，气不足则血行迟缓，血不足则经脉愈发失于充养，经愈虚则邪愈滞，病气、病血加重，小疾积大。气滞津凝血停，痰浊、瘀血相搏，蕴结不解，邪气益盛，积而成毒，毒损脏腑，败坏肺经，至虚有隙，留邪更甚，险症环生。各种肺经病的最后转归均会出现此证型。

综上，肺经气血运行不畅，气滞血瘀痹阻肺经。若瘀血内停日久，进而气血虚衰，气失去正常温煦功能或瘀血郁遏阳气，影响阳气宣通，亦可出现内寒。瘀血内停，可影响水液代谢，使水津失布，而致内湿。瘀血内停，阻滞气机，气不布津亦致内燥。瘀血内停，阳气壅遏不得疏散可致内热。肺经失养，肺阳虚，温煦失职，阳虚则阴盛，阴盛则内寒。肺气虚，导致气化功能减退，蒸化无权，津液代谢障碍，而导致水湿、痰饮等阴寒性病理产物停积。肺阴虚，津液消耗，无以濡养筋脉，阴气大伤，失其凉润柔和之能，则变生内风，即虚风内动。《素问·调经论》云："阴虚则内热。"肺阴失调，肺的阴津亏损及其脏腑本身所主之皮毛、鼻窍等组织器官失去濡养，阴液既亏，阴不制阳，内热既生，而水亏火旺，出现虚热内生，虚火灼肺。火热为阳邪，其性炎热，不仅逼津外泄，而且耗伤阴液，津伤化燥。肺血虚则滋润和营养功能减退，以致脏腑经络、形体官窍等失养。一方面，肺血虚进一步导致肝血不足，筋脉失养，无以荣络，而出现动风现象；另一方面，新血生化障碍，津枯血少，失润化燥。

第四章

肺与他脏共病致内生五邪

第一节 肺与脾

肺与脾的关系主要表现在气的生成和津液的输布两个方面。

在气的生成方面：肺主气，脾益气，肺司呼吸而摄纳清气，脾主运化，运化水谷精微之气。清气与水谷精微之气生成宗气并积于胸中，宗气走息道助肺呼吸，贯心脉助心以行气血。可见，宗气的生成主要依赖于肺、脾二脏，故有"肺为主气之枢，脾为生气之源"的说法。此外，脾主运化，为气血生化之源，但脾所化生的水谷之气，必赖肺气的宣降才能敷布全身。肺在生理活动中所需津气，又要靠脾运化的水谷精微来充养，故脾能助肺益气。因此，肺气的盛衰在很大程度上取决于脾气的强弱，且肺司呼吸和脾主运化功能是否健旺与气之盛衰有密切关系。肺为主气之枢，脾为生气之源；肺朝百脉，主气、司呼吸，摄纳清气，浇灌周身气血津液。《灵枢·决气》曰"上焦开发，宣五谷味，熏肤，充身，泽毛，若雾露之溉，是谓气"。脾益气，肺可正常运作其主气之功，得益于脾运化水谷精微上输，以此助肺益气。同时，脾运化而生的水谷之气，亦依赖于肺气的宣降来输布全身。张景岳《类经·三阴比类之病》曰"肺为藏气之本，脾为水谷之本"。肺司呼吸之功与脾主运化之能协同作用，故谓"肺主气而脾益气"，即肺、脾二者在气的生成和运行中的相互作用关系。肺从自然界中摄纳的清气与脾自饮食中运化生成的水谷精气相结合而形成宗气，即后天之气。宗气者，胸中之大主，促周身气血之运行，司呼吸，调节人体诸气的节律性运动，为一身之气的主要物质组成。《灵枢·邪客》曰"宗气积于胸中，出于喉咙，以贯心脉，而行呼吸焉"，宗气有调控和维系呼吸功能的作用，因此宗气被誉为"呼吸之枢机"。肺脾亦与营卫化生关系密切，《灵枢·营卫生会》曰"人受气于谷，谷入于胃，以传与肺，五脏六腑，皆以受气，其清者为营，浊者为卫"。脾土运化水谷精微之气，其中轻盈滋养者为营气，重浊而剽利者为卫气。营气循脉流注全身，为人体脏腑、经络等生理活动提供营养物质，卫气肥腠理，护肌表，抵御外来疫毒侵袭人体。肺脾营卫相合，固表御邪。

在水液代谢方面：肺主行水而通调水道，脾主运化水湿，为调节水液代谢的重要脏器。肺主宣发肃降，主行水，通调水道；脾位于中焦，主运化水液，为水液升降出入之枢纽。二脏既分工又合作，在维持水液代谢平衡方面发挥着重要作用。水饮经过脾胃的消化吸收，并由脾上输至肺，通过肺的宣发，将津液输布于周身、皮毛，多余的水液在肺的肃降作用下，经过脾的转输，下降到肾与膀胱。升降出入，有序不乱，维持动态平衡。脾、肺二脏互相配合，共同参与水液代谢过程。

在五行关系中，脾属土，肺属金，脾土与肺金之间是母子关系。故《薛生白医案》说："脾为元气之本，赖谷气以生，肺为气化之源，而寄养于脾也。"根据五行生克理论，土能生金，即脾土为肺金之母，肺金为脾土之子。《内经》中首次提举五脏为一体之观点，《素问·玉机真脏论》云："五脏相通，移皆有次。"《素问·阴阳应象大论》提及脾生肉，肉生肺，肺生皮毛，明确指出肺脾的五行相生关系。清代何梦瑶《医碥·杂症之五脏生克说》云："饮食入胃，脾为运行其精英之气，虽曰周布诸脏，实先上输于肺，肺先受益，是为脾土生肺金，肺受脾之益，则气愈旺，化水下降，泽及百体。"可见，肺作为子，受母脏脾之益。万物赖土而生，肺金为其子亦是如此，水谷精微通过脾脏升清达肺，充养肺气。剽疾滑利者化为卫，柔润滋养者形成营，唯中焦脾土之厚，才有将上承之谷气和肺中清气捏合，形成人体宗气之能，故云"脾为肺之母"。

肺经起于中焦，与脾经相连，肺经之气源于中焦母脏脾，循行需要中焦提供物质支持。《灵枢·经脉》云："肺手太阴之脉，起于中焦，下络大肠，还循胃口，上膈属肺。"《内经》又云"脾为孤脏，中央土以灌四旁"，是寓脾居人体中央，属中焦，为肺经等十二正经循行的起始点，滋养四脏，并助各经循行。《灵枢·痈疽》云："中焦出气如露，上注溪谷，而渗孙脉，津液和调，变化而赤为血，血和则孙脉先满溢，乃注于络脉，皆盈，乃注于经脉。"中焦化水谷精微之气，通过起于此的手太阴肺经将谷气输送运至周身，调和津液而生血，故中焦之脾为手太阴肺经的循行灌注气血提供物质基础。肺、脾二者的经络阴阳属性同归太阴，脾归足太阴经，肺归手太阴经，脾太阴经主要在人体之下部循行，肺太阴经主要在人体之上部循行，脾经与肺经于中焦相连赓续，故肺、脾虽胸腹异位，却经络相连，经气相通，生理功能相依相系，有"同气相求，同声相应"之说。

病理上，二者亦相互影响，如果脾失健运，水湿不化，聚湿生痰而为饮、为肿，影响及肺则肺失宣降而喘咳。其病在肺，而其本在脾。故有"脾为生痰之源，肺为贮痰之器"之说。反之，肺病日久，又可影响于脾，导致脾运化水湿功能失调。《身经通考》云："若脾气虚冷，不能相生，则肺不足而易感风邪，故患肺病恶寒者，多由脾虚得之。若脾气盛实，则又痞满中焦，而大肠与肺表里不能相通，夫中焦隔热，肺与大肠不通，其热必上蒸于肺，故患肺热者，多由脾实得之。"此段阐述了母病及子，子脏肺的寒热虚实之病，皆多由母脏脾之病所致。张景岳《类经》云"金病则及脾，盗母气也""肺金受伤，窃其母气，故脾不能守"，此为子盗母气，子肺虚可传至母脏使之呈病理状态。故肺脾相关的病理关系即母子互相影响，子病影响其母，母病亦影响其子，最终致肺脾母子同病。

此外，对于脾阳与肺阳的联系，亦有学者阐述。肺阳是肺气中具有温煦、升宣、发散等作用的部分，具有温煦肺系、蒸化肺阴、温化肺津、发散卫气等作用，是肺主气、主行水、主宣发的动力。肺阳亏虚，温煦、宣散失职，常表现为咳喘无力、痰白量多、畏寒肢冷、神疲乏力、四肢不温等症状。以脾阳概言肺阳，从经络来看，如《灵枢·经脉》云"肺手太阴之脉，起于中焦，下络大肠，还循胃口"。手太阴肺经起于中焦，与足太阴脾经同属太阴，二者气血相贯。肺为后天之天，脾为后天之地，"天""地"合气而万物化生，故《灵枢·刺节真邪》云"真气者，所受于天，与谷气并而充身也"。鉴于肺脾之间生理、病理的密切性，有人提出"手足太阴肺脾同气"的命题，这无疑是有依据的。金寿山亦指出，从肺与脾的生理关系来说，脾是根本。脾土生肺金，肺阳根于脾阳。因为脾肺之间的密切关系，以脾阳即可概言肺阳。肺脾阳虚易致寒湿。一方面，寒湿来自体外，寒湿外侵，感邪而发病。吴鞠通认为，寒湿可"自表传来，一由经络而脏腑，一由肺而脾胃"。例如，由于我国长江中下游地区冬季不取暖，气候寒冷而潮湿，外界寒湿容易侵犯人体而发病。侵犯人体的途径可以从皮毛入侵，经过经络传入脏腑，也可直接犯肺再内传入脾胃。另一方面，阳气内损，体内寒湿内伏发病，正如吴鞠通所言"内外相合，客邪既从表入，而伏邪又从内发也"，若患者过用苦寒之药伤及脾阳，或素体脾肾阳虚感受湿邪，也可湿与寒合形成寒湿之证。总之，吴鞠通强调寒湿致病多内外合邪而发病。寒湿病邪为阴邪，病机演变容易损伤人体阳气，吴鞠通认为寒湿"最损人之阳气"。在寒湿病变发展过程中，可出现上、中、下三焦阳气损伤病证，正如吴鞠通所言："其在人身也，上焦与肺合，中焦与脾合，其流于下焦也，与少阴癸水合。"寒湿初起在上焦可以伤表阳，中经络，出现身体怕冷、口不渴、经络拘束、舌淡苔白滑、脉缓等症状。寒湿伤肺可出现恶寒身痛、喘咳稀痰、胸闷胸满、恶水不欲饮，甚则倚息不得卧、腹中微胀或支饮不得息、舌苔白滑等症状。至中焦可以伤脾阳，也可以伤胃阳，甚至同时损伤脾胃阳气。吴鞠通认为，损伤脾阳在中焦则出现脾不健运、痞满，传下焦则出现泄泻、腹痛，损伤胃阳则出现呕逆不能食，膈胀胸痛，若两伤脾胃既有脾的表现又有胃的表现。寒湿入下焦则可损伤肾阳而出现足跗浮肿、身痛、舌白等症状，甚则寒湿客于大肠可出现痔疮下血或大便出血，客于肝、肾和小肠可出现寒疝、腹痛。总之，吴鞠通认为寒湿最易损人体阳气，而产生阳气虚损、寒饮内停等病机变化。

内湿是由于脾不运湿，肾不主水，输布排泄津液的功能障碍，从而引起水湿痰浊蓄积停滞的病理变化。湿浊内生，说的就是内湿，是指由于脾运化水液功能和输布津液的功能发生障碍，导致水湿痰饮由内而生，并且在体内蓄积停滞的病理状态。多数情况下，内生之湿是由脾虚引起的，因此又叫脾虚生湿。又可因为身体肥胖，痰湿过于亢盛；或因恣食生冷，过食肥甘，致使脾失健运，无力推动津液运行；或喜静少动，或情志抑郁，体内气机不畅，津液输布产生障碍。因而，水液不化，聚而成湿，停而为痰，留而为饮，积而成水。可见，湿浊内生的关键因素就是脾的运化失职。因此有"诸湿肿满，皆属于脾"的说法。脾居中州，主运化水谷。脾气健运，则水谷精微敷布正常，津液代谢顺畅。《证治汇补》认为"脾虚不运清浊，停留津液而痰生"，若脾虚失健，运化无力，则引起水液停滞，凝为痰湿。脾为气血生化之源，为一身之枢纽。《格致余论·鼓胀论》曰："脾具坤静之德，而有乾健之运，故能使心肺之阳降，肾肝之阴升，而成天地交之泰，是为无病之人。"脾旺则气血充盛，脏腑气机调和。若脾失健运，传输不利，阴阳气机升降失常，则清浊相混，痰湿内生。《诸病源候论·虚劳诸病上·虚劳痰饮候》言："劳伤之人，脾胃虚弱，不能克消水浆，故为痰饮也。"脾主肌肉，过劳则伤及脾土，水谷精微输布和津液运化失常，致水液潴留体内，久则成痰。《景岳全书》云："五脏之病，虽俱能生痰，然无不由乎脾肾。盖脾主湿，湿动则生为痰，故痰之化，无不在脾。"痰湿所成必责之于脾，故脾为生痰之源。脾胃为后天之本，气血生化之源。脾主升清，胃主降浊。脾胃功能健运，则胃受纳腐熟、脾运化升清功能正常而化生水谷精微物质。当脾胃功能失调时，就会影响气血的生成、运行和布散，从而出现一系列的病理表现。脾胃健运失司，日久清阳不升、浊阴不降，水谷精微失于输布，停留中焦，滋生湿浊。如患者平素嗜食膏粱厚味、醇酒肥甘及辛辣腥腻之品，影响脾胃功能，水谷不归正化，谷反为滞，水反为湿，酿生痰浊水湿。或过食生冷寒凉，脾阳失展，水谷化为痰湿。此外，思虑或劳倦过度也可伤脾而影响其运化功能，造成水湿内停凝结成痰。由于脾胃中土为运化水谷的首要脏腑，功能失司会直接导致痰湿的产生，故有"脾为生痰之源"一说。

肺主行水，主宣发肃降。肺为水之上源，通调一身水道，敷布津液，调节并维持水液代谢。肺司呼吸，主一身之气，调节气之出入与气机升降。《血证论·阴阳水火气血论》提出"气能行津，气行水亦行"的观点，认为肺之气机通畅则津液输布、排泄顺畅。若因邪气犯肺，肺失宣降，则水道不行，津液停聚，凝为痰湿。痰湿留聚于肺，又与邪气相搏，久则化为有形之痰，导致痰浊阻肺，可见咳嗽、痰多，甚则上逆作喘。肺是痰饮易停滞之所，故肺为贮痰之器。脾属土，肺属金，二者为母子关系，脾为肺之母，肺为脾之子。脾、肺二脏在生理与病理上均有紧密联系。《素问·经脉别论》云："饮入于胃，游溢精气，上输于脾。脾气散精，上归于肺，通调水道，下输膀胱。水精四布，五经并行，合于四时五脏阴阳，揆度以为常也。"于生理上，水谷经脾运化，化为精微之气升入肺中，肺通调水道将精气敷布全身，以荣五脏六腑、四肢百骸。肺主一身之气，脾为气机升降之枢，肺之宣降与脾胃气机升降密不可分。脾升胃降，气机调畅，肺得以宣降有常，故能更好地发挥通调水道的功能。于病理上，气机升降失常则生气滞，津行受阻则结为痰湿。《医方集解·补养之剂》曰："脾胃一虚，肺气先绝。"脾喜燥恶湿，饮食不节、劳倦内伤等常导致湿困脾土，脾虚不能散精，痰湿内生并上阻于肺，肺失清肃。《类经》言："肺金受伤，窃其母气，故脾不能守。……肺病则及脾，盗母气也。"肺为娇脏，邪气犯肺，肺失宣降，气机郁滞，不能通调水道，水湿内聚困脾。母病及子，则脾病及肺；子盗母气，则肺病及脾。可见，脾肺失调是痰湿形成与贮留的主要原因，而且二脏关联密切，常出现脾肺同病，加剧痰湿滋生。

湿邪的机制在于脾的升运与肺的宣降功能失常，故治湿重在以升脾宣肺为主，才能达到其治疗目的。用麻黄以宣肺，苍术以升脾，在辨证论治的基础上恒用二味，通过临床观察，取得了较好的疗效。因麻黄辛、温，归肺、膀胱经，有发汗、宣肺、利水之功，苍术辛、苦、温，归脾、胃经，为燥湿健脾之要药，能以辛温之气味，升散应化之水湿，使脾健则湿化。治湿证常以苍术复脾之升作为方药之主体，通过燥湿达到祛邪扶正的目的，然在脾虚湿积时，肺亦不能独健，必失其宣降功能，通调受阻则湿必停蓄，又将辛温发汗、宣肺利水的麻黄作配以助肺宣达，促其迅速复其通调，二药协作升脾宣肺而具化湿之功。临床治疗湿证常以二药为主，辨证施治，对证加味，或在辨证论治的基础上加入二药，得心应手，疗效显著。二药用量配伍不同，其作用有异，如二药等量使用常能发大汗；苍术倍于麻黄则发小汗；苍术三倍于麻黄常有利尿作用；苍术四倍于麻黄，虽无明显的汗利作用，而湿邪则能自化，故以二药的汗、利、化作用，广泛用于由湿邪引起的一系列临床病证。如湿邪偏重，在表、在头配羌活、白芷；湿在周身配白芥子；湿入筋骨配木瓜、通草；兼风则加防风；兼寒加桂枝、干姜；兼热加蒲公英、大黄；湿邪内壅伤肺配干姜、甘草；湿阻于中配莱菔子、生姜；在肠配胡黄连、莱菔子；在脾配吴茱萸、干姜；在肾配附子、干姜；在膀胱配木通。根据四诊辨证，随证运用，堪称灵活。

第二节　肺与肾

肺与肾的关系主要表现在水液代谢和呼吸运动两个方面。

肺属金，肾属水，金生水，故肺肾关系称为"金水相生"，又名"肺肾相生"。肺为水上之源，肾为主水之脏；肺主呼气，肾主纳气。所以肺与肾的关系，主要体现在气和水两个方面，但是，金能生水，水能润金，故又体现于肺阴与肾阴之间的关系。肺、肾在经脉上相互连属，在五行上为金水相生关系。生理上，肺主呼吸，肾主摄纳，共同保持人体呼吸运动的平顺与深度；肺主宣发肃降，具有通调水道的功能，而肾主水，肾阳具有温煦及气化水液的功能，肺、肾二脏共同参与水液的代谢和输布。病理上，久发咳喘，必先耗气，而致肺肾气虚；肺气亏虚，母病及子，致肾气不足，气虚及阳，终致肺肾阳虚。正如《医贯》所云："肾中无火，则水冷金寒而不敢归。"肾阳亏虚，不能上温肺阳，而致肺失宣降，津液失布，肺气耗伤，不能转输精微下滋肾阴，或肾阴亏虚，肺金失润，均可致肺肾阴虚。

肺司呼吸，肾主纳气。人体的呼吸运动虽然由肺所主，但需要肾的纳气作用来协助。只有肾气充盛，吸入之气才能经过肺之肃降而下纳于肾。肺肾相互配合，共同完成呼吸的生理活动。所以说："肺为气之主，肾为气之根。"

肺为水之上源，肾为主水之脏。在水液代谢过程中，肺与肾之间存在着标和本的关系。肺主行水而通调水道，水液只有经过肺的宣发和肃降，才能使精微津液布散到全身各个组织器官中去，浊液下归于肾而输入膀胱。所以说，小便虽出于膀胱，而实则肺为水之上源。肾为主水之脏，有气化升降水液的功能，又主开阖。下归于肾之水液，通过肾的气化，使清者升腾，通过三焦回流体内；浊者变成尿液而输入膀胱，从尿道排出体外。肺、肾二脏密切配合，共同参与对水液代谢的调节。但是，二者在调节水液代谢过程中，肾主水液的功能居于重要地位。所以说其本在肾，其标在肺。"三焦者，决渎之官，水道出焉"（《素问·灵兰秘典论》）。三焦为人体水液运行的通道，而水液的运行依靠气的推动。《难经·六十六难》云："三焦者，原气之别使也。"《难经·三十八难》又指出三焦"有原气之别焉，主持诸气"，故三焦亦为人体之气运行的通道。综上，肺、脾、肾阳气推动着津液在三焦通路中运行，阳气亏虚，津液运行障碍，化生的痰饮邪气常常出于三焦。水的出路在肾，而痰的出路在肺。肺通调水道，全身津液经三焦出于肺，亦经三焦回归于肺，脾转输津液上输于肺，通过肺之宣降布散全身，经机体代谢后下输于肾，肾留清去浊，清者上传于肺再次分布全身。肺运行三焦之水液，亦过滤、贮存三焦痰饮之邪，三焦水液代谢失常，所生之痰饮经三焦流经于肺，而贮存肺中，故云"肺为贮痰之器"。肺司呼吸，与外界相通，吸入清气，排出浊气，肺中之痰亦多经此排出，即为有形之痰，然亦有顽痰、老痰者，机体不易运化，只能继续留贮肺中，化生结节，结节即为无形之痰，在现代影像学下变得可视化。

　　肺、肾之间在病理上的相互影响，主要表现在呼吸异常、水液代谢失调和阴液亏损等方面，出现肺肾阴虚和肺肾气虚等肺肾两虚之候，往往需肺肾同治而获效。故又有"肺肾同源""金水同源"之说。《素问·阴阳应象大论》言"阳在外，阴之使也"，脏腑的外在功能主要由脏腑阳气行使，人体水液的代谢则主要由肺、脾、肾三脏阳气完成。而水性属阴，《景岳全书》云"盖水为至阴"，推动和制约水液的运行亦需消耗肺、脾、肾三脏阳气，故机体水液的正常运行主要依靠肺、脾、肾三脏阳气的充足。肺、脾、肾阳气为人体之气的重要组成部分，而人体之气则由肾中先天之精所化生的先天之气、脾胃所运化的水谷之气和肺吸入的自然界清气转化而来，即人体之气主要来源于肺、脾、肾三脏。

　　病理上，内湿与上、中、下三焦的关系密切，脾的运化功能依赖于肾阳的温煦和气化，因此，湿浊内生不仅与脾阳虚衰有关，而且与肾有密切关系。《素问·经脉别论》云"饮入于胃，游溢精气，上输于脾。脾气散精，上归于肺，通调水道，下输膀胱"，《素问·逆调论》亦云"肾者水脏，主津液"，指出人体水液代谢主要与肺、脾、肾、膀胱有关。胃受纳、暂贮饮食摄入的水液，脾转化、吸收、布散胃中津液为人体所需的精微物质，再上输于肺，在肺宣降作用下布散全身，同时肺的肃降功能亦使全身水液下归于肾，在肾的蒸腾气化作用下留清去浊，清者重归于肺布散全身，浊者则下输膀胱。由此可知，人体水液的代谢过程为，胃主受纳、暂存人体从外界摄入的水液，膀胱则纳受、暂存人体产生的浊液，而水液代谢中的关键环节，吸收转化、分布、排泄则主要依靠脾、肺、肾三脏完成。脾的吸收转化为人体水液的主要来源，肾的蒸腾气化主管水液的排泄，而脾之散精、肾之蒸化、肺之宣发肃降则主导着水液的运行。肾主水液，肾阳是诸阳的根本，因此，肾阳不足也必然会影响脾的运化而导致湿浊内生。反之，湿浊内困，日久也必然会累及肾阳、脾阳，导致阳虚湿盛病证的产生。肾主水，主持和调节人体津液代谢，这一作用主要依靠肾阴、肾阳的平衡来完成。当出现肾元不足，阴阳偏衰时，会对津液代谢产生影响。分言之，各种原因导致肾阳不足时，蒸腾气化水液的能力下降，水湿不化，泛滥为害，泛溢于肌肤则为水肿，凌心射肺则心慌、咳嗽、憋喘、呼吸困难、不能平卧。肺受水饮影响，敷布功能失司，从而产生痰湿，与水饮相合则为痰湿水饮，潴留于肺，胶结为害。当肾阴不足时，阴不制阳，虚火内生，煎熬津液成痰，痰邪随气机升降到达肺，影响肺的生理功能。

内湿阻滞于上焦，常会出现胸闷、咳嗽、咯痰等症状。内湿阻滞于中焦，常会出现脘腹胀满、纳呆、口腻或甜、便溏泄泻、舌苔厚腻等症状。内湿阻滞于下焦，常会出现小便不利或浑浊、带下、腹胀便溏等症状。湿泛肌肤，就会出现水肿的症状。《素问·经脉别论》曰："饮入于胃，游溢精气，上输于脾，脾气散精，上归于肺，通调水道，下输膀胱。水精四布，五经并行。"此段阐明了肺、脾在水液代谢中所起的重要作用。肺为华盖，若雾露之溉，主宣发肃降，通调水道而主行水，故谓"肺为水之上源"。肺主宣发，一是使水液迅速布散到全身，"若雾露之溉"充养、润泽、护卫各组织器官；二是使一部分被身体利用后的废水和剩余水分排出体外。肺主肃降，将体内代谢后的水液不断地下行到肾，经肾和膀胱的气化作用，生成尿液而排泄于外。脾主运化水湿，指脾把人体所需要的水液运送到全身各组织中去，以起到滋养、濡润的作用，同时又把各组织器官利用后而多余的水液及时转输给肾，通过肾的气化作用形成尿液，送到膀胱，排出体外。无论是湿邪外袭还是脾肺自虚，均可导致脾失升运而湿停为患，肺失宣降而湿聚成病，同时湿邪又阻滞气机，使湿邪再聚，二者互为因果，形成恶性循环。湿为水之渐，水为湿之积；湿为痰之源，痰为湿之蓄。湿、水、痰三邪同出一源，湿为三因之始，起病为先，湿邪停留不行而为水，凝聚不化而为痰。故治三邪，由先治湿，治外湿宜以宣肺为先，治内湿宜以升脾为主。所以治湿证重在升脾宣肺。上、中、下三焦任何部位都会有内湿停留阻滞，但其病机关键是脾的运化功能失常，因此以湿阻中焦最为常见。寒湿至中焦，则损伤脾胃阳气，治疗当健脾渗湿。

《医碥·痰》言"气失温和而过于寒，则津液因寒积滞，渐致凝结，斯痰成矣"，肺、脾、肾阳气亏虚，水液凝结，必生痰饮邪气。又《素问·疟论》言"阳虚则寒矣"，肺、脾、肾阳气亏虚亦必将导致虚寒内生。寒与痰皆为阴邪，同气相求，寒痰胶结，化生寒痰之邪，寒性收引，痰性稠厚，寒痰之性则更加稠厚。寒痰之邪，机体阳气本不易运化，加之阳气本虚，人体自身更是难以祛除，故寒痰致病多病情缠绵顽固，诸家所诉之"顽痰""老痰"多属此类。温中补阳，此即吴鞠通所谓"开沟渠，运中阳，崇刚土，作堤防之治，悉载中焦"。至于寒湿传至下焦多损伤肾阳，治疗当温补肾阳，同时通小便而利湿。正如吴鞠通所言："治少阴之湿，一以护肾阳，使火能生土为主。肾与膀胱为夫妻，泄膀胱之积水，从下治，亦所以安肾中真阳也。"在温补肾阳的同时，也要兼顾治疗脾阳虚弱，达到脾肾同治而相得益彰的效果，故曰"脾为肾之上游，升脾阳，从上治，亦所以使水不没肾中真阳也"。肾阳虚致内寒：寒从中生，说的就是内寒，主要是指阳气亏虚，温煦气化功能减退，虚寒由内而生，或阴寒之邪在体内弥漫积滞的病理状态。阳虚则阴盛，阴盛则内寒，临床可见面色苍白、形寒肢冷、筋脉拘挛、肢节痹痛等症状。内寒与脾肾阳虚不足有关，这是因为脾为后天之本，是气血生化的源泉，脾阳能输布至身体的任何部位。肾阳是人体阳气的根本，有温煦全身脏腑组织的功能。因此，脾肾阳气亏虚，最容易出现虚寒的病象，而其中肾阳虚衰是关键。因此有"诸寒收引，皆属于肾"的说法。阳气虚衰，阳不化阴，从而导致阴寒性病理产物（水湿、痰饮）积聚或停滞。临床多见尿频清长，涕唾痰涎稀薄清冷，或大便泄泻，或水肿等病症。肺阳根于肾阳，肾阳亏虚失于温煦生化可致肺阳虚，表现为咳喘无力，痰液清稀、量多色白，胸闷气短，呼多吸少，自汗、动则益甚，畏寒肢冷，脉迟缓无力等。同时，脾主运化，为气血生化之源，脾土能生肺金，脾气健运则化生的水谷精微充足，水谷精微充足才能不断地充养肺。临床上脾失健运不能运化水液，可内生水湿痰饮，临床上可见咳喘无力，痰液清稀、量多色白，舌淡苔滑，脉滑等症，正所谓"脾为生痰之源，肺为贮痰之器"。

肺与肾之间的阴液也是互相资生的。肺属金，肾属水，金能生水，肺阴充足，输精于肾，使肾阴充盛，保证肾的功能旺盛。水能润金，肾阴为一身阴液之根本，肾阴充足，循经上润于肺，保证肺气清宁，宣降正常。故曰肺气之衰旺，全恃肾水充足，不使虚火炼金，则长保清宁之体。津伤化燥，说的就是内燥，主要是指机体津液亏少，内不足以灌溉各脏腑组织，外不足以润泽肌肤孔窍，而出现干燥枯涩的病理状态。内燥多因久病伤阴耗液，或大汗、剧烈吐泻或亡血失精导致阴亏液少，以及热病伤津耗液而成。叶天士云："下焦久虚，厥阴绕咽，少阴循喉，往常口燥、舌糜，是下虚阴火泛越。"此言下焦肾亏，致阴火循经浮越，故有口燥、舌糜之症。程杏轩亦云："肾水亏虚则阴火上炽，刑金灼肺，络伤血出。"阴津内亏，虚热上浮，阴火灼伤肺络，可引起咳血之症状。由于津液不足，人体各组织器官和孔窍失其濡润，燥热便由内而生，因此临床上常会出现干燥不润等病变。一般来说，内燥病变可发生于各脏腑组织，由于肺、胃、大肠具有喜润恶燥的生理特性，因此内燥以肺、胃及大肠为多见。因为肺为燥金之脏，具有主气的

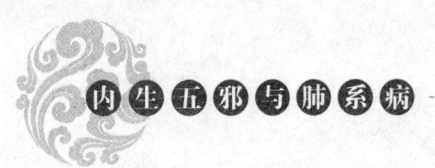

功能，如果以肺燥为主，全身精血津液不能四布而化燥，就会出现痰少而黏，或干咳无痰，甚至咯血的症状。临床可见肌肤甲错或皮肤干燥，并时常伴有皮肤瘙痒或落屑等症状。

第三节 肺与肝

肝和肺的关系主要表现在气机升降和气血运行方面。

肝主升发，肺主肃降，肝升肺降，气机调畅，气血流行，脏腑安和，所以二者关系到人体的气机升降运动。"肝生于左，肺藏于右"（《素问·刺禁论》）。肺居膈上，其气肃降；肝居膈下，其气升发。肝从左而升，肺从右而降，"左右者阴阳之道路也"（《素问·阴阳应象大论》）。肝从左升为阳道，肺从右降为阴道，肝升才能肺降，肺降才能肝升，升降得宜，出入交替，则气机舒展。人体精气血津液运行以肝、肺为枢转，肝升肺降，以维持人体气机的正常升降运动。肝肺的气机升降，实际上也是气血的升降。肝藏血，调节全身之血；肺主气，治理调节一身之气。肺调节全身之气的功能又需要得到血的濡养，肝向周身各处输送血液又必须依赖于气的推动。总之，全身气血的运行虽赖心所主，但又需肺主治节及肝主疏泄和藏血作用的制约，故二脏对气血的运行也有一定的调节作用。《灵枢·经脉》说："肝足厥阴之脉，起于大指丛毛之际……其支者，复从肝别贯膈，上注肺。"肝与肺以经络相连，关系密切，在生理病理上相互为用。如果肝火太盛，就会循经上行至肺。

"肝生于左，肺藏于右。"明代张景岳在《类经·针刺类》中说"肝木旺于东方而主发生，故其气生于左""肺金旺于西方而主收敛，故其气藏于右"。可见，肝升于左、肺藏于右不是讲解剖学概念，而是古人对肝肺气机升降特点所作出的概括；东升西落，而东方属木应肝，肝主升，西方属金应肺，肺主降；左肝右肺的确切含义应理解为肝气从左上升，肺气从右下降，由此构成了一个气机的回路，维持气机的动态平衡。清代叶天士深得《内经》之旨，十分重视肝肺气机升降的协调平衡，首次明确用"肝升肺降"的术语。叶天士认为"人身气机，合乎天地自然，肺气从右而降，肝气从左而升"，正是由于"人身左升属肝，右降属肺，当两和气血，使升降得宜"。肺居上焦，从右而降，主肃降，主调节全身之气；肝居于下焦，从左而升，主升发，主调节全身之血。肝升使气血上达头身官窍；肺降使气血下达脏腑筋骨。因此，人体的气血升降运动有赖于肝升肺降。《临证指南医案》言"人身气机合乎天地自然，肺气从右而降，肝气从左而升"，升降得宜，则气机舒展，明确指明肝升肺降是推动全身气机升降转运的关键。升降出入，有序不乱，维持动态平衡。肝升肺降的生理联系，古人称为"龙虎回环"。肝气正常升发条达，有利于肺气的肃降有序，而肺的充分肃降，则能克制肝木，使肝木不致升发太过。升降有序，则维持脏腑、气血、阴阳的动态平衡。在病理上，肝升与肺降之间无论哪一方太过或不及都可引起肝肺升降的连锁失调，引发全身气机和气化的紊乱，导致疾病发生。肝肺病理相因，肝失疏泄，气机不利，木叩金鸣、木火刑金、木郁生痰犯肺，均可导致肺失宣降；反之，肺失宣肃，又可致肝失疏泄，枢机不利，气机升降失常，气血失调。如果这种动态平衡被打破，肝气太过，木火太盛，肝木刑金，升腾无制，必致肺降失职，肺气上逆而为咳嗽。

　　肺金能够克肝木，肝木太亢，肝木又反侮肺金。而小儿的生理特点就是"阳常有余，阴常不足""肺常虚""肝常有余"，肝气容易郁结，气郁而化火，火气上炎则循经上逆犯肺，小儿为纯阳之体，所以患病后最容易化火生风，易引动肝风，致肝失疏泄，肝气郁结，肝火上炎犯肺。或肝气郁结，木失其条达之性，肝气亢逆，升发太过，致使肺气不展，宣降失调，则见咳嗽等症。

　　在脏腑属性上，肺属金，其性肃杀，司呼吸，主一身之气，朝百脉，其在志为忧悲。肺劳疾病本身就是长期肺脏的虚损劳伤，影响一身的气血调畅，气机郁滞给机体带来过多的忧伤悲痛情绪，久而久之形成抑郁焦虑的状态，甚则形成病证，难以恢复。反之忧悲的情绪加重了肺脏的虚劳，影响肺的生理功能，循环反复，不断加重病情。肝属木，其性条达，主藏血，主疏通，畅达全身气血津液，其志为怒，肝气的正常与否与情志是否舒畅密切相关。肝气实则易恼怒，肝气虚则易忧郁。在经络上肝肺相通，在经气灌注顺序上相连，肺者，相傅之官，肝者，将军之官，将相相合，使其在生理功能上相互为用，病理上相互影响。肝气升发，肺气肃降。肝升肺降是协调全身气机的关键。一方面，肺劳致使肺肃降功能下降，肝气升发太过，肝气上犯易焦虑，耗伤气机太甚致气机耗损易抑郁，肝气太过克脾土，使脾胃生化功能受阻，妨碍气血津液代谢，不足以濡养肺脏，气滞痰饮多生而加重肺的负担，病症不见好转。另一方面，肺劳久病，子病及母，脾伤生化代谢功能受阻，脾升胃降失衡，土壅木郁，导致肝气郁结，情志不畅，抑郁多发。肝的疏泄功能正常，肝气条达，气行则血行，不易产生瘀血等病理产物。反之，肝失疏泄，一则引起气滞血瘀，瘀阻脉络，发生瘀血等症，影响心神则易形成焦虑抑郁的状态；二则肝郁生热，木火刑金易焦虑，肝反克制肺，煎熬肺津，使其进一步受损，加重肺脏的损伤。肺劳久病耗伤气血，多有气血两虚之证，加之久病瘀血多生，虚实夹杂，病情复杂，不易根治，迁延反复的病情本身就给患者带来了巨大的心理负担，形成抑郁焦虑状态。基于肺、肝二脏的关联，历代中医家们在治疗肺系疾病时常视其病情佐以疏肝、清肝、通肝、养肝、平肝、柔肝等治法，疗效显著。现代中医研究者在面对肺肝关系时，提出木火刑金时重视清肝火，气痰瘀滞时重在使肝条达，肺气伤时柔肝以敛肺气，肺阴伤时养肝益阴。

  肝主疏泄促进其调畅气机，气能行津，气行而津布，从而加强津液的输送分布及代谢，避免湿聚成水进而化生痰饮。肺中虚冷，肺金缺少时，肝木则上升太过。肝木疏泄功能不正常，气机逆乱，会致使津液的输布代谢停滞，产生了水湿痰饮等病理要素。肺金宣发肃降不畅，津液的输布不畅，水道通调失常，进而水聚，生痰化饮。肝木疏导清泄失常，气机运化不利，津液停留在身内，而为痰为饮。由于痰饮属于有形之实邪，气可行之，或停在经脉，或停于脏腑，干扰气机，则影响血行畅达。痰饮停留，滞于体内的五脏六腑，因此五脏六腑的气机转达有失通达，使五脏六腑之气机运行不畅。如痰饮留滞，阻塞于肺，则肺金宣发肃降失常，水液难布，则可见胸闷喘咳等。痰饮随气上逆，清窍失养，侵扰心神，呈现头晕、眼花等症。肺金较弱，肝阳较亢，气机的运行必不通达。血行不离气行，气机的运行不畅则血液在体内瘀阻。气机不畅，痰饮等积滞体内，阻拦脉络，亦会造成血液运行不畅，进而致使血液在体内某些部位瘀积不通，构成瘀血。气为血之帅，气机逆乱可引发局部或者一身血液运行不畅，而瘀血也必定加剧气机郁滞。血液瘀阻，停于肝脏时，则肝脏脉络必然受到干扰，气血的运行一定受到阻挡，症见胁痛；瘀阻于肺，则宣发肃降失利，或致脉络破坏，可见前胸疼痛、喘气急促等。瘀血停顿在体内的时间过长可化热，所以说肺痨患者病程长，病情重。

  肝为刚脏，职司疏泄，既条达气机，又疏泄情志，同时还能疏泄津液、胆汁和气血的正常分布，一旦疏泄失职，则百病即生。《内经》所言"百病生于气也",往往与肝失疏泄密切相关。患者平素情志不遂,忧思气结,或郁怒伤肝,导致肝失疏泄,气机郁滞,郁滞日久,会出现不同的转变。一种转变是由气滞导致推动津液运行的能力下降从而产生痰湿;另一种转变是气郁日久化火,火热煎熬津液为痰。痰湿为有形之品,一旦产生又可加重气机阻滞,且可与瘀血胶结为害,从而导致疾病循环加重。肝在五行属木,为厥阴风木之脏,与自然界春气相通应,肝属木,旺于春,春季天气转暖而风气慢慢偏胜,人体之肝气应之而旺。若人体情志郁结不遂,则肝气郁结,化火生风,则患诸证。清代林珮琴《类证治裁》曰:"风依于木,木郁则化风……皆肝风震动也。"肝为风木之脏,肝无风不动,肝者,将军之官,主平定极端、诸乱,若诸乱风声起,将军岂有不动之理。风动则引起肝动,风胜则肝风起。《小儿药证直诀》云:"肝主风。"王孟英指出,肝气上逆,则诸气上逆。小儿感受时令之邪,邪气从肌表或口鼻而入,邪郁而化热,热极化火生风,引起一系列相关症状。风气内动,即"内风"。由于内风与肝的关系较为密切,故又称"肝风内动"或"肝风"。在疾病发展过程中,或阳热亢盛,或阴虚不能制阳,阳升无制,均可导致风气内动。故内风乃身中阳气之变动,肝风内动以眩晕、肢麻、震颤、抽搐等病理反映为基本特征。风胜则动,因其具有动摇不定的特点,故临床上称为"动风"。肝阳化风,多因情志所伤,操劳过度,耗伤肝肾之阴,以致阴虚阳亢,水不涵木,浮阳不潜,久之则阳愈浮而阴愈亏,终致阴不敛阳,肝之阳气升动而无制,便亢而化风,形成风气内动。临床可见筋惕肉瞤、肢麻震颤、眩晕欲仆,或口眼歪斜,或半身不遂,甚则血随气逆而卒然仆倒,或为闭厥,或为脱厥。

第五章

内生五邪与肺系病病机的关系

第一节 内生五邪与正气亏虚

正气理论是中医学独有的理论，正气在疾病过程中起着至关重要的作用。中医学认为，正气，相对于邪气而言，指的是人体的正常功能活动，包括对外界环境的适应能力、对病邪的抵抗能力和病后的康复能力。正气具有抗御侵袭、祛除病邪和修复调节的能力，以及维持脏腑经络功能的协调而防止发病的作用，包括阴、阳、卫、气、营、血、精、神、津、液及脏腑、经络的功能活动等。精、气、血、津液等是产生正气的物质基础，这些物质在脏腑功能活动中化生，又在脏腑功能活动中消耗，处于动态的平衡之中，对人体发挥推动、营养、滋润、温煦等功能，对外邪发挥抗御乃至消灭的作用。

一、正气理论的源流考察

（一）古典医籍对正气的论述

对"正气"的论述最早见于《内经》，《内经》中共有8篇提到了"正气"，分别为《素问》中的《离合真邪论》《举痛论》《四时刺逆从论》《刺法论》和《灵枢》中的《小针解》《病传》《刺节真邪》《九针论》。"正气"在《伤寒论》中出现3次，2次见于《伤寒例》，1次见于小柴胡汤证条文"血弱气尽，则腠理开，与正气相搏，结于胁下"。"正气"在《金匮要略》中只出现过1处，即《中风历节病脉证并治》"邪气反缓，正气即急，正气引邪，㖞僻不遂"。《神农本草经》多处提到"气",但未曾提到"正气"。

以上典籍中所提到的"正气"共12处,《灵枢·刺节真邪》与《伤寒论·伤寒例》共有3处提及"正气",皆指四时正常的气候,其余9处"正气"均是笼统的概念,统指一切对人体生理健康的维持起重要作用的能量或物质。这些典籍提到"正气"二字之处有限,也未对"正气"做具体定义,但对于固护人体正气的思想却贯穿始终,此处不再一一引述。

（二）现代医家对正气的论述

随着"正气存内,邪不可干"的广泛流传,由此而衍生出"扶正祛邪"的治则,广泛地指导了中医临床实践活动,一些医家开始进一步探讨正气理论,以使"正气"的概念更加明确。

李斌洲认为,中医学中正气是人体的活动及其防御、消除各种有害因素作用的总称,能驱除内邪及外邪,调节和维持体内、外环境的平衡,使机体保持健康,与现代医学认为的"免疫"概念是一致的。其含义很广,包括脏腑之气、经络之气、营卫之气等。

"正气"很容易使人联想到功能的概念,但功能必有其物质基础。魏惠芳等认为,正气在中医学上首先是指构成人体和维持人体生命活动的精微物质。周乐年认为,正气是指人体一切的正常物质及其功能,若抛开物质性只谈功能性,既不符合传统理论中正气的原貌,也不利于对正气的研究。焦振廉认为,正气应指人体的一大类物质,气、血、津、液、肾阴、肾阳、心阴、心阳等均属"正气"的范畴。

对于正气的功能,焦振廉认为,正气在脏腑功能活动中化生,又在脏腑功能活动中消耗,处于动态的平衡之中,对人体发挥推动、营养、滋润、温煦等功能,对外邪发挥抗御乃至消灭作用。凌桂珍在文献挖掘整理的基础上发现,正气是人体抗病祛邪、适应环境、自我监控、调和、康复自愈等作用及相应物质基础的总称。

综上所述,正气理论起源于《内经》,并在《伤寒论》《金匮要略》中有所体现,但始终未明确提出正气的概念与功能。后世医家在临床中体会到正气理论的重要性,开始对正气进行研究完善。

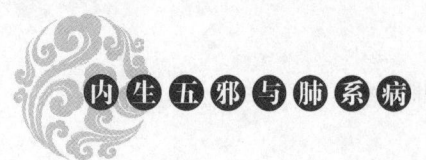

二、正气的分类及功能

正气范围十分广泛，从大的方面来讲，是一个"阴平阳秘"的相对稳定状态，这个稳态主要包括卫、营、气、血功能的和谐，脏腑气机升降的有度，经脉之气运行的通利等内容。正气分布于脉之内外，则为营气和卫气；分布于脏腑经络，则为脏腑经络之气。营卫之气和脏腑经络之气的防御、修复和调节作用，可因其成分和所在部位的不同而有所区别，但都是正气功能的体现。正气又有气血阴阳之分，其中任何一种不足均会导致正气虚。正气不足是人体发病的内在因素，是疾病发生中的重要一环。

（一）阴阳的相对稳定是正气的根本

《素问·生气通天论》曰："阴者，藏精而起亟也；阳者，卫外而为固也。……如是则内外调和，邪不能害，耳目聪明，气立如故。"《素问·阴阳应象大论》云："阴在内，阳之守也；阳在外，阴之使也。"《医贯·阴阳论》指出："阴阳又各互为其根，阳根于阴，阴根于阳，无阳则阴无以生，无阴则阳无以化。"《景岳全书·新方八阵》言："阳得阴助而生化无穷……阴得阳升而泉源不竭。"阴阳互为根本，相互为用，相互协调，共同维系机体正常的生命活动。同时，阴阳互为制约，相互对立。阳胜则阴病，阴胜则阳病；阴虚则阳亢，阳虚则阴亢。《素问·生气通天论》曰："阴不胜其阳，则脉流薄疾，并乃狂。阳不胜其阴，则五脏气争，九窍不通。是以圣人陈阴阳，筋脉和同，骨髓坚固，气血皆从。"因此，"阴阳之要，阳密乃固，阴平阳秘，精神乃治"。

（二）营卫之气的协调是正气的保障

正气行于脉中则为营气，行于脉外则为卫气，二者是正气的不同形式，都来源于脾胃所化生的水谷精微，但在功能上，营气可化生血液和营养全身，卫气有防卫、温养和调控腠理的功能。

卫气来源于脾胃运化的水谷精微中剽悍滑利的部分，不受脉道的约束，行于脉外，外而皮肤肌腠，内而胸腹脏腑，布散全身，具有防御、温养、调节作用，《灵枢·本脏》所谓"卫气者，所以温分肉，充皮肤，肥腠理，司开阖者也"，《灵枢·邪客》所云"卫气者，出其悍气之慓疾，而先行于四末、分肉、皮肤之间，而不休者也"。明代孙一奎《医旨绪余·宗气营气卫气说》认为："卫气者，为言护卫周身，温分肉，肥腠理，不使外邪侵犯也。"故腠理之所以能防御外邪入侵，实有赖于卫气的旺盛，卫气主要通过皮肤、腠理、分肉等发挥保护机体的免疫屏障作用。卫气的温养和调节作用保证了脏腑、肌肉、皮毛等发挥正常生理功能。"气主煦之"，卫气是产生热量的主要来源，故卫气充足，温养机体，则可维持人体体温的相对恒定。

营气由脾胃运化的水谷精微中的精粹部分所化生，运行脉中，与血液并行，终而复始，营周不休，而营养全身。《素问·痹论》云："荣者，水谷之精气也，和调于五脏，洒陈于六腑，乃能入于脉也。故循脉上下，贯五脏，络六腑也。"《灵枢·营气》曰："营气之道，内谷为宝。谷入于胃，乃传之肺，流溢于中，布散于外。精专者行于经隧，常营无已，终而复始，是谓天地之纪。"此述意思是说营气能运行全身，以纳入饮食为最宝贵，是水谷精微中的最精纯部分，行于脉道之中，经常运营不息，终而复始。由此可见，营气的主要生理功能是化生血液和营养全身，如《灵枢·邪客》曰："营气者，泌其津液，注之于脉，化以为血，以荣四末，内注五脏六腑。"营气是血液最重要的组成部分，血液是饮食物经中焦所吸收的精气，取其精微部分再经气化而生成的。"血主濡之"，它通过血脉周流全身上下，营养脏腑四肢百骸，维持各部的生理作用，亦是人体精神活动的物质基础。

（三）脏腑经络之气的充足是正气行使其功能的基础

构成脏腑经络之气的主要基础是元气，经三焦分布全身，内至五脏六腑，成为脏腑之气，行于经络则为经络之气，成为脏腑经络功能活动的物质基础。

1. 脏腑之气

脏腑之气对人体有着非常重要的防御、调节和修复作用。故隋代巢元方在《诸病源候论》中强调"脏气实者，邪不能伤"。具体而言，肝、心、脾、肺、肾又发挥着各自不可替代的作用。

2. 经络之气

《灵枢·本脏》说："经脉者，所以行血气而营阴阳，濡筋骨，利关节者也。"《针灸学》指出，经络系统中有经气的活动。所谓经气，即经络之气，概指经络运行之气及其功能活动。经络系统将人体的组织器官、四肢百骸联络成一个有机的整体，并通过经气的活动，调节全身各部的功能，运行气血、协调阴阳，从而使整个机体保持协调和相对平衡。可以看出，"经络之气"在正气中的意义主要是循经络运行，联系各脏腑肢体筋脉，沟通上下内外，调节体内各部分的经络，

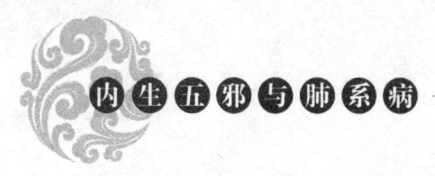

把人体五脏六腑、四肢百骸、五官九窍、皮肉筋脉等组织、器官联结成一个有机的整体。经气畅利，卫气充足而能卫外，营血充足而能润内，五脏得荣而藏精，如是则脏腑、经络、形体、官窍各司其职，邪不能为害。

脏腑之气和经络之气之间有紧密的联系，表现为各自不同的生理功能及相互之间的协调配合，如肝主升发、疏泄，肺主呼吸，肾主纳气，脾气主升，胃气主降，心火下降，肾水上济等正常生理现象。病理上则互相影响，如遇某一脏腑或经络之气不协调，或运行逆乱，或升降失常，或出入不利，都会影响五脏六腑的正常生理功能，而引发各种病变，如肝气郁结、胃气上逆、肾不纳气、肝气犯脾等。故明代张景岳《景岳全书·诸气》云："百病皆生于气，正以气之为用，无所不至，一有不调，则无所不病。"

如上所述，人体之正气是一身之气的总称，是相对于邪气的称谓，属于中医学的"气学"范畴。营卫之气及各脏腑经络之气都是正气的分化，而营卫之气和各脏腑经络之气的防御、调节、修复等作用，虽因其成分不同而有所区别，但也都是正气功能的体现。因此，可以说正气的运行不息在人体发挥抗病、祛邪、调节、修复等作用，对人体的生命过程意义十分重大。《灵枢·天年》曰："五脏坚固，血脉和调，肌肉解利，皮肤致密，营卫之行，不失其常，呼吸微徐，气以度行，六腑化谷，津液布扬，各如其常，故能长久。"此述说明正气之于脏腑经络互为因果，五脏强健，血脉调顺，营卫之行不失其常度，使机体处于阴平阳秘的相对稳定状态，从而发挥与邪气抗争并能驱邪外出的作用。

三、正气与疾病的关系

（一）正气存内，邪不可干

中医发病学重视人体的正气，认为正气充实，脏腑功能旺盛，气血充盈，卫外固密，即使病邪侵犯，亦不可发病，对此，《素问遗篇·刺法论》概括为"正气存内，邪不可干"。《冯氏锦囊秘录》称之为"正气旺者，虽有强邪，亦不能感"。也就是说，即使有"风雨寒热"之邪，如果"不得虚"，则"邪不能独伤人"。吴又可《温疫论补注》曰："本气充实，邪不能入。"正气强盛，病邪就不易侵袭人体而发病。因此，"正气存内"是机体形成稳固的免疫防御体系的保证。

（二）邪之所凑，其气必虚

中医学认为，病邪之所以能轻易地侵害人体，干扰人体正常的生命活动，破坏人体阴阳的相对平衡，正气虚弱是主要的内在条件。如《素问·评热病论》谓"邪之所凑，其气必虚"，《冯氏锦囊秘录》曰"正气弱者，虽即微邪亦得易袭，袭则必重，故最多病，病亦难痊"。张志聪认为"风邪伤肾，精气必虚"，马莳认为"凡邪之所凑于阳经者，其阳经之气必虚，邪之所凑于阴经者，其阴经之气必虚"，《灵枢·百病始生》也认为"风雨寒热，不得虚，邪不能独伤人"。因此，人体气血津液及脏腑之气等不足或失调时，正气必虚，邪气乘虚侵入机体而致病。

（三）邪之所在，正气必趋

病邪侵害人体，人体的正气就会到达病所，驱邪外出，如《灵枢·刺节真邪》所云"虚邪之入于身也深……有所结，气归之……有所结，深中骨，气因于骨"。"气归之""气因于骨"是指邪气侵袭人体之时，正气积极聚集于外邪入侵之处，发挥抗拒病邪、驱邪外出的作用。正气虽然不足，但随邪内入，与之斗争。因此，邪气致病，人体正气及时调整方向，达于病所，与邪斗争，努力驱邪外出，恢复机体的平衡状态。

四、内生五邪与正气亏虚

内生五邪是中医病机理论的重要内容，是一个集合名词，包括内风、内寒、内火（热）、内湿、内燥等内容。自然界风、寒、暑、湿、燥、火（热）既能有益于人，又能伤害于人。当其发挥正能量营养于人时称为"六气"，当其发挥负能量伤害于人时称为"六淫"。六淫各有性质，因而作为致病因素成为病因时所致的疾病亦各有特点。内生五邪是多种因素导致内在脏腑气血功能失调而形成的五类病机。脏腑、经络或精、气、血、津液功能失常，"邪之所凑，其气必虚"。由于正气虚弱、机体易感受外邪而发病。如阳热亢盛或阴虚不能制阳，阳气升而无制，体内阳气亢逆变动，导致肝风内动。肝风内动主要责之于肝之疏泄功能失常，肝失疏泄则气机逆乱，气机逆乱则阴阳失衡，阴不制阳，水不涵木，则肝阳浮动，风气内动，血液随气奔走于上，继而气血相失；阴寒之邪侵袭人体，损伤机体阳气，导致阳气虚衰；湿为阴邪，易伤阳气，"湿盛则阳微"，湿性重浊黏腻，多阻遏气机，留滞于经络间，影响气血输布，气血失调；津伤化燥，其基本病机为体内津液耗伤而干燥少津，津液竭而化燥，则阴血既虚且愈发难以充养；火热之邪耗伤阴津，热淫于内。一方面迫津外泄，使气随津泄而致津亏气耗；另

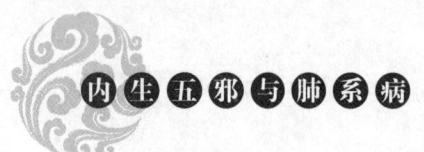

一方面则直接消灼煎熬津液，耗伤人体阴气，即热盛伤阴，阴损及阳，最终导致正气亏虚。由此可见，内生五邪侵袭机体，阴、阳、卫、气、营、血、精、神、津、液及脏腑、经络的功能活动失调，从而损伤机体正气。

第二节　内生五邪与气运失常

一、中医学对气的论述

《道德经》曰："道生一，一生二，二生三，三生万物。万物负阴而抱阳，冲气以为和。"后学在老子的基础上继续发展，在《内经》中得到了系统的应用和发挥，达到了一个高峰，指出精气是构成人体的基本物质，气是维持生命的物质基础，升降出入是气运动的基本形式。

（一）中医学的气学说

中医学的气学说是研究人体之气的概念、生成、分布功能及其与脏腑、精、血、津液之间关系的系统理论，与古代哲学的气学说有着明显的区别。在中医学中，气是人体生命活动之象，而人体生命活动又具有多重特性。故《灵枢·决气》曰："余闻人有精、气、津、液、血、脉，余意以为一气耳。"即精、气、津液、血脉及营卫等都是气之范畴。

人体之气的基本概念：气是人体内活力很强、运动不息的极精微物质，是构成人体和维持人体生命活动的基本物质之一。中医学气概念的形成自然受到古代哲学气学说的渗透和影响。但中医学的气是客观存在于人体中具体的气，是在体内不断升降出入运动的精微物质，既是构成人体的基本物质，又对人体的生命活动起着调控和推动作用。

中医学认为，气不仅是构成人体组织器官的基本物质，而且能够维持人体生命活动，发挥各种生理功能。气既是物质微粒，又具有各自的生理功能。张景岳云："人之有生，全赖此气。"因此，中医学中的每一种气都是物质与功能的统一体。除此之外，还有病理之气，即《内经》所谓"百病皆生于气"。

（二）《内经》中气的含义概括

1. 气为宇宙本原之气

此气是构成宇宙万物的本原性物质，也是构成人类形体与化生精神的物质元素，又称"阴阳之气"或"天地之气"。如《素问·天元纪大论》说："在天为气，在地成形，形气相感而化生万物矣。"

2. 气为四时之气

此气是指自然界的大气及其运动而产生的春暖、夏热、秋凉、冬寒的气候变化，又称"六气"。《素问·四气调神大论》云："春夏养阳，秋冬养阴。"

3. 气为人气

人气即存在于人体内的气，由精（包括先天之精和后天之精）化生，与肺吸进的自然界清气相融合而成。《素问·诊要经终论》说："正月二月，天气始方，地气始发，人气在肝。"

4. 气为充形之气

人体之气，充塞于形体中，推动形体的运动，维持人体的生命进程，即所谓"气充形，形寓气"。气与形相得，虽病而易治。如《素问·玉机真脏论》载："形气相得，谓之可治……形气相失，谓之难治。"

5. 气为精化之气

人体之气，本由精气，无形而运动于形体之内，而其运动不息又可激发精的化生。如《素问·阴阳应象大论》载："精化为气。"

6. 气为血中之气

气寓于血中，由血载行，为血中之气，有时与血并称为"血气"。《素问·调经论》说："五脏之道，皆出于经隧，以行血气，血气不和，百病乃变化而生。"

7. 气为体内阴阳二气

人体之气，可别为阴气与阳气。阳气有推动、温煦、兴奋之功能，阴气有宁静、凉润、抑制之作用。如《素问·痹论》说："其寒者，阳气少，阴气多……其热者，阳气多，阴气少。"

8. 气为呼吸之气或宗气

人体之气，既由精化生，又源于呼吸之清气。呼吸之清气入肺内，与谷气合成宗气，又称"大气"。此气分布于血脉之中而为推动脉管搏动和血液运行的动力,并能上出息道而促进呼吸。如《素问·阴阳应象大论》说:"天气通于肺。"

9. 气为真气

真气,由先天之精所化,在谷气的充养下发挥作用,能推动人体的生长发育,抵抗病邪侵袭和祛除病邪,与《难经》所说的"原气""元气"的概念相同。

10. 气为脏气

脏气即人气在脏腑的分布。脏气运行不息,升降出入有序,推动和调节脏腑的功能活动。如《素问·阴阳应象大论》说:"人有五脏化五气,以生喜怒悲忧恐。"

11. 气为经气或脉气

人气分布于经脉之中,则为脉气或经气。《素问·经脉别论》说:"脉气流经,经气归于肺。"

12. 气为营气与卫气

营气与卫气是人气的另一种划分。人身之气分布到血脉之中,与血并行者,称为营气;分布到血脉之外,皮肤肌腠之内者,称为卫气。营气与卫气皆由水谷之精所化。水谷之精的浓厚而富有营养的部分化为营气,悍烈而善流动的部分化为卫气。

13. 气为病邪之气

《内经》提出的病邪主要有两类:一是外感病邪,即自然界的六气异常而变为邪气,侵入发病;二是体内之气运行失常而引发各种疾病。如《素问·阴阳应象大论》说:"天之邪气,感则害人五脏;水谷之寒热,感则害人六腑;地之湿,感则害皮肉筋脉。"《素问·举痛论》说:"百病生于气也。"

14. 气为药食之气

《内经》为了说明药食的功能,将其分为气与味两种:属"气"的药食具有温煦、发热、通利的作用,属"味"的药食具有补养、泻下等作用。如《素问·阴阳应象大论》说:"阴味出下窍,阳气出上窍。味厚者为阴,薄为阴之阳;气厚者为阳,薄为阳之阴。"

二、气运失常

气运失常是指气的生化不足或耗散过多而致气的不足,或气的功能减退,以及气运动失常的病理状态。气运失常主要分为气虚和气机失调两大类。

（一）气虚

气虚指元气不足，脏腑功能减退，抗病能力下降的病理状态，泛指身体虚弱、面色苍白、呼吸短促、四肢乏力、头晕、动则汗出、语声低微等，包括元气、宗气、卫气的虚损，以及气的推动、温煦、防御、固摄和气化功能的减退，从而导致机体的某些功能活动低下或衰退，抗病能力下降等衰弱的现象。人的生命活动从根本上讲就是元气升降出入的运动；元气不足会造成疲乏无力、腰膝酸软、语声低懒微言、胸闷气短、精神不振、头晕目眩、失眠健忘、食欲不振等诸多不适。气虚的表现具体分为以下几个方面。①气虚失于固摄：气虚则卫外无力，肌表不固，而易汗出。同时，气虚则无力以率血行，则脉象虚弱无力或微细；气虚则水液代谢失调，水液不化，输布障碍，可凝痰成饮，甚则水邪泛滥而成水肿。②气虚失于温煦：气虚则四肢肌肉失养，周身倦怠乏力。③气虚失于调控：气虚则清阳不升、清窍失养而精神委顿，头昏耳鸣。气虚还可导致脏腑功能减退，从而表现出一系列脏腑虚弱征象。王中琳认为，气虚一般可分为三种情况：一是气中属阳的成分减少，其温煦、推动作用减弱的阳虚证；二是气中属阴的成分减少，其凉润、宁静作用减弱的阴虚证；三是气中属阴与属阳的成分都减少，其推动与调控作用皆减弱的气虚证，即临床上没有偏寒或偏热的症状，亦无偏数或偏迟的脉象，只是脉虚无力。

（二）气机失调

气机失调是指气的升降出入运动之间的平衡失调，包括气滞、气逆、气陷、气闭、气脱五种形式。人体的气是一种活动力很强的精微物质，它不断地运动，流行全身，无处不到，升降出入是气运动的基本形式。《素问·六微旨大论》说"升降出入，无器不有"，说明人体各个脏器都在进行着升降出入的活动，气的升降出入是人体生命活动的一种表现。气的升降出入一旦停止，也就意味着生命活动的停止。《素问·六微旨大论》说"非出入则无以生长壮老已，非升降则无以生长化收藏""出入废则神机化灭，升降息则气立孤危"。故气机失调则能变生出多种疾病。

三、内生五邪与气运失常

天地之道，法于阴阳，天地之气升降运动，交感互化，万物乃生。如《素问·六微旨大论》所曰："天气下降……而变作矣。"人居气交之位，得天地之气而生，受天地之气所养，天阳携风、寒、湿、燥、暑五气养五脏；地阴育酸、苦、甘、辛、咸，孕而化形，入口脏腑，补其不足。吴崑注曰："气和则生，津液相成，神乃自生。"若天地气运有变，反常规之态，人体亦受其害。身处一方之地，受养于相同的天地之气，有人触病即发，有人感而无恙，可见疾病的发生虽与外界环境相关，但发作与否取决于脏腑之气。气是人体功能的总称，具有抵抗外邪和调节修复机体的能力，气机顺达是"正气存内"的必备条件。如蔡华珠等所言：若正气"足而不通"，如气不通，则推动血液运行无力而产生瘀血，而瘀血又能致病，病发为实证，为正气不通生邪而发病。若正气"不足而不通"，则生邪而发病，如气虚、血虚等，导致气对津液和血液推动无力，则产生痰饮与瘀血，病发为虚实错杂证。肺主一身之气，影响气的生成和运行，决定一身之气的盛衰。气的调节以气的运动协调为基础，肺的呼吸运动本身就是气的运动。肺一呼一吸，交替不已，是维持和调节全身气机升降出入的重要条件，正如《医门法律》中强调的"人身之气，禀命于肺。肺气清肃，则周身之气莫不服从而顺行"。如内风基本病理变化为阳热亢盛或阴虚不能制阳，阳气升而无制，体内阳气亢逆变动，主要责之于肝之疏泄功能失常，肝失疏泄则气机逆乱；暑热之邪耗伤阴津，热淫于内，一方面迫津外泄，使气随津泻而致津亏气耗，另一方面则直接消灼煎熬津液，耗伤人体的阴气，即热盛伤阴，阴损及阳，最终导致肺气损伤。肺以脾所运化输布的水谷精微为营养，才能使其功能活动得到保障。燥伤津液，津亏液少，血脉滞涩，气机阻滞；阴寒之邪损伤机体阳气，阳虚温煦失职，气化失司；湿为阴邪，易伤阳气，而脾喜燥恶湿，湿最易损伤脾阳致脾气虚衰，"湿盛则阳微"，水湿产生之后进一步抑遏脾阳，使脾运化失职，脾主升清功能失常，水谷精微不能上荣于肺，使肺气的功能无法正常发挥。

第三节　内生五邪与血运失常

一、血的概念

血是指循行于脉中的富有营养的红色液态物质，是构成人体和维持人体生命活动的基本物质之一。"气血者，人之所赖以生者也"（《医宗必读》），"人有阴阳，即为血气。阳主气，故气全则神旺；阴主血，故血盛则形强。人生所赖，惟斯而已"（《景岳全书》），所以说"夫人之生，以气血为本"（《妇人大全良方》）。

二、血的生理特点

（一）血属阴，难成而易亏

血的生成是一个非常复杂的过程，既赖水谷精微作为基本物质原料，又赖于脏腑之生化功能，故血难以生成也。然而，若由于各种原因，脉络损伤，血溢脉外，甚则大出血，顷刻即可血流尽而身亡，故血易亏也。此外，血之难成易亏，也是与气相对而言的。

（二）血宜静养，升降有序

《景岳全书》云"血本阴精，不宜动也，而动则为病"，说明血宜静而不宜动，静者，静养之谓也，即生化之静而非沉寂之静也；不宜动者，指不宜妄行，妄动于上则吐衄，妄行于下则便血、尿血。血宜降而不宜升，《类证治裁》云"血以下行为顺，上行为逆"。血宜升降有序，不可升降逆乱，血上逆则血外溢而导致出血。再者，血宜温而不宜寒。《素问·逆调论》云"血气者，喜温而恶寒，寒则泣不能流，温则消而去之"，说明血宜温运，运行不息，流于全身；寒凝则血瘀不行，易生他病。

（三）血以有形阴质为主体

气与血是中医学中的两个不同的概念，气以无形功能为主体，血以有形阴质为主体，血属阴为体，气属阳为用。《医碥》云："气无形而血有质，气为阳……

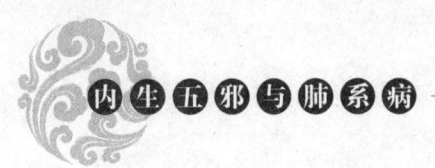

血为阴……血阴有质。"《张氏医通》云:"虽气禀阳和,血禀阴质,而阴中有阳,阳中有阴,不能截然两分。"

(四)血贵充盈

血发挥功能的首要条件是血的充盈。充盈包括血量的充足和濡养作用的充分,关系到血量与血质两个方面。血量充足,才能盈满脉道,使心有所行,肝有所藏,源源不断地运行全身,充实于脏腑经络、肢节官窍等周身各处,并发挥营养作用。《灵枢·痈疽》云:"中焦出气如露,上注溪谷,而渗孙脉,津液和调,变化而赤为血,血和则孙脉先满溢,乃注于络脉,皆盈,乃注于经脉。阴阳已张,因息乃行。"此述说明血的满盈是其发挥营养作用的前提。反之,血量不足,致使"其脉空虚",则血的营养作用无从发挥。杨上善注云"脉中无血,故空虚。以为不足,虚之状也"(《黄帝内经太素·六气》),即此意。血质是指血的质地,包括血的成分、色泽、浓度等。在血量正常、盈满脉道的情况下,血质的正常与否可以影响或决定血的功能。如《灵枢·逆顺肥瘦》有"其血黑以浊,其气涩以迟"的论述,说明血质异常可以导致其运行迟滞。《素问·举痛论》在阐释疼痛的机制时言"寒气客于背俞之脉则脉泣,脉泣则血虚,血虚则痛","泣"通"涩",提示血行涩滞也是血的濡养作用不充分的原因,即所谓"瘀血不去,新血不生"。可见,即使血量正常,血质的异常同样会影响血的营养和营运。瘀血就是血质异常的现象之一。

(五)血喜畅通

《灵枢·营气》曰:"营气之道,内谷为宝。谷入于胃,乃传之肺,流溢于中,布散于外,精专者行于经隧,常营无已,终而复始,是谓天地之纪。"构成血的营气是由水谷之精气所化,因其"精专",故需"行于经隧,常营无已",以使其能够"令无所避"(《灵枢·决气》),畅通无阻地到达全身。《素问·脉要精微论》曰:"夫脉者,血之府也。"《灵枢·本脏》曰:"经脉者,所以行血气而营阴阳。"血运行于脉中,需要脉的约束,更需要脉道的通畅,脉道的通畅与否直接关系到血能否正常运行,进而影响血的功能。血宜温而不宜寒,温则流动。《妇人大全良方·调经门》曰:"血性得温则宣流,得寒则涩闭。"《素问·调经论》曰:"血气者,喜温而恶寒,寒则泣不能流,温则消而去之。"血宜温运,运行不息流于全身;若寒邪侵犯则气血凝滞,导致血瘀。《素问·举痛论》曰:"经脉流行不止,环周不休,寒气入经而稽迟,泣而不行,客于脉外则血少,客于脉中则气不通，故卒然而痛。"此述说明了血宜温通的生理特点。

三、血运理论

血运是中医学中的一个重要概念，指的是人体血液运行的状态和流动的情况。血液的畅通与否直接影响人体的健康状况。

肺位于胸中，主气、司呼吸，主宣发肃降，与气、水、血的输布密切相关。"肺者，相傅之官，治节出焉"。肺为水之上源，肺主通调水道，水道的通调依赖肺的主气和主宣发肃降功能；且肺有节律的呼吸可以调节五脏六腑的升降运动；肺主治节，朝百脉，调节血液的循行。血运失常，是中医常见病因病机之一，血液循环不已，流布全身，才能保证全身生理功能的需要。肺主气、司呼吸，朝百脉，从解剖到功能，都与血的运行息息相关。

（一）血瘀是血运失常的主要特点

瘀是中医学理论中的内在病理产物，特指血积不行。凡离开经脉之血不能及时消散而瘀滞于某处，或者血流不顺畅，运行受阻，瘀积于经脉或器官之内，且呈凝滞状态，都叫血瘀。《内经》对瘀血已很重视，有不少论述，如《素问·缪刺论》曰"人有所堕坠，恶血留内，腹中满胀，不得前后"，《灵枢·邪气脏腑病形》曰"有所堕坠，恶血留内"。以上所述提出了劳伤及寒邪可留恶血的理论。张仲景《伤寒论》及《金匮要略》，直接提出了"瘀血"一词，并对蓄血、血结进行了论述，创立了瘀热内结的观点。清代叶天士还倡导虫类通络法，对干血、死血的治疗开辟了新的途径。王清任《医林改错》奠定了气虚血瘀理论的基础，创立了补气活血治则，并设计了攻逐瘀血的通窍活血汤、血府逐瘀汤、膈下逐瘀汤3个代表方剂及补气活血的补阳还五汤等。唐容川《血证论》首作专著，提出了祛瘀生新理论，并对瘀血的研究作出了集大成的贡献。"瘀血学说"已从理、法、方、药等各方面渐臻完善。

经脉是血液运行之通道，贵在通畅。各种疾病，初则导致气血倾移、气血郁滞及气血虚弱等气血不和状态，日久势必导致气血停滞不行，瘀血阻塞脉道。如魏念庭所云："如脏腑有实邪积聚，则血脉所由之隧道，气行血走之营卫，津注精输之支系，皆凝滞格阻而为患矣。"叶天士亦说"初为气结在经，久则血伤入络""初病在经，久痛入络"，即久病入络成瘀，经脉闭塞。经脉血液循环不畅，各脏腑器官功能失用，则气机升降出入闭塞，神机化灭，气立孤危。如《素问·热论》曰:"三阴三阳,五脏六腑皆受病,荣卫不行,五脏不通,则死矣。"

(二)血热是血运失常的常见因素

血热,即热入血脉之中,是血行加速,脉络扩张,或迫血妄行而致出血的病理状态。血热多由邪热入血所致,即邪热客于营血,邪热客于津血。也可由情志郁结,五志过极化火而导致血热,亦称血分热,即血分有热。热入营血不仅可以耗伤营气、津液而致血虚,而且可由热灼津伤,使其失去润泽流动之性,变得浓稠,乃至干涸不能充盈脉道,血液运行不畅而为瘀。

(三)血虚是血运失常的必然结果

血虚,各脏腑之气无所载亦无所养,各脏腑之气的温煦、推动、化生和统摄血液等功能减弱,势必影响到血液的运行。血虚,其轻者,则见头晕目眩、肢体麻木等气血偏衰的表现;若血虚太甚(如大量失血),气随血脱,血脉失于气血之充盈与鼓动,则见沉细而微弱欲绝的循环衰竭表现。

水谷精微和肾精是血液化生的基础,疾病后期气血运行失常已久,肺、脾、肾三脏皆虚,脾(胃)为后天之本,气血生化之源,脾为肺之母;肾藏精,为肺之子,精血同源,《医方类聚·血病门》指出"精为血之本"。若脾胃虚弱,气血生化乏源,则脾血不足,母病及子,金失所养,则肺血亏虚。久病肾精大亏,精不化血,则导致肺血不足。血喜畅通,不通则生瘀血。各种原因均可导致瘀血阻滞肺络,瘀血内停,则新血无以化生,亦可导致肺血亏虚,宋代陈无择《三因极一病证方论》曰:"瘀蓄在内,使人面黄唇白。"气血关系密切,气能生血;肺为气之主,若肺脏病变导致肺气不足,肺气虚不能化生血液,则肺血亏虚。津血同源,肺藏津;肺脏自病,津液耗伤,肺血生化乏源,亦可导致肺血不足。肺阳在生理上是肺功能活动的表现,而血则是其功能获得的物质基础;肺阳虚可引起肺的宣发敷布水谷精微功能失职,使生血之源不足而引起肺血虚。

四、内生五邪与血运失常

金元四大家之一的刘完素以《内经》"天人相应"的思想为指导,提出人体"内生六气说"。他指出,人体内不但存在正常的六气,而且有很重要的生理功能。其在病理情况下,成为化生内风、内火、内湿、内燥、内寒的物质基础,可产生"内生五邪"的病变。

《素问·生气通天论》曰："大怒则形气绝，而血菀于上，使人薄厥。"《素问·调经论》曰："血之与气并走于上，则为大厥，厥则暴死，气复反则生，不反则死。"因此，风气内动与血瘀关系密切。一方面为气血逆乱，各种原因导致血瘀脉中，或溢出脉外即成瘀血，血有形善守，气无形善走，血既瘀，气行不畅则乱窜，乱窜之气则成风。另一方面为气血不荣，血瘀之后，气亦郁滞，二者不能正常到达所供养的组织器官，使局部组织器官失去滋养和濡润。燥为阳邪热邪，易损伤肺阴，灼伤肺络，血溢脉外而成瘀血。燥易伤津耗阴，导致血液黏稠，血行不畅而致瘀。此外，寒入肺络，血液遇寒则凝，而成肺之瘀血；内火亢盛，煎熬血液，血行凝滞成为瘀血。

第四节　内生五邪与毒损肺脏

毒邪理论的历史源远流长。中医学认为，"毒"是一个特殊的概念，涵盖内容丰富，包括病因病机、致病特点、治疗原则等，其含义极具丰富性，并且诸多医家从毒论治肺系病收效甚佳，因此，用"毒"的观点分析肺系病将是实现从整体层面认识肺系病的一个突破口。

一、毒的源流考察

（一）肇始于先秦

通过考察先秦诸子百家有关文献记载可以看出，先秦诸子论毒，基本上是以"毒"为药，以药为"毒"的。如《周易·嗜嗑卦》言："噬腊肉，遇毒。"《墨子·尚同》曰"百姓皆以水火、毒药相亏害"，把药物和无情的水火等同并联系在一起，说明当时对药物毒性的畏惧之甚。《淮南子·修务训》记载："神农尝百草之滋味，水泉之甘苦，令民知所避就。当此之时，一日而遇七十余毒。"由此可以认为，古时对毒的认识是和药物的作用强度密切相关的。毒，本义指毒草，有害人、厚重之性。所以，《说文解字》中"毒"的解释为，"毒，厚也；害人之艸，往往而生，从中，从毒"。

（二）滥觞于《内经》

毒是中医学理论的重要组成部分，溯源穷流，从《内经》成书时代开始，即已奠定了毒邪致病的病因病机理论基础。《内经》用"毒"泛指一类剧烈的致病因素。如《素问·生气通天论》云："故风者百病之始也。清静则肉腠闭拒，虽有大风苛毒，弗之能害。此因时之序也。""苛毒"犹言毒之甚者。《内经》首次提出了"毒气"概念。《素问遗篇·刺法论》记载"黄帝曰：余闻五疫之至，皆相染易，无问大小，病状相似，不施救疗，如何可得不相移易者？岐伯曰：不相染者，正气存内，邪不可干，闭其毒气，天牝从来，复得其往，气出于脑，即不邪干"。《灵枢·寒热》记载"黄帝问于岐伯曰：寒热瘰疬在于颈腋者，皆何气使生？岐伯曰：此皆鼠瘘寒热之毒气也，留于经脉而不去者也"。以上提出的"毒""毒气"，是一类不同于六淫之邪、较为抽象的致病因素。另外，《素问·五常政大论》论述："少阳在泉，寒毒不生……阳明在泉，湿毒不生……太阳在泉，热毒不生……厥阴在泉，清毒不生……少阴在泉，寒毒不生……太阴在泉，燥毒不生。"这里所描述的"寒毒""湿毒""热毒"等各种"毒"，意指六淫之邪过度偏亢导致的致病因素，进一步丰富了"毒"的内涵。

（三）具体于《金匮要略》

《金匮要略》对毒的发挥主要体现在把毒引入具体的疾病当中。《金匮要略·百合狐惑阴阳毒脉证并治》指出，"阳毒之为病，面赤斑斑如锦纹，咽喉痛，唾脓血……升麻鳖甲汤主之""阴毒之为病，面目青，身痛如被杖，咽喉痛……升麻鳖甲汤去雄黄蜀椒主之"。该条文不仅明确了阴阳毒的诊断，还提出具体的治疗方法和药物，使中医学之"毒"，从解析病因，扩展到分析证候、病机及指导治疗。张仲景之后，历代医家对阴阳毒进一步深化和拓展，在中医外科学病因病机论中应用广泛。以脏腑论，病发于脏者为阳毒，病发于腑者为阴毒。

（四）成熟于《中藏经》

《中藏经》是一部重要的中医学理论著作，该书对中医学之"毒"的论述，在继承的基础上有所创新。该书首次提出"毒邪"概念，并倡导"蓄毒致病"学说。在该书《论五丁状候》篇中记载："五疔者，皆由喜怒忧思，冲寒冒热，恣饮醇酒，多嗜甘肥，毒鱼鲊酱，色欲过度之所为也，畜其毒邪，浸渍脏腑，久不摅散，始变为疔。"《论痈疽疮肿》篇指出："夫痈疽疮肿之所作也，皆五脏六腑畜毒不流则生矣。非独因荣卫壅塞而发者也。""毒邪"概念的提出，是中医病因病机学理论的一大进步,为后世医家探讨毒邪关系奠定了理论基础;五脏蓄毒的提出,进一步丰富了中医学伏邪理论。

(五)完善于《诸病源候论》

《诸病源候论》是我国现存最早的一部病因病机学专著,书中不仅有很大篇幅涉及毒邪方面的内容,而且对毒邪学说的论述十分精辟。该书直接用毒邪名称分类的有5门,分别为蛊毒病诸候、丹毒病诸候、兽毒病诸候、蛇毒病诸候、杂毒病诸候。另根据毒邪性质及来源不同,结合证候表现,对毒邪进行命名,共有风毒、寒毒、热毒、湿毒、痰毒、恶毒、箭毒、酒毒、药毒、食毒等26种名称,涉及200多个证候。书中论述毒邪致病广泛,在内外妇儿、五官口腔、急救等方面均有论及,并且对毒邪症状的某些界定进行了一定的分析。如以阴阳为纲,以四肢及躯干色泽变化及脉象等判断毒邪的凶吉。《诸病源候论·伤寒诸病上·伤寒阴阳毒候》云:"阳毒者,面目赤,或便脓血;阴毒者,面目青而体冷……阳毒为病,面赤斑斑如锦纹,喉咽痛,清便脓血,七日不治,五日可治,九日死,十一日亦死。"《诸病源候论·蛊毒诸病上·水毒候》云:"水毒有雌雄,脉洪大而数者为阳,是雄溪易治,宜先发汗及浴;脉沉细迟者为阴,是雌溪难治。"

(六)丰富于隋唐

毒邪理论丰富于隋唐,首言"病毒"。据《医方心》记载:"《僧深方》云'妇人时病,毒未除,丈夫因幸之,妇感动气泄,毒即度着丈夫,名阴易病也。丈夫病毒未除,妇人纳之,其毒度着妇人者,名为阳易病也'。"从所述来看,这里的"病毒"是指具有传染性的一类致病因素,包含了现代医学中的病原微生物等致病因素。

(七)扩展于宋金元

宋金元时期,突出治法和方药。如《太平圣惠方》治疗"时毒头痛""骨楚",用菊花、石膏、淡竹叶、葱、豉、栀子等合方;治疗"时气热毒攻心,言语不定,心狂烦乱,不得睡卧",用犀角、沙参、麦冬、玉竹、赤芍、升麻、杏仁、大青叶等清营凉血,兼以清透;治疗"热毒成斑"用解毒升麻散,以生石膏、地黄汁为主。此外,以羚羊角、犀角、郁金等解毒开窍息风药,配合芒硝、大黄攻下,在宋代方中颇为多见。金元时期,中医学出现了"百家争鸣"的局面。刘完素《素问玄机病原式》云"巴豆热毒,耗损肾水阴气",是对药源性毒邪致病的较早记载。《儒门事亲·论火热二门》指出:"若邪毒之气,人或感之……前三

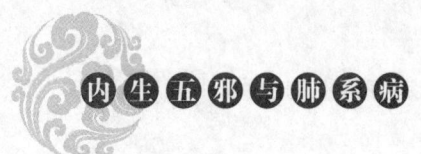

日在于表,阳也;后三日在于里,阴也。"宋金元时期对中医学之"毒"的应用具体表现为学科分化更为细致,对许多疾病能从"毒"的角度去寻找病因,分析病机,确定治法,处方遣药,使得方药臻备,治法多端。

（八）狭义于明清

明清之际,瘟疫流行,医家对于瘟疫病的研究,主要是从"毒气""戾气""天行"等角度展开。明代张景岳《景岳全书·瘟疫》对瘟疫热毒、瘟疫大头瘟、时毒、斑疹丹毒等论述颇详,在论述"发斑"时说"凡邪毒不解,则直入阴分,郁而成热,乃至液涸血枯,斑见肌表"。明代吴又可《温疫论》在病因方面认为,温病的病因并非六淫之气所感,而是自然界中有一种特异的致病物质——戾气。所谓"戾气",即为"毒邪之气"。清代王世雄《温热经纬》指出"热盛毒盛""心属火,毒火冲突,二火相并",强调了热（火）和毒的关系,并且指出"疫病为流行之大毒"。在疫毒毒势的判断上,提出"疫毒发斑,毒之散也;疫毒发疮,毒之聚也"的鉴别方法。叶天士尤为重视火热毒邪在营血阶段的致病作用,言"黑斑而光亮者,热胜毒盛"。并且善用"火邪""热毒"来区别卫、气的轻浅证候。明代陈实功《外科正宗》十分重视"邪毒"在外科病中的应用。谓成痈者,"属六腑毒腾于外";疽者,"属五脏毒攻于内";瘰疬者,"有风毒、热毒、气毒之异";脏毒者,"醇酒厚味,勤劳辛苦,蕴毒流注肛门结成肿块"。其对毒的病机运用广泛。在辨证上,注重以"毒之阴阳""毒之深浅",辨别疾病之轻重,判断预后之吉凶。在治疗上,强调"内外并重,泄毒外出为第一要",主张"治有解毒活血,消肿散瘀为良法"为治疗总原则,提出"消、托、补"为基本治法,在用药方面主张"一切不可纯用凉药,冰凝肌肉,多致难腐难敛,必当温暖散滞、行瘀、拔毒、活血药用之方为妥当也"。

（九）绽放于近现代

近现代以来,诸多学者从临床、科研角度对中医学之"毒"进行了不同层面、不同角度的诠释,进一步促进了中医学对"毒"的认识和应用。目前关于毒的概念、观点繁多,持论不一,但对毒的产生与分类大多倾向于将其分为外毒和内毒。外毒是指由外而来,侵袭机体并造成损害的邪或邪蕴为毒;内毒系脏腑功能和气血运行紊乱,使机体内生理和病理产物不能及时排出,蓄积于体内而化生。针对毒的发病特点,现代医家依据温病、疫病致病特点,多从骤发性、广泛性、酷烈性、火热性、善变性而论;再者结合临床难治性疾病特点,多从暴厥性、顽固性、多发性、内损性、依附性而论；等等。随着临床实践的发展和现代病理机制研究的深入，从"毒"论治大多涵盖了各系统疾病范畴，涉及中风、血证、消渴、痴呆、尿毒等，治疗上多采用扶正、解毒、排毒之法。虽然毒邪学说尚有诸多值得商榷的地方，但其以顽强的生命力，获得了长足的进步，为当代中医药辨治层出不穷的疑难性疾病提供了临床指导思想，为进一步研究肺毒理论提供了强有力的理论依据。

二、肺毒的含义

依据中医学对毒的认识，毒的定义有广义和狭义之分。就广义之"毒"而言，毒即为邪。因为中医学认为疾病是正邪交争产生的结果，正气与邪气是相对的，无邪就无所谓疾病，邪是一切致病因素的总称。狭义之"毒"，是指外感或内伤之邪影响机体脏腑功能，致使机体气血津液失调而产生的客观存在的有毒害物质，如粪毒、尿毒、痰毒、瘀毒、糖毒等。故肺毒系指外感或内伤之邪毒害部位在肺，影响肺的生理功能，致使肺脏气血津液失调而产生的客观存在的有毒害物质。肺毒包括痰毒和瘀毒。

三、对毒致肺系病的见解

（一）毒对于肺系病的意义

毒邪作为肺系病的一个致病因素，应为独立于风邪、寒邪、暑邪、湿邪、燥邪、火邪外的第七种外邪。毒邪包括不能归类于外感六淫之中的粉尘、花粉、雾霾、工业废气、有毒颗粒及放射物质、刺激性气味、病毒等外感毒物，或称为"环境毒"。

（二）毒致肺系病的特点

近现代医家对毒邪的致病特点无统一论述，多从毒的性质、转归、发病特点、致病严重程度展开论述。其有如下特点。

1. 感邪即发

患者在接触粉尘、花粉、刺激性气味等毒邪时，会即刻出现过敏性咳嗽、喘息、呼吸困难等症状。

2. 其性偏热

毒邪蕴肺，易于化热，这与肺本身的特性有关。肺为娇脏、华盖，处阳位，为阳中之少阴；肺阳常有余而阴常不足，其感邪往往易从化为热象。

3. 极易传染

病毒、疫毒大多从口鼻而入，上犯于肺，感染人体，继而经过口鼻飞沫，通过空气传染。

4. 正损性

毒邪致病必然耗损人体的气血阴阳等正气，易引起脏腑的形质异常，临床表现为毒越盛、正越虚的特点，甚至出现亡阴、亡阳的危候。

5. 依附性

毒邪致病者，外来者常依附六淫，合而致病；常附着于痰饮、湿浊、瘀血等病理产物留滞脏腑，使其既是病理产物又是致病因素。

（三）毒邪致肺系病的病因病机

1. 毒邪为诱发肺系病的主要外因

现代学者认为，有害气体和吸烟已被公认为是肺系病的主要致病因素之一。一方面，有害气体促使支气管痉挛收缩，抑制纤毛的运动、减弱气道的净化功能；另一方面，有毒气体可以直接损伤气道，并使机体氧化与抗氧化平衡的蛋白酶与抗蛋白酶系统平衡失调。因此，有害气体作为一种毒邪，主要损伤、破坏气道的自净能力，使机体氧化和抗氧化失衡，从而诱使呼吸道疾病急性发作。毒邪侵袭是近现代肺系病急性发作的主要外因，肺系病患者或接触烟雾、粉尘之类刺激性邪毒，或外感疫毒之邪，导致咳嗽、咳痰、胸闷气喘、呼吸困难等肺系病的急性发作。由于毒邪致病易化热，从而炼液成痰，而痰有寒热之化，则化为痰浊、痰热，致病情迁延。

2. 毒邪为肺系病的标实之候

机体卫表不固，毒邪乘虚入侵人体，依附于有形之痰、瘀，与痰浊、瘀血交缠一同壅滞于体内，对外不得宣泄，对内不得消散，日久则蕴蓄"内毒"，周仲瑛教授将其称为"伏毒"。伏毒是在机体正气亏虚的基础上，由内外多种致病因子潜藏伏留，形成的具有伏而不觉、发时则显特性的一种强烈致病因素。痰瘀日久，毒邪则变化而生。毒邪破坏人体阴阳平衡、损伤肺络、阻碍气机，气滞则血瘀；毒邪阻碍脉络，津液不输，痰浊内生，甚则酿为癌毒。对于癌毒，程海波等从病因病机、辨证要点、治疗原则、常用治法等方面初步构建了中医肿瘤临床辨治体系，提出痰瘀郁毒为肿瘤的重要核心病机。傅巧瑜等提出"郁滞"予逍遥散、柴胡疏肝散等以疏肝解郁，"痰阻"予温胆汤、二陈汤、三子养亲汤等以化痰散结，"瘀停"予桃红四物汤、桂枝茯苓丸、血府逐瘀汤等以活血化瘀，"虚损"予四君子汤、小柴胡汤等以固护正气。癌毒残留难祛为肿瘤复发之源，癌毒伤正为肿瘤恶化之本。

综上，毒邪可致痰、瘀，痰、瘀亦能酿毒。毒邪与有形之邪相互搏结，共同构成了肺系病复杂的标实之候。

3.本虚、痰浊、瘀血、毒邪共同构成肺系病的病机

张永生等认为，毒邪是肺系病发病的直接原因，毒损肺络是早期聚散失衡的始动因素，正气不足、毒损肺络、络脉瘀阻是肺系病发病的基本病机，并将此过程概括为毒损正气，生痰致瘀，气道局部痰瘀毒互结，肺络不畅。机体正气不足时，尤以肺、脾、肾三脏虚损为具体表现，肺络不畅则是瘀血、痰饮阻于肺络、气道的复杂病理状态，最终皆可导致虚、痰、浊、毒互结，进而导致肺系病迁延难愈。因毒邪有正损的特性，机体在感受毒邪后出现肺气虚损，进而母病及子累及肾、子盗母气伤及脾。肺、脾、肾三脏虚损，导致津血输布失常，酿成痰浊、瘀血，共同构成肺系疾病的病机。

四、内生五邪与毒损肺脏

（一）内风暗旋

"夫风者，阳气也，善行而数变"。阴阳为风气之本，风气为阴阳之化，阳进阴退则热升，阴进阳退则寒渐，阴阳往复间风气乃成。内风之生亦不离此理，阴平阳秘则和风舒畅，阴阳之气失其冲和，则贼风暗伏，伺机而动。因痰热相感、风火相煽、阴血亏虚属阳进者，或因正气虚怠、痰瘀阻滞属阴进者，均是人体阴阳之变。"风者，百病之始也"，遇湿则化风湿，遇热则化风热，遇寒则化风寒，痰瘀邪毒变幻之多不可胜数，后诸邪并至，流窜伤人，至皮肤，至血脉经络，至脏腑，无所不至，是谓"内风暗旋"。贼风伏肺，伺机而动。若遇邪引发，内风妄动以与诸邪斡旋，致使玄府郁闭，气不得伸，进一步影响肺的宣降等生理功能，致使肺脏气血津液运行失常，产生有毒害物质，此乃肺毒也，即为《金匮要略心典》所云"毒者，邪气蕴蓄不解之谓"。

（二）寒从中生

因先天禀赋不足，阳气素虚，或久病伤阳，或外感寒邪，过食生冷，损伤阳

气，温煦气化失职，而致阴寒内生。寒邪伤肺，寒性凝滞，气不布津，凝聚为痰。寒邪客于肺脏，影响肺气宣降，使肺气郁闭，血行不畅而生瘀；血得温则行，得寒则凝，寒邪犯肺，损伤阳气，使气血凝结，阻滞不通，血寒则瘀。痰、瘀、毒痹阻肺络，成为肺毒病的病理基础。

（三）湿浊内生

因过食肥甘，嗜酒或恣食生冷，内伤脾胃，致使脾失健运，不能为胃行其津液，或素体肥胖，或喜静少动，或情志抑郁，以致气机不利，津液输布障碍，因而水液不化，聚而成湿。因于湿，《素问》曰"秋伤于湿，上逆而咳""秋伤于湿，冬生咳嗽"。此述是说肺气通于秋，肺伤于湿，或阻遏气机，导致肺之宣降功能失常，即发咳嗽；或秋时不病，湿藏肺内，久而化热，至冬季导致肺失宣降，发生咳嗽。湿性黏滞，易阻碍气机，气不化津，凝聚为痰，痹阻肺络，或发病，或伏而待发。

（四）津伤化燥

因久病伤阴耗液；或大汗、大吐、大下，或亡血失精，导致阴亏津少；或温热病变热盛伤阴耗津，津伤化燥。因于燥，燥又有凉温之分，初秋有夏热之余气，久晴无雨，秋阳以曝，燥与热相合侵犯人体，病多温燥；深秋近冬，西风肃杀，燥与寒相合侵犯人体，病多凉燥。清代费伯雄《医醇賸义》云："初秋尚热则燥而热，深秋既凉则燥而凉。"中医学认为，燥易伤肺。燥性干涩，易伤津液。燥邪犯肺，津液易伤，津干液炼，灼津为痰，痰毒痹阻，成为肺毒病的病理基础。

（五）火热内生

因阳气盛化火，即病理性的阳气亢盛，称为"壮火"，又称"气有余便是火"。或邪郁化火，如外感风、寒、燥、湿等病邪入里，郁结从阳化热化火，或痰饮、瘀血、结石和食积、虫积等郁而化火。或五志过极化火。或阴虚火旺，多由津液亏耗，阴气大伤，阴虚阳亢，则虚热、虚火内生。因于热，热为阳邪，消灼煎熬阴津，炼液为痰。宋代《太平圣惠方》说："夫痰毒者，由肺脏壅热，过饮水浆，积聚在于胸膈，冷热之气相搏，结实不消，故令目眩头旋，心腹痞满，常欲呕吐，不思饮食，皆由痰毒壅滞也。"这是古典医籍中关于"痰毒"病因病机证治的最早记载。另《金匮要略》有"风中于卫，呼气不入，热过于营，吸而不出；风伤皮毛，热伤血脉……热之所过，血为之凝滞，蓄结痈脓"，血与热结，或血液受热煎熬而黏滞，运行不畅，从而因热致瘀。正如《重订广温热论·验方妙用》所云："因伏火郁蒸血液，血被煎熬而成瘀。"痰、瘀、毒痹阻肺络，成为肺毒病的病理基础。

总之，因为内生五邪致病者，多致痰、瘀、毒痹阻肺络，祛毒不尽，易致毒邪稽留，成为伏毒。肺毒稽留，其一易痹阻肺络，影响气机之升降出入，影响津血输布运行。肺气失于宣降易致咳喘发作，津液输布失于通调，易致津聚为痰，痰阻瘀停，瘀滞痰聚，形成恶性循环。其二易暗耗肺之气阴，致肺主气的物质基础不足，以致肃降无权。其三易败坏形质，损伤肺脏。肺脏不可逆的结构性改变，是肺毒病的最终结果。

第五节　内生五邪与痰浊内生

一、痰的源流考察

痰是中医学理论的重要组成部分。从文字发展史来论，古无"痰"字，乃借"淡"为之。也就是说，痰在古代通"淡"，指的是水一类的可以"淡荡流动"的物质。这一点从宋代朱肱《活人书》中"痰，胸上水病也"可见一斑。

"痰"字是经历了一番过程之后才出现的。作为中医四大经典之首的《内经》，在通篇的文字中并未记载"痰"字。最早记录"痰"字的，当属东汉张仲景所著的《伤寒杂病论》一书。张仲景在《金匮要略·痰饮咳嗽病脉证并治》中言："膈上病痰，满喘咳吐。"可见"痰"字最早是从东汉时期开始收录并使用的。

从"淡"嬗代为"痰"，并发展为痰病，其内在动力是临床实践。痰分蘖于张仲景所阐述的痰饮，其在《金匮要略·痰饮咳嗽病脉证并治》中云："夫饮有四，何谓也？师曰：有痰饮，有悬饮，有溢饮，有支饮。"并且，对于四饮又进行了详细区分，"四饮何以为异？师曰：其人素盛今瘦，水走肠间，沥沥有声，谓之痰饮；饮后水流在胁下，咳唾引痛，谓之悬饮；饮水流行，归于四肢，当汗出而不汗出，身体疼重，谓之溢饮；咳逆倚息，气短不得卧，其形如肿，谓之支饮"。由此可见，此时之痰饮与悬饮、溢饮、支饮三者并列，为四饮证之一。但

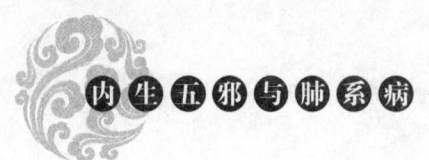

同时，痰饮又作为包括痰饮在内的四饮的统称。于今人而言，这是广义概念和狭义概念的共同应用，这种情况可以表明，彼时之痰饮，已经开始酝酿着痰饮概念的转化和发展，并且从我们今天的角度来看，这种概念的转化和发展随着历史进展经历了两次转化。

普遍认为，痰的第一次转化是隋唐至宋代。此期痰和饮开始分立出来，痰成为一个独立病证。如隋代巢元方在《诸病源候论》中首次对痰病、饮病进行了区别，创立了痰病学说，并揭示了痰病"其候非一"的特点，进而认为痰病之所以错综复杂，其主要病因和病机特点便是"因病生痰"和"因痰致病"。至宋代，杨仁斋著《仁斋直指方论》，该书明确指出痰与饮的区别是浊稠者为痰、清稀者为饮。

痰的第二次转化是从金元至清代。从该期开始，出现痰的概念泛化的情况，如提出了"百病兼痰"的学说，自金代张从正提出"痰迷心窍"的理论之后，元代朱丹溪又提出了"湿热生痰"之说，同时丹溪又详细论述了"怪病多属痰"和"痰火生异证"等。明代张景岳在《景岳全书》中提出"痰涎本皆血气"和水谷精微"化失其正"而成为痰的学术见解，他认为"痰生百病""百病多兼有痰"的机制是由痰随气升，无处不到所致。至清代，沈金鳌依然强调张景岳的学术观点，他在《杂病源流犀烛》中指出"痰为诸病之源，怪病皆由痰成也"。这一时期成为痰的概念转化过程中内涵丰富的历史时期。至此，痰病的界限日趋宽阔，内容也日趋复杂，既有内痰和外痰的分类，又有无形之痰与有形之痰的区别。

正是历代医家从不同的角度对中医的痰病学说进行了完善、丰富和发展，才使得中医的痰病学逐渐形成一套比较完整的理论体系。与此同时，痰病理论又反过来应用和指导临床治疗，有效地促进了临床疗效的提高，从此痰病理论进入了更新的研究和发展时代。

二、肺痰的含义

肺痰是在痰邪病理基础上与五脏中的肺脏密切相关的以肺系病证特点与痰邪致病特点相复合的病理产物，肺痰一旦形成，又可成为肺系病证的致病因素。临床中，肺痰往往通过不同性质的多种肺系病证或证候表现出来。

大量的文献检索发现，目前国外尚无系统论述"肺痰学说"的相关理论和临床报道。国内虽有众多学者对痰邪和肺系病证之间的联系分别从不同的角度进行了探讨或研究，但是尚未将肺痰提升到一种理论学说高度而加以系统性论述及临床应用佐证。因此，"肺痰学说"是一个富有挑战意义的理论学说，对肺痰理论进行学说层次的深入研究必将带动中医学病因病机理论及临床治疗的发展。

三、内生五邪与痰浊内生

（一）风气内动

内风，即风气内动，其产生原因或为肝阴亏虚，或为情志过极郁而化火，或为热病久病伤及津液阴血，其基本病理变化皆为阳热亢盛或阴虚不能制阳，阳气升而无制，体内阳气亢逆变动，因其与肝关系密切，又称肝风内动。肝为刚脏，职司疏泄，既条达气机，又疏泄情志，同时还能疏泄津液、胆汁和气血的正常分布，一旦疏泄失职，则百病即生。《内经》所言"百病生于气也"，往往与肝失疏泄密切相关。肝风内动主要责之于肝之疏泄功能失常，气机郁滞，郁滞日久，会出现不同的转变。一种转变是由气滞导致推动津液运行的能力下降，从而产生痰湿；另一种转变是气郁日久化火，火热煎熬津液为痰。痰湿为有形之品，一旦产生又可加重气机阻滞，且可与瘀血胶结为害，从而导致疾病循环加重。

（二）寒从中生

内寒，即寒从中生，多由素体阳虚，或外感六淫寒气，恣食生冷等损伤机体阳气所致。其核心病理变化有二，一为阳气虚衰，温煦和气化功能减退，虚寒内生；二为阴寒内盛，寒气弥漫而阳气无法制约。王琛等认为，阳虚则生化痰浊，阴寒内盛，可致气化失司，蒸腾气化水液功能失常，津液不能正常代谢，停滞于机体，而产生水饮。肺受水饮影响，敷布功能失司，从而产生痰湿，与水饮相合则为痰湿水饮，潴留于肺，胶结为害。

（三）湿浊内生

内湿，即湿浊内生，其产生或因过食肥甘、饮食不节、嗜烟好酒损伤脾胃，或因素体肥胖、喜静少动、情志不舒致使气机不利。水液代谢障碍，津液输布失常为其基本病理变化，因脾虚运化失职是湿浊内生的关键，故又称脾虚生湿。痰饮为人体水液代谢障碍所形成的病理产物，痰与湿同源同流，湿聚则成水，水停则成饮，饮凝则成痰，故内湿留积极易生痰。

（四）津伤化燥

内燥，即津伤化燥，多由久病伤津耗液，或汗、吐、下、失精亡血导致津液

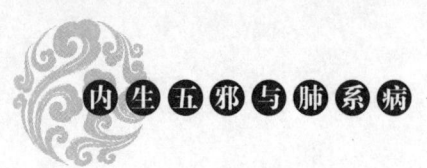

亏少，以及热盛伤津所致，其基本病机为体内津液耗伤而干燥少津，临床多见干燥失润等病变。燥伤肺阴，敷布津液功能失司，导致炼液成痰。

（五）火热内生

内火，又称内热或火热内生，多由阳热有余，或阴虚火旺，或情志过极，五志化火，或气血壅滞，病邪郁结，郁而化火，导致机体阴阳失调，产生火热内扰的病理变化。热邪内结，壅滞气机，脏腑气化失常，导致痰浊内生；热邪燔灼，伤及津液，津液稠浊，结而成痰。

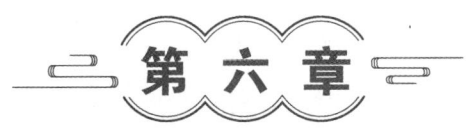

第六章

内生五邪致肺系病常见症状

第一节 内生五邪与咳嗽

"咳嗽"一词，首见于《素问·阴阳应象大论》。现代中医学认为，咳嗽是指肺失宣降，肺气上逆作声，咳吐痰液的一种病症，也是肺系疾病的主要证候之一。分别言之，有声无痰为咳，有痰无声为嗽，一般多痰声并见，难以截然分开，故以咳嗽并称。咳嗽是肺气失于宣降而上逆的一种病理表现，而现代医学认为咳嗽是清除呼吸道分泌物和气道内异物的防御性反射之一。

一、内寒与咳嗽

咳嗽的成因极其复杂，历代医家对其认识不一。明代张景岳总结前人经验后在《景岳全书》中言："以余观之，则咳嗽之要，止惟二证，何为二证？一曰外感，一曰内伤而尽之矣。"清代名医郑钦安在《医法圆通》中言："咳嗽一证，有从外而入者，有从内而出者。"如是言之，咳嗽之病因不外乎外感与内伤。大多数医家认为，外邪六淫风、寒、暑、湿、燥、火中人皮肤，入伤肺络皆能使人咳嗽。而内伤咳嗽多为肺肾阴虚，肺失濡养，肝火犯肺，痰湿或痰热郁肺，致使肺的宣发肃降功能失常，发而为咳。笔者通过研究历代医家的文献及跟师临床发现，咳嗽最主要的病理因素是"寒"。

《素问·咳论》曰："皮毛先受邪气，邪气以从其合也。其寒饮食入胃，从肺脉，上至于肺，则肺寒。肺寒则外内合邪，因而客之，则为肺咳。"也就是说，咳嗽的发生是由外寒与内饮相合于肺，引起肺部气机逆乱，肺欲排出寒邪及痰饮等而引起的。肺感于寒不单是外来之风寒邪气，还有来自脾胃的寒饮，两寒相合才会导致咳嗽。肺主气，遇寒则脏腑、经络之气阻滞不畅，所以恶寒。当肺的阳气不足，寒邪侵入人体，如寒邪未能及时清除，导致寒邪伏于体内，寒凝肺脉，肺失宣降，肺气上逆，上犯为咳。寒为阴邪，易伤阳气，阳气虚衰，卫外功能减弱，易反复感邪，内外合邪，从而加重病情。

《伏邪新书》对伏寒的论述较为全面，伏寒部位不同，临床表现亦有所不同，书中言"寒邪伏于手太阴肺，轻则喘咳，甚则哮咳，吐寒饮白沫"，寒伏于肺临床上常表现为咳嗽、咳痰、痰色白质稀、喘息、舌暗淡、苔白腻、脉弦滑等症状。寒郁体内，日久化热，耗伤正气，热伤血络表现为咳嗽、气急、咳脓血痰、舌红苔黄腻、脉弦数。如《圣济总录》言："寒邪壅热，与肺间津液相搏，凝滞蕴结……因咳而咯唾脓血也。"寒为阴邪，易生痰湿，痰湿内蕴肺部，肺气郁滞，气不能布散津液，脉络受阻，出现咳嗽，痰多、色白、质黏。痰湿阻碍肺气出入，肺气升降失常，则见胸闷憋气。痰湿阻滞肺气，痹阻不畅，久病则气滞血瘀，表现为胁下痞块，疼痛拒按，舌质暗或有瘀斑，或舌体胖大，苔厚腻，脉弦滑或数。寒邪致病非单一因素，常兼裹其他病邪，留存体内，伺机而发。

咳嗽虽是常见临床症状，但在《伤寒论》中专门治疗咳嗽的方剂却只有小青龙汤。《伤寒论》云："伤寒表不解，心下有水气，干呕发热而咳，或渴，或利，或噎，少腹满，或喘者，小青龙汤主之。"条文中说得非常明确，小青龙汤所治之证是外有寒邪、内有水饮之咳嗽。可见医圣张仲景亦秉承了《素问·咳论》的观点，认为咳嗽多因外寒与内饮的相合而成，并补充了《内经》有论而无方的情况，为外寒内饮之咳嗽创立了小青龙汤。清代尤在泾在《伤寒贯珠集》中指出："麻黄、桂枝，散外入之寒邪；半夏、细辛、干姜，消内积之寒饮；芍药、五味，监麻、桂之性，且使表里之药相就而不相格耳。"全方没有一味止咳平喘药，但阳气得助，寒得宣散，咳喘自平。喻昌在《医门法律》中认为《金匮要略》治咳五方"总不出小青龙汤一方为加减，是《内经》有其论，《金匮要略》有其方矣"。刘完素在《素问病机气宜保命集》中云："咳嗽谓有痰而有声，盖因伤于肺气，动于脾湿，咳而为嗽也。"外来之寒邪与脾胃内之冷饮相合于肺，寒痰冷饮、阻滞肺络是咳嗽形成的根本。《金匮要略》将咳嗽列在痰饮篇下是富有深意的，且其治咳之法全在祛痰化饮上做文章。无论是攻逐水饮的十枣汤，还是温化水饮的小青龙汤、苓甘五味姜辛汤、苓甘五味加姜辛半夏杏仁汤等，无一方不在治痰饮。可见医圣早已为治疗咳嗽立下大法，而后世医家不察，治咳多用敛肺止咳之药，使得痰饮无路可出而成为伏邪，当外寒引动咳嗽复作，甚者经久不愈，反复发作以致成为喘证。

寒为阴邪，阴寒偏盛，阳气不足以祛除阴寒之邪，反为阴寒所侮，日久则阳气衰退，形成寒证。若咳嗽之初，寒在表之时，不知用辛温发散之品驱邪外出，而过用寒凉甜腻的糖浆膏滋，或滥用抗生素，使寒凉之药引寒邪更加深入，冰结于内，不得宣散。因肺喜温而恶寒，喜宣散而恶郁闭，治疗不当，与肺之所喜相悖，使寒邪深伏，闭郁于肺，则肺气不能布津，津聚为痰。寒与痰、湿相结，贮之于肺，咳嗽频作，甚则呕吐痰涎。若寒邪内伏而久咳不止，常见多汗、动则汗出、夜眠汗湿衣被，经检查又无结核病灶者，此乃表虚多汗，汗多则卫阳愈伤，使外寒直达于内，咳嗽可反复不愈，冬季更为常见。扶阳学派在治咳上秉《内经》对咳嗽之论"此皆聚于胃，关于肺"，又承圣人治咳化饮之法，以紫菀为君药，疏导肺络，化肺中痰浊；又因脾胃为痰饮之源，配以二陈（陈皮、半夏）、苍术、山楂等温运脾胃除湿化痰。以此治咳标本兼顾，疏导肺络，祛已生之痰，又断生痰之源，肺中气机得畅而咳嗽自除。

二、内风与咳嗽

广义的风邪是指一切外感邪气，但具体来说，风邪本身并无寒热之偏性，外风之邪使人体肌表营卫失和，腠理开泄，致使卫外不固，使人更易感寒、湿、燥、热，诸邪气也常与风邪夹杂侵犯人体，故称风邪为"百病之长"。从内而言，内风主要指肝风。肝属木，主风，木气不行即可引动肝风，包括肝阳可以化风，阴血亏虚引动肝风等。肝与肺关系密切，一方面足厥阴肝经与手太阴肺经经络相贯，首尾相连，另一方面，肝属木，肺属金，肝气升发，肺气肃降，二者相互协调、相互制约。若情志不畅，肝失疏泄，肝木郁滞则化火伤阴，阴不敛阳导致肝阳上亢，肝阳化风则致肝风内动。肝失条达，气机不畅，风火相煽，循肝经犯肺，肺失宣发肃降，肺气上逆发为咳嗽。

伏邪理论萌芽于先秦时期，经过历代医家的发展完善，至清代出现"伏风"一词。《问斋医案》曰"冲年哮喘，起自风寒，风伏于肺，液化为痰，风痰盘踞脾肺连络之间，每遇秋冬举发"，阐述了伏风藏匿于肺，外邪引动，待时而发；

《西溪书屋夜话录》云"凡人必先有内风而后外风，亦有外风引动内风者"，阐述了伏风的发生需要外邪引触；因其藏匿之性不能被完全发现而消除殆尽，病情难以治愈，缠绵反复。于明霞等根据来源将伏风分为先天伏风和后天伏风。先天伏风是由先天禀赋决定的，根据遗传因素不同形成体质为特禀质。平素深伏在体内，若外感风邪，或受发物所触，则随之被引动而发病。此种发病具有经感引触、起病急骤、反复发作的特点，与伏风致病特性相似，多禀父母生殖之精遗传而来，故为先天伏风。后天伏风是广义伏邪的一种，来源有内外风之辨，外风是指外界虚邪贼风对人体肺卫的侵袭，失治误治后入里，正气不足，无力鼓邪外出，风邪留恋，日久而成伏风，潜藏于络脉、营血分等部位。《素问·风论》曰："以春甲乙伤于风者为肝风，以夏丙丁伤于风者为心风，以季夏戊己伤于邪者为脾风，以秋庚辛中于邪者为肺风，以壬癸中于邪者为肾风。"又因肺主皮毛，风邪伤人，先伤皮毛，因此肺卫最易受邪留恋而成肺内伏风。而内风的本质是气血、阴阳之失调引起的气机动荡生风。脏腑功能失调，气机不利，阴阳动荡而生风，久则潜藏体内渐成伏风。

中医古籍自古就有"风咳""痉咳""久咳"的描述，在《素问·气交变大论》中云："肺金受邪，民病疟，少气咳喘。"在《太平圣惠方》中描述："久肺气咳嗽，涕唾稠黏，上气喘急。"诸医家认识到咳嗽症状，并且大都主张从外风论治，一般能取得良好的疗效。但对于缠绵难愈的咳嗽，单纯解表祛风往往效果不佳。肺为娇脏，居五脏之上位而属阳，风又为百病之长，易感受风邪内外相合而为病，机体感受外邪后，可因其禀赋体质、失治误治、基础疾病所致肺气虚损等因素，导致外风久久不能尽祛，稽留体内渐成"内伏脏络之风"，肺失宣降，上逆生咳，且每于外邪犯肺时触动"内风"而咳嗽反复，致疾病迁延。因此，来自脏腑的内风同样是咳嗽敏感性增高的重要原因。内风的产生为外风在所属的时令分别侵袭五脏，五脏因失治误治或内虚感邪形成"五脏伏风"，因其与外风的表现相似，故名之。

肝为风木之脏，风性善动，木性升发，肝风内动是内风形成的主要原因。《金匮翼·挛症》言"挛皆属肝"，慢性咳嗽患者的气道干痒挛急是"风胜则动，风动则痒"等肝风内动、风邪为病的表现。内风的形成可源于情志、禀赋、生活习惯等。情志引起的肝郁气滞、肝阳化风，肝阴不足而致的阴不制阳、肝阳上亢，抑或生活习性导致的肝肾亏虚、虚风内生、肝风内动，均可与外风相合，影响肺之肃降功能，使肺气上逆，易与外风相感，致咳嗽敏感性增高。故在治疗上除用疏风散邪药外，常配合搜风平肝药以治内外风邪，常用蝉蜕、僵蚕等虫类药。杨栗山在《伤寒瘟疫条辨》中言僵蚕"以清化而升阳"，蝉蜕"以清虚而散火"。现代中药药理学研究证实，蝉蜕和僵蚕具有抗炎解痉之效，可舒张气道，解痉止咳，缓解气道高反应现象，改善气道挛急症状。此外，以五味子、乌梅等酸收之药敛肝阴以消风，敛肺气以防辛温药宣散太过，如此共筑止咳之效。

人体中气的升降出入运动无时无处不在。当气的运动协调平衡时，称为"气机调畅"，气机调畅是保持正常生理的重要方面；当气的运动发生异常时，称为"气机失调"，气机失调亦是导致慢性咳嗽反复发作的主要病机。慢性咳嗽敏感性增高的内因之一可归结为"风气内动，脏气不平"。"风气内动"是体内阳气亢逆而致风动之征的病理变化，而体内阳气变动又与肝脏的关系密不可分；"脏气不平"是脏腑气机升降功能失调的高度概括。由此可知，脏腑气机功能失调与内风的形成同样息息相关。肝主升发，肺主肃降，肝升肺降则气机调畅；若肝之阳气升发太过，肺降不及，导致气机升降功能失调时，则致咳逆上气。若咳嗽日久，肺气亏虚，失于肃降，肝气升发太过，失于疏泄，脉道紧张，这也是慢性咳嗽患者临床多见弦脉的原因，究其病机根本，乃肝肺气机宣降失衡之故。

慢性咳嗽的发生，除外风引动内风外，部分患者临床表现出无外邪诱因而致的咳嗽频发，如运动、讲话、大笑、平卧、情志变化等诱因均可通过影响体内气机变化导致"风气内动，脏气不平"，从而引起咳嗽高敏感现象。故在组方用药上着重调理脏腑升降之司，常采用对药将气机宣降寓于辛苦寒热、升降沉浮之间，如麻黄配杏仁，辛开苦降恢复肺之宣肃；桔梗配前胡，祛痰利咽于宣降之间；桑白皮清泻肺气而不伤肺气，配蝉蜕、僵蚕清化升阳以散肝经郁火，无不通过药味升降沉浮之效恢复脏气平衡，使气血阴阳调和，内风自灭，咳嗽自已。

三、内湿与咳嗽

湿性氤氲弥漫，易阻气机，气郁则咳。关于湿邪致咳的论述，《内经》中已有记载，如《素问·阴阳应象大论》"秋伤于湿，冬生咳嗽"。至薛生白《湿热病篇》则提出湿邪可入肺络致咳，"湿热证：嗽，昼夜不安，甚至喘不得眠者，暑邪入于肺络"。湿为阴邪，易伤阳气，散祛不及，可入里化热，或留存于肺，损伤肺阳，致肺卫失固，水津失布，子病及母，脾土运化水湿不利，又易化生痰湿，上储于肺，闭阻气机而咳。咳嗽变异性哮喘表现为慢性咳嗽缠绵难愈，多因反复感染进入急性期或加重，具有典型哮喘慢性气道炎症、黏液腺体分泌亢进等特征，临床上急性期多合并有呼吸道感染而有痰黄质黏难咯、胸闷、困倦、乏力、皮肤湿疹、咳声重浊、舌红苔黄腻、口不仁、面垢等特征，符合湿邪致病的特点。《素问·宝命全形论》言"夫人生于地，悬命于天；天地合气，命之曰人"，人与自然环境、外界环境相统一，高湿环境下容易滋生尘螨、真菌，而螨类及真菌孢子的暴露与哮喘发病、夜间干咳症状和湿疹的现患率呈正相关。人体又是统一的，按王琦教授九种体质的划分，湿热、痰湿体质，情志失常，后天嗜食肥甘厚腻之品，好补恶攻，治疗失当，滥用温补及清热解毒之品皆可影响中焦脾胃之运化，使脾胃困顿，化痰生湿，伏藏于内。

崔红生等认为，咳嗽变异性哮喘临床上多见湿热干咳证，其干咳是湿热邪气痹阻气机所致，其病机关键为"湿热内蕴，气机郁滞，宣肃失司"，气机郁滞中脾气困顿是重要环节。升降上，肺之宣发肃降、肝之疏泄条达、肾之封藏、水谷精微之敷布，皆有赖于脾胃气机升降，《四圣心源·五味根原》曰"交济水火，升降金木之权，总在于土"。生理上，脾为胃行其津液，为肺的正常生理功能提供水谷精微，肺之宣发肃降又推动脾之运化。经络上，手太阴肺经还循胃口，上膈属肺。痰湿既生，反困脾气，脾气困顿，津液不归正化。传变上，"脾者土也，治中央……各十八日寄治，不得独主于时也"，为万物所归。病理上，痰湿、湿热之体、后天饮食、情志忧思或外邪及治疗失当等病因作用下，脾胃功能受损常是必然结果，故《湿热病篇》有"中气实则病在阳明，中气虚则病在太阴"之谓。咳嗽变异性哮喘临床多见湿热弥漫之势，上焦气机痹阻则干咳、胸闷、头晕，中下焦气机欠利则腹胀、便溏、水肿、湿疹、阴囊潮湿感，日久则湿热胶结成痰，脾气更伤，津液不归正化，化痰生湿上贮于肺而成宿邪。

慕青翔等认为痰湿型慢性咳嗽的发生与"土郁"有着密切联系，即中焦郁滞导致肺脾气机不调则痰湿内生。中土脾胃为人体水液代谢的关键，脾为己土主运化水液，灌溉周身，胃属戊土主转化、浓缩，二者燥湿相济，水液能化为人体津液正常输布。肺主通调水道，与脾胃共主人体水液输布。若脾胃不能运化输布津液，也影响肺通调水道的功能，水液停滞而聚湿生痰，痰湿阻塞气道，妨碍肺气宣发肃降，肺气上逆发为咳嗽。此外，肺金不能得到津液滋养，失其清润，也会引发咳嗽，表现为咳声或重浊不扬，或音滞艰涩。与寒邪相合的痰湿型慢性咳嗽临床表现为咳声重浊，咯痰色白清稀量多，畏寒喜热饮，舌淡暗苔白腻，脉弦滑，可伴有腹中冷痛、不欲饮食、便溏、泛吐痰涎等症状。临床可使用姜苓半夏汤加减，由二陈汤去乌梅加泽泻化裁而来，用于治疗痰饮停于中焦所致的多种疾病。《四圣心源》言："百病之生，悉由土湿，是以多有痰证，而鼓胀、噎膈、虚劳、吐衄、嗽喘、惊悸之家更甚。原因土湿阳虚，气滞津凝。法宜燥土泻湿，利气行郁。"此方健脾排痰、补阳蠲饮之效甚佳，临床广泛应用于治疗阳衰土湿的痰饮咳喘。方中茯苓健脾化湿，与泽泻搭配共泻水湿之邪；生姜辛温，归肺、脾、胃经，能解表温中，散上、中二焦寒气；法半夏、陈皮燥湿健脾，理气化痰，同时法半夏还能下气利咽，止咳止呕；甘草培土补元，调和诸药。诸药合用，共奏温补中土、行气燥湿之效。形寒肢冷、泛吐清水、下利清谷等寒象较重者，可将生姜易为干姜以增强温阳之力；四肢厥逆、下元虚冷者加炮附子祛寒回阳；咯痰量大者，临床可加重法半夏用量至 20～30 g，再加桔梗开宣肺气；痰黏难咯、气短咳唾无力者，可加用枳实宽中理气排痰。与热邪相合的痰湿型慢性咳嗽临床表现为咳嗽声高，痰声重浊，痰黄而黏，喜冷饮，舌红苔黄腻，脉滑数，可伴有形体肥胖、脘腹满闷、厌油腻、嗳腐吞酸等症状。临床可选用半夏泻心汤合香苏散加减。方中姜半夏、干姜辛温和胃燥湿，温中散寒；高良姜及香附行气温胃散寒；紫苏梗、陈皮理气消痞，燥湿化痰；藿香芳香化湿，醒脾开胃，《本草正义》曰"藿香，清芬微温，善理中州湿浊痰涎，为醒脾快胃，振动清阳妙品"，藿香与苦杏仁、白豆蔻、枳壳皆为"轻清流动"之品，最能流气化湿；另恐前药性燥助热，少佐白芍以收敛养阴，缓其燥烈；蒲公英甘寒清热，利湿通淋；黄芩、黄连苦寒泻热；人参与炙甘草益气健脾和中，补益元气。诸药合用，有清热化痰、流气化湿之功。喉中痰鸣、痰多黏稠者加用鱼腥草、葶苈子等清热涤痰。

　　治咳要治痰。有声无痰谓之咳，有痰无声谓之嗽，有痰有声称为咳嗽。干咳责之于肺，责之于肝；而痰多责之于脾，责之于肺。咳嗽同时存在，有声有痰就应治痰为先，痰去而声自息。痰分有形之痰和无形之痰，无论咳嗽过程中是否伴有咳唾之痰，痰始终贯穿肺系疾病发生、发展的全过程，治则都理应化痰而健脾，化痰则能止咳。叶天士曰："脾宜升则健。""健脾"指中宫得运，脾运则痰湿自化，故不在补脾在运脾，运脾关键在理气补气。痰因气病而生，故治痰先治气，气顺则痰利。朱丹溪言："善治痰者，不治痰而治气，气顺则一身之津液亦随气而行。"一是理气化痰。以温胆汤、半夏厚朴汤为代表。厚朴、紫苏是辛散气利之良品；陈皮、佛手、鸡内金等导滞下痰；半夏、陈皮，性温、辛散，善于走气，温通则开结。诸药相合，奏化痰、理气、和中之功。二是益气化痰。以六君子汤为主，以二陈汤为基础，用于脾胃虚寒有痰，燥湿化痰与理气和中并施。三是清气化痰。以清金化痰汤为代表，郁热在内，炼津为痰，或气郁痰结化热，治宜清热化痰，开郁顺气。慢性咳嗽治痰之法与一般外感咳嗽治痰之法有异。慢性咳嗽痰者多为热，痰黄为热甚或为痰火，此为寒郁、气郁化热化火之征兆。痰热者，天竺黄、姜竹茹、贝母、鲜竹沥均可选用，蒲公英、紫花地丁、鱼腥草、半枝莲、白花蛇舌草酌选；热甚属火者，紫草、青黛、炒山栀可用；遇顽痰黏稠、不易咯吐者可选用海蛤壳、海浮石；病情好转或稳定后，健脾之法为主要调摄之法，常以香砂六君子、苍术、白术合用，根据舌脉及其他症状加减。若痰少质黏，或以干咳为主，咳声短促，并伴有口干、咽燥等症，此为失治误治，咳嗽日久，导致阴伤气耗，故治疗上以养肺阴、润肺燥为主法，沙参麦冬汤、清燥救肺汤为常选方剂，黄精、沙参、麦冬、百合、西洋参、川贝母、玉竹、桔梗、石斛为常用中药。

四、内燥与咳嗽

《说文解字》中"湿"被解释为"湿，覆而有土，故湿也"；"燥"被解释为"干也"。这说明湿、燥是两种截然不同的致病邪气。内燥又称津伤化燥证，是因阴血津液耗伤而出现的燥病，内燥偏于全身，属虚。辨内燥需分辨三焦脏腑部位，上燥则消，下燥则结，筋燥则弱，皮燥则揭，肉燥则裂，骨燥则枯，肺燥则痿，肾燥则消，燥而令男子精液衰少，女子津血枯闭，若燥伤血脉，则与肝肾有关。人体阴液以津液为最多，津液也最易受损伤，汗、吐、下太过，首先耗伤津液，人体阴津血液不足，不能滋润濡养脏腑组织和肌肤孔窍，引发津亏枯燥的内燥证。肺为娇脏，喜润恶燥，燥伤肺津，津液亏乏，肺燥不润，可见干咳气逆、咳痰量少而黏、口干咽燥、手足心热等症。从咳嗽产生的病因和病机入手，《诸病源候论·咳嗽诸病》共十五条，其中与五脏六腑有关的是咳嗽候，与心有关的是咳嗽脓血候，与胃有关的是咳逆上气呕吐候，其余都只与肺有关，可见，虽"五脏六腑皆令人咳"，但绝大多数仍只与肺有关。肺与燥相应，湿与脾胃相关，湿邪致咳嗽应该是少数的，燥邪则更具有一般性。

燥邪乃阳邪，其性干涩，具有易伤肺、易伤津液等特点。叶天士《临证指南医案·咳嗽》载："秋暑燥气上受，先干于肺，令人咳热。"意指感受燥邪，首先犯肺，易致肺失濡润，宣降失常，发为咳嗽。畅达教授指出，肺为娇脏，亦属燥金之脏，同气相求，肺气一旦被燥邪所伤，则治节失度，肺的宣发肃降功能亦失调。王培屹等认为，伏燥的形成亦分外感和内伤。外感即外感燥邪治疗不当，导致体内津液亏耗，燥邪伏藏于体内。内伤即脏腑失调，正气及津液不足，机体失于濡润，形成内燥，伏于体内。此外，外燥可致内燥，内燥亦可致外燥，内燥与外燥可相互为病。燥邪内伏之人倘若再次感受燥邪或体内津液亏虚，或外燥引动内燥，或内燥发为外燥，燥邪复发，伤及肺阴，肺失濡润则宣降失司，肺气上逆发为咳嗽。

燥病的基本治则为滋濡阴血，生津润燥。内燥治疗非短时能愈，随病位所在或润肺养胃，或滋肾填精，上燥治气，中燥增液，下燥治血。燥为阳邪，而肺为娇脏，喜润恶燥，喜清肃而不耐寒热，肺燥阴虚，水津不布，液郁成痰，然其性燥，故虽咳嗽有痰，但咳之不爽，量少难出，舌红少苔，脉滑数。治宜清金润肺化痰，常用贝母瓜蒌散、沙参麦冬汤、桑杏汤加减，药用贝母、瓜蒌、天花粉、橘红、茯苓、桔梗、枇杷叶、款冬花、紫菀、南沙参等。

第二节　内生五邪与鼻塞流涕

一、内寒与鼻塞流涕

《难经·四十九难》云："形寒饮冷则伤肺。"若初起外感寒邪或饮食生冷不节，阳气受伤，而致肺脾阳虚、寒饮内伏、肺失宣降而咳，当再次感受风寒，同气相求相合而病，致使肺气不清，上逆作咳。中医学认为，鼻为肺窍，且鼻的正常功能主要是肺气在起作用，若肺气旺则鼻有所养，相关功能也会正常。相反，若患者肺气虚，则可能导致患者出现鼻痒、打喷嚏、流清涕、怕冷、易感冒、倦怠懒言、音低气短、脉虚弱、自汗等不良症状，因此中医在治疗患者过敏性鼻炎方面以温补肺气、祛风散寒为主要原则，常采用补中益气汤、玉屏风散、生脉散等方剂加减运用。

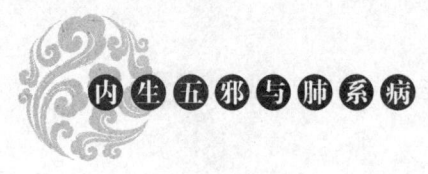

二、内湿与鼻塞流涕

从湿论治,中医学认为鼻痒喷嚏、鼻塞流涕,加之患者肺、脾、肾常不足且心、肝有余,因此其较容易受到外邪侵袭,进而影响机体肺部功能,或损伤阳气而滋生寒湿,或困脾生湿,或外邪入里化热,进而蒸液为痰,加之痰热郁阻、缠绵湿热,上犯鼻窍,以上均可引发患者鼻鼽。患者常因脾不足而生湿邪,进而导致鼻窍泛溢。脾作为后天之本,主要具有运化水谷精微的作用,且脾是气血生化的源头,也是肺吸收养分的来源。若脾胃功能良好,则肺气充足,但若脾气不充足,则肺气也会较为虚弱。脾具有运化水湿的功效,脾虚则容易产生痰湿,而痰湿会影响肺部功能。患者因先天元气不旺盛,加之体内湿邪不化、正气不足,进而易导致病情反复,难以彻底痊愈。内生夹湿主要发病原因是脾肾阳虚且伴有寒湿内伤。该证的主要症状为畏寒、喷嚏、流清涕,或伴腹痛泄泻、便溏纳差,舌淡、苔白、脉濡。可采用苓桂术甘汤加减。该方剂主要配方为茯苓、炒白术、桂枝、炒苍术、藿香、白芷、石菖蒲、紫苏叶、薏苡仁等。该方剂中茯苓、炒白术、炒苍术、桂枝均为君药,其中茯苓和桂枝具有健脾利水、消痰除湿的功效,炒白术和炒苍术具有益气健脾的功效;白芷作为臣药,具有祛风、止痛、燥湿的功效;藿香、石菖蒲、紫苏叶、薏苡仁均为佐药,其中藿香具有解表化湿的功效,石菖蒲有化湿开窍之效,紫苏叶有解表散寒之效,薏苡仁有健脾渗湿、治疗清涕之效。以上诸药合用,标本兼顾,共奏健脾利湿、温阳化饮的功效。

张炬等认为伏湿所致的过敏性鼻炎中,湿邪为主要因素,因此在治疗上以祛湿为主要任务。湿邪伏于体内日久耗损阳气,尤其是脾胃阳气,日久脾胃气虚,功能不行。可以选用《太平惠民和剂局方·治一切气》中参苓白术散加减治疗。该方党参配白术、茯苓以健脾益气利湿;薏苡仁助白术、茯苓健脾渗湿;砂仁、佩兰、藿香芳香醒脾。诸药共促脾的恢复,则气机通畅,水湿得运,同时辅用扶助正气之药,祛邪而不伤正。另外,伏湿蛰伏于体内日久,难以立即清除,伏邪遏闭深藏,治疗不当易关门留寇,因此在治疗时应顺势而为,使蛰伏体内的伏邪有门可出,有路可走。伏湿郁久则化热,暗耗人体气血,采用清透伏邪之法,清热透邪并举,使体内伏湿得清,人体正气得复。

三、内风与鼻塞流涕

风邪有内外之分,与过敏性疾病相关的风邪,既包含外风(主要指花粉、烟尘、冷空气等外在的变应原),又有内生之风。首先,内风为病,责之于肝,如《素问·至真要大论》所谓"诸风掉眩,皆属于肝"。按《灵枢·经脉》的记载,足厥阴肝经在头面部的循行为"循喉咙之后,上入颃颡,连目系,上出额,与督脉会于巅"。这里的"颃颡"即指鼻咽部,从经脉循行上说明肝经与鼻窍存在直接联系。其次,肝与肺、脾关系密切。肝主疏泄,调畅气机,肝主左升,肺主右降,一升一降调理津液运行;肝木条达,则脾土运化正常,痰湿不生。若肝失疏泄,气机不畅,则肺之宣降及脾之运化功能均受影响,津液失于输布,痰湿上蒙鼻窍而见鼻塞、流涕等症。再次,对肝自身病理改变而言,情志过极,郁而化火,则热极生风,或素体阴亏,阴血不足,肝失所养而致虚风内动,内风上扰鼻窍,均可作鼽嚏。春季是过敏性鼻炎的高发季节,因"肝应春",春季肝疏泄功能旺盛,易产生内风,加之外风引动,故易多发过敏性疾病;过敏性鼻炎还有一个特点是常在清晨发作,凌晨1~3时乃肝经主时,清晨又为肝木升发之时,一天的昼夜变化又可分为春、夏、秋、冬四时,"朝则为春",故息风调肝法在过敏性鼻炎的治疗中具有重要地位。

肝为刚脏,"体阴而用阳",治疗上应予酸甘之品以滋阴柔肝制约亢阳化风。笔者常用乌梅、五味子敛肝缓肺。祝谌予创立经典方过敏煎(组成:防风、银柴胡、乌梅、五味子)治疗各种过敏性疾病,笔者在应用其治疗过敏性鼻炎时去清热凉血之银柴胡,加荆芥、甘草。荆芥、防风相配,共奏解表散邪、祛时令之外风功效;乌梅、五味子柔肝敛肺,制约内风,改善鼽嚏症状。有研究结果表明,过敏煎及其成分通过拮抗组胺,降低血清中IgE,抑制肥大细胞脱颗粒及改变$CD4^+T$细胞亚群的分化等发挥抗过敏功效。正虚卫外不固,易感外邪;血虚阴亏,则肝风内动。故正气不足贯穿过敏性鼻炎的始终,内风、外风相结合为其发病特点,如《西溪书屋夜话录》所云"凡人必先有内风而后外风,亦有外风引动内风者"。故过敏性鼻炎的治疗应内风、外风兼顾。

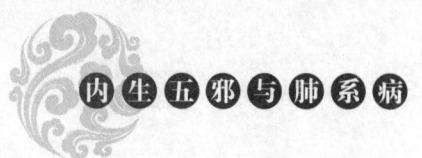

第三节 内生五邪与哮喘

一、内风与哮喘

《丁甘仁医案》曰:"肺有伏风,痰气壅塞。"风邪首犯肺卫之后,治不得法,邪易留恋,风邪不在肺卫之表而深伏肺络,故哮喘疏风解表罔效且久咳难愈,凡反复发病不已者,要从其先天禀赋寻求病因,若是禀赋有异,或气虚,或阴虚体质,均可使外风易于留着不去而成伏风。一旦感受外风邪气,外风引动伏风,内外合邪,致肺失宣降,风盛则挛,则发生过敏性哮喘。清代王旭高在《西溪书屋夜话录》中曰"凡人必先有内风而后外风,亦有外风引动内风者",表明了伏风是内因,外风是诱发因素,外风与内风常相合致病的关系。伏风的产生与五脏功能失调皆有关系,内风亦有脾风、肝风之分。如《素问·风论》曰:"以春甲乙伤于风者为肝风……以季夏戊己伤于邪者为脾风。"肝风是由情志不遂,肝失疏泄而致气机阻滞,肝郁进一步则化火生风,风火凝津为痰,上干于肺,气郁痰阻,气道挛急而引发哮喘。脾风则由饮食不节或嗜食发物引起,脾风会上干于肺,引发哮喘。与内风形成最为密切的脏腑为肝,多源于患者情志失常,耗伤阴血。曹丽芳等认为,肝风应为哮证之夙根,指出痰之生成在于脏腑阴阳失调,究其本质,主要与个人体质密切有关,而此体质应为肝风易动。肝风即为伏风,在受到外风侵袭之时,内外风合邪,上干于肺,致哮喘发作。哮喘以伏风为病理基础,当肝肺同治,以祛风为主。栗庆林等认为哮喘病本在肝,因风而发,分析病因,先有虚风内伏易感之体,复加外风袭肺,外风引动内风上扰于肺,风摇钟鸣而致哮喘发作,治宜养血祛风,解痉平喘。晁恩祥教授认为,风性挛急,阵咳、顿咳、呛咳均为风咳,常由冷风、油烟、刺激性气味等诱发,应用一般温肺散寒、清泻肺热、解毒止咳等法难以收效,从风论治,治以疏风缓急止咳之法,创立苏黄止咳胶囊,收效甚佳。

武蕾认为,肺络伏风是哮喘的夙根,是哮喘发作的关键。哮喘发作的先兆症状多为鼻痒、咽痒、打喷嚏、流鼻涕等,此外哮喘常发作急促,速发速止,发作时有气道挛急、喉中哮鸣音,甚至呼吸困难等症状,符合风邪"善行数变""风盛则痒""风盛则挛急""风盛则痉"等特点。《杂病源流犀烛》载"风邪袭人，不论何处感受，必内归于肺"，《素问·生气通天论》说"风者，百病之始也"。说明哮喘发作与风相关，但触发哮喘的"风"并非一般的风邪，而是伏风。《神农本草经读》云"风之伤人，先于皮毛，次入经络而渐深"，若外风不解，将由表及里，由经及络，深伏于肺，渐成"内伏肺络之风"。肺络伏风，疏之不散，息之难平，成为哮喘发作的夙根，一旦再受外邪侵袭，极易内外二邪相合，阻于肺络，令宣降失常，气道挛急，引发哮喘。研究显示，大多数哮喘患者属特禀质，且有家族遗传史。汪受传教授指出，此为禀受父母先天之伏风，平时潜藏于内，每遇对他人无碍的刺激性气味、花粉、尘螨、动物皮屑等风邪时，二风相合而诱发哮喘发作，再一次证明了伏风是令哮喘发作的关键。

武蕾善用辛味药达到祛伏风的目的，辛能散能行，善于走窜入络，能祛肺络伏风。临证时根据患者寒热偏向、合并疾病的不同，用药亦有所不同。偏寒者，常用辛温之防风、荆芥、紫苏叶等。偏热者，常用辛凉之薄荷、牛蒡子、桑叶、蝉蜕等，其中蝉蜕为虫类药，药性灵动，既能入络搜风，又能祛瘀通络，有"血行风自灭"之意。但对人体而言，虫类药属于异体蛋白，容易致敏，故在使用时要严格控制剂量，从小剂量逐渐增加，每种不超过 10 g，且中病即止。

二、内湿与哮喘

湿性重浊，其性类水，湿邪侵及人体，留滞于脏腑经络，最阻遏气机，从而使气机升降失常，气道阻滞而发为哮喘。湿为阴邪，阴胜则阳病，故最易耗损人体阳气，脾阳不振，运化无权，水湿停聚，痰浊内生，复感外邪，则哮喘作也。湿性黏滞，湿病症状多黏滞而不爽，故哮喘为病多病程长而易反复发作。湿邪为病，可分外湿和内湿，内湿的形成多因饮食不节，损伤脾胃，脾伤则运化失职，致津液不得运化转输而成。痰是人体津液不归正化而产生的病理产物，其产生与肺、脾、肾三脏的关系极为密切。陈修园云："痰之本，水也，原于肾。痰之动，湿也，主于脾。……痰之成，气也，贮于肺。"肺主治节，外邪袭肺，肺失宣肃，肺津可凝聚为痰。脾主运化，外感湿邪，或饮食不节，或思虑劳倦，脾胃受伤，运化无权，水湿内停，凝聚为痰。肾司开阖，肾阳不利，水湿上泛，可聚而为痰，命门火衰，不能温运脾阳，水谷不化精微，也可生湿成痰。哮喘的病理因素以痰为主，《症因脉治·哮病》说："哮病之因，痰饮留伏，结为窠臼，潜伏于内，偶有七情之犯，饮食之伤，或外有时令之风寒，束其肌表，则哮喘之症作矣。"现代患者多饮食不节，恣食生冷、过食肥甘者不乏其人，使该类患者内伤脾胃，脾失健运，水液不化，聚而生湿，停而为痰，留而为饮。

　　对于哮喘的成因，现代医学认为是由多种细胞尤其是肥大细胞、嗜酸性粒细胞和淋巴细胞参与的气道慢性炎症，引起气道高反应性，导致可逆性气道阻塞性疾病。而此"气道慢性炎症"可与中医学痰湿内阻相对应。古代医籍对哮喘的记录颇多，认为感受外邪、饮食不当、因惊发喘等都是哮喘发病的原因。宿痰内伏于肺是历代医家认为哮喘最多之病因，《证治汇补·胸膈门·哮病》云"哮即痰喘之久而常发者，因内有壅塞之气，外有非时之感，膈有胶固之痰，三者相合，闭拒气道，抟击有声，发为哮病"，明代薛铠《保婴撮要》曰"喘急之症……多因肺脾气虚，腠理不密，外邪所乘，真气虚而邪气实者为多"。正虚、痰伏为哮喘病机的关键。脾肺功能是否正常与饮食营养是否充足决定了正气的盛衰。如饮食不当，脾虚运化无力，聚湿成痰。若肺气虚，宣通肃降功能低下，卫表不固，易受非时之感侵犯，影响肺的宣降功能，使肺失宣肃，不能正常分布津液，而聚液成痰、成饮，痰浊贮于肺部。痰盛气阻是哮喘之标，而正虚是哮喘之本。

　　迄今临床治疗哮喘多分为发作期和缓解期，遵循"发时治其标，平时治其本"的原则。朱丹溪《丹溪心法》指出哮喘病"专主于痰"，治法概括为"未发以扶正为主，既发以攻邪为急"，成为医家一直尊崇之治疗大法。在发作时需辨清寒热虚实，哮喘发作以寒证和寒热夹杂为常见，多在春秋气温骤变时发病，过食寒凉生冷易诱发，日轻夜重，遇寒加重，得温则舒，发作期以小青龙汤、苏子降气汤、射干麻黄汤之类为优选。缓解期健脾益肺补肾，扶正固本，以参苓白术散合玉屏风散为基本方化裁。在临床实践中，许多哮喘患者发作期有"湿"的征象，临床上常表现为咳嗽气促、痰黏色白、咳痰不爽、口渴不喜饮、大便不爽。湿滞脾胃，运化失健，故常见食积不化而出现苔白厚腻之症。这类患者单纯以寒热辨证往往治疗效果不佳，而以化湿降气平喘每能收效。由于湿有内湿和外湿之分，外湿常夹风而侵犯人体，内湿的产生又与肺、脾、肾三脏的功能失调密切相关，故根据临床又可将"湿"分为痰湿、湿热。因患者脾常不足，易为饮食生冷、积热所伤，导致脾失健运，水谷不能化生精微，反而酿生痰浊，上贮于肺，痰阻气逆，肺失宣畅，导致痰湿，舌质淡红，苔白滑或白腻，脉滑或弦滑，临床常以三拗三子合二陈汤，常用药物有麻黄、半夏、紫苏子、葶苈子、陈皮、杏仁等，以燥湿化痰。湿热患者发病迁延，一般都在3天以上，常见于平素嗜食膏粱厚味的患者，由于积滞伤脾，酿生痰热，内蕴于肺引发哮喘，再则江南地区每于梅雨季节及夏季水湿较多时，内湿与外湿相交，湿愈盛也，故此型哮喘多发。患者舌质淡红或舌尖红，苔淡黄或黄腻，脉滑或濡滑，临床自拟香薷、青蒿、车前草、苦杏仁、浙贝母、黄芩、白蛤壳、白豆蔻、厚朴花、生甘草加减应用。香薷性辛温，能利水散湿，《本草正义》曰"香薷……气味清冽，质又轻扬，上能开肺气、泄腠理、达皮毛，以解在表之新寒；下之能通三焦、疏膀胱、利小便，以导在里之水气"。青蒿具"去湿热，消痰"之功，性兼补阴，又可退阴火，解骨蒸劳热。药理学研究表明，青蒿不仅有清热抗炎等作用，而且有增强机体细胞免疫的作用。车前草、白蛤壳清热利水，消痰平喘。药理学研究证明，此二药具有松弛支气管平滑肌的作用，车前草还可使气管的分泌液明显增加而具祛痰作用。杏仁苦降泄气，具有润肺之功，浙贝母清热化痰平喘，黄芩清肺除湿止咳，具有抗炎抗变态反应的药理作用。白豆蔻行气、宽中、消滞，芳香化湿。《本草求真》曰："白豆蔻……另有一种清爽妙气，上入肺经气分，而为肺家散气要药，且其辛温香窜，流行三焦……功专和胃醒脾调中，而于肺肾他部则只兼而及之也。"且白豆蔻中的α-品醇、α-松油醇等成分均具有平喘作用。川厚朴燥湿、消痰、下气。《本草汇言》曰："湿郁积而不去，湿痰聚而不清，用厚朴之温，可以燥湿，辛可以清痰，苦可以下气也。"甘草调和诸药，缓急润肺，且具有肾上腺皮质激素样作用。

三、内热与哮喘

据笔者多年临床经验，将哮喘的临床表现总结如下：喘急息涌，喉中痰鸣如吼，胸高气粗，甚则端坐呼吸，张口抬肩，唇面青紫，咳嗽，痰多或白或黄，咽痒鼻痒，动则尤甚，或行走喘憋气促，心慌，头面四肢水肿，舌下脉络瘀紫粗曲，脉沉细或滑数。间歇期可一如常人。哮喘患者通常还有一些伴随症状：素来大便干结，或黏滞不爽；口干口渴，喜饮，喜食带汤水的食物；易汗或汗多如水，面赤身热，手足热烫，怕热；烦躁易怒；尿频、尿急、尿不尽，漏尿；舌红少苔，或红嫩裂纹，或舌苔花剥，或光红无苔，脉细数或洪滑，失眠、少寐等。笔者观察到，哮喘患者在发作期和间歇期，均或多或少伴有以上症状，可归纳为体质因素。

"体内伏热"属于"伏邪"之范畴,从六气层面而言,"伏热"主要来源于厥阴风木、少阳相火、阳明燥金;人体一气周流,无论厥阴、少阳、阳明哪个层面出现问题,均会导致人体整体气机失调,进而发生疾病。明代江瓘《明医类案》曰:"盛则为喘……发喘者,气有余也……故言盛者,非肺气盛也,言肺中火气盛也;言有余者,非言肺气有余也,言肺中之火有余也。"清代李用粹《证治汇补》曰:"诸病喘满,皆属于热。"以上所述均为笔者从"体内伏热"论治哮喘提供了思路。

首先,从"体内伏热"分析哮喘主要症状。喘急息涌,胸高气粗,咳嗽,甚则端坐呼吸,张口抬肩,为肺气上逆、失于宣肃之表现。《素问·至真要大论》记载"诸逆冲上,皆属于火",所以认为哮喘为肺热气逆所致;喉中痰鸣如吼,痰多或白或黄,为火热生湿滋痰,痰浊阻遏,气道狭窄,为风火逆气激荡之象。火热越盛,湿水越盛,火为湿之源。咽痒,鼻痒,常因呼吸冷空气或闻吸异味而加重,容易感冒,常因感冒而导致哮喘发作,为"体内伏热"致敏,易于感招外邪之象。动则尤甚,或行走喘憋气促,为气逆憋阻,呼吸不利之象。端坐呼吸,张口抬肩,唇面青紫,为肾水不足,水失涵木,肝火冲逆,肺失宣肃,呼吸严重受阻之象。心慌,头面、四肢水肿,舌下脉络瘀紫粗曲,为相傅之官肺失主治节之功,累及君主之官心,少阴元气虚衰之象。脉沉细,为元气虚弱之象,脉滑数,为"体内伏热"之象。

其次,从"体内伏热"分析哮喘伴随症状。素来大便干结,为阳明腑大肠燥热之象,大便黏滞不爽,为阳明腑燥热炼津成湿致黏,致阳明降机不利之象。口干口渴,喜饮,喜食带汤水的食物,为阳明伏热伤津之象。易汗,或汗多如水,为阳明热盛,蒸腾津液所致,或少阴肾水不足,阴不配阳,致少阳相火亢盛,蒸腾津液所致,诚如《素问·阴阳别论》中"阳加于阴谓之汗"之所谓。面赤身热,怕热,手足热烫,为阳明热盛,或相火燔灼所致。烦躁易怒,为少阴肾水不足,水失涵木,厥阴木火亢盛所致。尿频,尿急,尿不尽,漏尿,为肾水不足,肝火亢盛,下移膀胱,生风致敏,致膀胱不耐刺激之症。失眠、少寐为体内伏热蒸腾,致阳不入阴或阳难入阴之症。舌红苔厚,为阳明热盛之症。舌红嫩裂纹少苔,或舌苔花剥,或光红无苔,均为少阴肾水不足、阴虚火旺之象。脉细数或洪滑,均为"体内伏热"之象。

分析以上症状,认识到哮喘患者体内素有伏热,或为阳明伏热,或为少阳相火，或为厥阴木火，或兼夹其中之一二，或三者具备，伴随患者发病的始终，因此认为体内伏热是患者罹患哮喘的体质因素。哮喘日久不愈，肺热痼留，筑成窠穴，成为哮喘反复发作的宿根。

张仲景《金匮要略》言："肺胀，咳而上气，烦躁而喘，脉浮者，心下有水，小青龙加石膏汤主之。""肺胀，咳而上气"，据《素问·至真要大论》"诸逆冲上，皆属于火"可知，此处肺气上逆与火热相关，肺气上逆而喘咳，是阳明金气不降，故属阳明伏热；烦躁乃肝阴不足，木生火，致心阴不足，故而心火亢盛则烦躁，属厥阴肝火之伏热所致；"心下有水"，即胸脘部有水饮，火邪素能煎灼津液，炼液成痰饮，加之吕英教授"火为湿之源"之理，则可推知此处患者胸脘有热，因热而化生水饮；脉浮为热象。综合以上分析认为，小青龙加石膏汤作用于"体内伏热"之人，水热互结之证。小青龙加石膏汤方中麻黄、桂枝开太阳，宣肃肺气，利水平喘；石膏辛甘大寒，生津止渴，可清降阳明伏热；白芍酸寒阴柔，敛降木火逆冲之气，养血敛阴；半夏下气肃肺化痰，降一切脏腑之火热逆冲之气，故白芍、半夏相伍清热平冲降逆，为方中治火热逆冲之要药；痰饮虽为火热所化，却实为阴邪，故以干姜、细辛温化痰饮，并降冲逆之气；五味子、炙甘草敛肝降肺，化痰止咳平喘。全方正可对治木火冲逆、伏热郁肺、滋生痰饮之证，故以此方为治疗哮喘之基本方。

"体内伏热"移热于肺，肺热痼留，筑成窠穴，成为哮喘发病的宿根。"体内伏热"有：①阳明伏热，包括阳明腑热和阳明经热；②少阴肾水不足，阴虚阳亢，相火离位，弥漫于少阳之少阳相火；③水失涵木，木亢生火，致厥阴疏泄过度之厥阴肝火。哮喘患者至少兼有其中一种伏热，甚者三者俱备。肺为华盖，居所有脏腑之上，火热炎上灼肺，致肺热气逆而发哮喘，肺热滋生痰饮，痰热痼留筑成窠穴，成为哮喘发病之宿根。

哮喘发作状态即为风火之象。喘急息涌，痰鸣如吼，胸高气粗，甚则端坐呼吸，张口抬肩，以上是哮喘之常见症状，在中医学风、寒、暑、湿、燥、火六淫中，唯有东方风木之气和南方离火之气具有发动如此剧烈症状的巨大能量，所以认为哮喘为风、火二气所为，对应震、巽二卦所主风雷之象，"体内伏热"为其根，肺热气逆为其要，肝火冲逆为其助。

哮喘久病不愈，壮火食气，致阴阳两虚，在出现火热症状的同时，常常出现易感外邪而发病，喜暖怕冷，喜饮热，大便稀溏，畏寒、足冷、膝凉、背寒等症，被认为是阳气不足之寒湿之象，而且大部分患者伴有以上症状，所以以寒哮论治。

四、内寒与哮喘

《素问·评热病论》载"邪之所凑，其气必虚"。武蕾认为阳气虚弱是邪伏肺络的前提条件。阳气具有生化、温煦、卫外的功能，在御邪中发挥着重要作用。《素问·生气通天论》云："阳气者若天与日，失其所则折寿而不彰，故天运当以日光明，是故阳因而上，卫外者也。"机体阳气充足，肺络之阳气可发挥护卫作用，抵御邪气入侵，减少哮喘发生。若素体阳虚，或因外邪侵袭、饮食劳倦伤及阳气，或因肺病日久损耗阳气，使肺络阳虚不能卫外，邪气乘虚而入，加之阳虚不能驱邪外出，令邪气伏藏。国医大师胡广祥也认为，阳气虚弱是哮喘反复发作的重要内因。此外，机体气血津液不足，不能为肺络提供足够的营养物质，则肺络虚弱失养。《临证指南医案》认为，至虚之地便是留邪之处，肺络空虚，邪气留伏，并且伏邪进一步耗伤机体阳气，令机体正气更加亏虚，形成因虚感邪、因伏致虚的恶性循环，导致哮喘反复发作，缠绵难愈。因此正气不足、肺络阳虚是邪伏肺络的根本原因。

有学者认为，肺络伏寒是哮喘的夙根，是哮喘迁延难愈的关键。《幼科发挥》指出："或有喘病，遇寒冷而发。"哮喘患者多素体怕冷，寒冷季节病情加重，常于夜间、凌晨或受凉后发作，发作时喉中常有哮鸣音等，均符合寒为阴邪、夜间寒盛、寒邪凝滞收引、令肺络挛急等特点，以上表明哮喘与寒相关。此外，中医学又将哮喘称为"寒瘵症"，认为哮喘是由寒引起的积劳久病，寒久则伏，伏久入络，终为肺络伏寒，成为哮喘夙根。武蕾认为，夙根伏寒生成的原因有二，其一为先天伏寒，先天禀赋源于父母，父母素体阳虚，其子必寒；其二为后天伏寒，《素问·咳论》言"其寒饮食入胃，从肺脉，上至于肺，则肺寒"，《灵枢·邪气脏腑病形》曰"形寒寒饮则伤肺，以其两寒相感，中外皆伤，故气逆而上行"，指出若寒邪久侵机体，过用苦寒之品，夏季贪凉饮冷、久吹空调，则使伏寒内生。两种原因又常相互影响，若伏寒之体再贪凉饮冷、起居无常，两寒相感，上干肺络，形成肺络伏寒，令哮喘经久不愈，成为哮喘迁延难愈的关键。柳心指出，寒饮伏肺是哮喘发病的重要因素，是哮喘气道重塑的重要环节。

在邪伏肺络的过程中，伏邪既是病因，又是病理产物。风、寒、痰伏于肺络，导致肺络不通，气机不畅，夙根伏久入血，令肺络瘀滞凝结，并发展为器质性病变。在此过程中，正气也不断被损耗，造成"正虚—邪伏—正虚"的恶性循环，使哮喘缠绵难愈。武蕾认为，正气不足是邪伏肺络的根本原因，正气不足以肺、脾、肾三脏亏虚为主，且尤以肺阳虚为主要因素。国医大师洪广祥也明确指出，肺阳虚是哮喘发作的主要内因。根据"治肺不远温"的思想，哮喘的治疗之本为温补，且以温肺阳为主。温肺阳可有效阻止肺病传脾及肾的过程，截断疾病进展。温肺阳常用小青龙汤加减，其中麻黄温宣，桂枝温通，干姜温补，细辛温散，五味子温收，五药相伍，肺阳得温，外邪自散。若发展至脾阳虚，可见痰稀白、饮食不振、大便稀溏等症状，常加用苓桂术甘汤，以桂枝、茯苓温阳化气，配以白术健脾燥湿，培土生金。若哮喘日久，患者出现呼多吸少，动则尤甚，夜间喘甚等肺肾阳虚症状，常合用麻黄附子细辛汤，以附子温肾，麻黄散寒，细辛入少阴引经，三药合用，太少同治，补散兼施。需要注意的是，若患者痰白黏稠不易咳出，或痰白稀量多，或黄白并见，切不可因痰多、黄痰、痰黏而过用寒凉之品，仍应立足于阳虚的根本，以小青龙汤为基础方，酌加清热化痰之品治疗。闫伟等通过动物实验证明，小青龙汤能有效提升哮喘寒饮蕴肺证大鼠体内 1,25-二羟基维生素 D_3 水平，可增强机体免疫力，抑制哮喘的炎症反应，改善哮喘气道重塑。

在内服药物的同时，亦使用穴位贴敷疗法。贴敷不拘泥于"三伏贴"和"三九贴"，平时亦可使用，达到内外兼治的目的。常用麻黄、芥子、细辛、甘遂、延胡索、半夏、白芷等药物，打碎成粉，用姜汁调和，取天突、膻中、大椎及双侧定喘、肺俞、膈俞、肾俞、足三里、丰隆等穴位，每次贴敷 4～6 小时，达到振奋诸经阳气、驱邪外出、调节阴阳的作用。通过内服外敷综合治疗，可使机体正气充足，防止外邪入侵，或延缓外邪由"伏"到"发"的过程，从根源上解决哮喘发作之因。

第七章

内生五邪与肺系病的现代研究

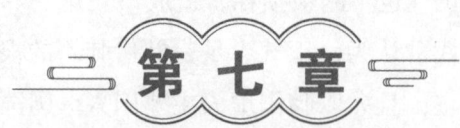

第一节 内风与肺系病的现代研究

内风指由脏腑功能失调,气血运行逆乱导致机体产生眩晕、动摇、抽搐、强直、震颤、肢麻拘急或卒然昏仆、口眼㖞斜、半身不遂等症的病理概括。因其发病迅速,症状动摇多变与风类似而故名。"夫风者,阳气也,善行而数变"。常言道,阴阳为风气之本,风气为阴阳之化,阳进阴退则热升,阴进阳退则寒渐,阴阳往复间风气乃成。"风为百病之长",遇湿则化风湿,遇热则化风热,遇寒则化风寒,痰瘀邪毒变化之多不可胜数,后诸邪并至,流窜伤人,至皮肤,至血脉经络,至脏腑,无所不至,是谓内风暗旋。

在现代肺系疾病的研究中,应将内风暗旋与肺恶性肿瘤紧密联系起来。有学者认为,内风暗旋为肺癌的核心病机,正如《诸病源候论·积聚诸病·积聚候》中记载:"积聚者,由阴阳不和,脏腑虚弱,受于风邪,搏于腑脏之气所为也。"有学者指出,早期癌毒偏安一隅,客邪之处阴阳出入之气机不相顺接,阳气亢逆变动是以贼风暗生,此时正气尚充沛,贼风安伏肺络,伺机而动。肺为华盖,居于上,经鼻和皮毛与外界相通,外有六淫首先犯肺,且肺癌患者经历手术或化疗后,大多体虚易感,内环境紊乱,至春寒夏暑之时,风寒湿之气加之肤腠,同气相引,内风妄动以与诸邪斡旋,致使玄府郁闭,气不得伸,遂内风得拘,邪气于内而不得外达,致使肺癌患者一旦感受外邪则病情迁延反复、缠绵难愈。肺癌发病以正虚为本,然肺为娇脏、清虚之脏,最易受邪侵,外邪侵袭,致使肺气宣降失司，津液代谢障碍，湿聚成痰，血滞为瘀，痰瘀互结，久积于肺，发为肿块。相关研究发现，风药主要通过抑制上皮细胞转化及调控相关基因表达实现抑制肿瘤细胞的增殖和转移的作用。此外，风药及其复方可通过调控信号通路等方式促进细胞凋亡及自噬，风药还可通过调控血管内皮生长因子（vascular endothelial growth factor，VEGF）-血管内皮生长因子受体（vascular endothelial growth factor receptor，VEGFR）轴来抑制肿瘤血管生成。孟斌等发现，由中药紫苏提取的挥发油可阻滞肾癌OS-RC-2细胞于G2/M期，抑制其增殖能力。张楠等对60例脾虚湿蕴型肺腺癌患者进行随机对照研究，观察组在单纯吉非替尼对照组的基础上予扶正消风汤（荆芥、防风、蝉蜕、白鲜皮、地肤子等），结果显示观察组在缓解咳嗽、咳痰、乏力症状方面优于对照组，且可降低癌胚抗原（carcino embryonic antigen，CEA）水平，提高机体免疫力。王志雄等研究证实，桑叶能抑制乳腺癌肿瘤内皮细胞生长因子受体表达，诱导血管内皮细胞凋亡，调节细胞周期分布以抑制肿瘤血管生成。实验研究证实，风药不仅可以直接或间接干预肿瘤细胞增殖、转移、凋亡而直接或间接发挥抗癌的作用，而且在增强机体抗癌能力、缓解患者临床症状、提高生存质量等方面具有确切疗效。目前多学科综合治疗与个体化治疗相结合的癌症诊治模式已成为共识。个体化辨证施治是中医学的特色诊疗方式，且中医药具有多靶点、价格低、不良反应小的优势。中西医结合是肿瘤治疗不可阻挡的趋势，对风药的深入研究有望进一步提高临床诊治肿瘤之疗效。

随着时代变迁与发展，近现代对"风邪致咳"有了新的认识。《中医常用名词解释》中明确提出"风咳"的概念，即"因感受风邪所致，为外感咳嗽之证，其症鼻塞声重，口中喉痒"可命名为"风咳"。晁恩祥教授首次提出风咳理论，认为风咳属于外感咳嗽范围，病因为风邪犯肺，治疗当以"疏风宣肺，缓急利咽止咳"为法，临床经验方予苏黄止咳汤加减。申春悌认为，风咳患者往往病程迁延，故其治疗强调"治风先治血，血行风自灭"，并善用活血化瘀之法。郑进认为，风咳属于本虚标实之证，即风为标，脏虚为本，发病具有反复发作、缠绵难愈的特点。王虹认为，风咳乃风邪乘肺所致，内风与外风相互影响，内风多责之于肝，在此基础上提出了"风邪犯肺，肝肺失调"的病机认识，临床上以"祛外风理肺，息内风调肝"为治疗大法。朱佳认为，风咳病性总属本虚标实，风邪外受为标，素体肺虚为本，风邪包括外风、内风和多种过敏致病因素，亦可夹痰、夹痰，内风责之"肺虚邪恋"，外风为冷空气、异味或多种致敏因素，外风易触动内风，内外相引，致咳嗽反复迁延不愈。

咳嗽变异性哮喘（cough variant asthma，CVA）是儿童慢性咳嗽中最常见的疾病。其主要表现为咳嗽，以干咳为主，咳嗽持续数周，常在运动、夜间、凌晨和（或）清晨发作或加重。CVA发病诱因具有多样性，上呼吸道感染、变应原刺激、剧烈运动、冷空气刺激等都可诱发疾病或使症状加重，且疾病发作特点也呈现时间节律性与季节规律性，其在秋冬季节或季节更替时发病率较高，还存在地域性特点，有研究认为，CVA发病机制与支气管哮喘相似，由IgE介导的Ⅰ型超敏反应为本病的主要发病机制，同时也有气道炎症、气道重塑、气道高反应性的表现。现代医学对于CVA治疗多选用小剂量糖皮质激素、支气管扩张剂及白三烯受体拮抗剂等，此类药物用药时间较长，停药后咳嗽症状可能会反复，且长期服用可能出现许多不良反应，在临床上患儿与家长往往不能坚持医嘱。CVA并非由单一因素引起，中医学虽并无CVA的病名记载，但在既往典籍中有类似症状的记载，《内经》云"五脏六腑皆令人咳，非独肺也"，如今很多医者认为CVA的病机关键在风、痰、虚、瘀，尤其以风邪为主。王卉等通过对"中药-活性成分-疾病靶点"网络构建发现，紫苏子、杏仁中抗CVA的主要活性成分可能为花生四烯酸、甘草醇、甘草苷、木犀草素、11,14-二十碳二烯酸、菠甾醇。花生四烯酸被脂氧合酶代谢可能导致白三烯形成，引起支气管收缩、气道重塑、支气管高反应性和嗜酸性粒细胞浸润等。木犀草素可降低卵清蛋白（ovalbumin，OVA）致敏小鼠的气管支气管收缩和支气管气道高反应性，从而减轻实验小鼠的症状。龚国清等研究证明，木犀草素可改善支气管炎症反应的严重程度，其通过抑制TGF-β1 mRNA的表达来实现。还有研究证实木犀草素的抗炎机制可能是通过抑制COX-2信号通路、调节Th1/Th2平衡等途径来实现的，其可通过降低血清特异性IgE水平减少哮喘的气道高反应性。木犀草素还可通过下调miR-132缓解气道支气管收缩和降低气道高反应性。

第二节　内寒与肺系病的现代研究

内寒多因阳气亏虚，阴寒内盛，机体失于温煦而成。内寒多责之于心，且与脾、肾关系密切。肺阳虚证的病机比较复杂，主要有以下几点。一是寒邪侵袭，损伤肺阳。寒为阴邪，易伤阳气，寒邪从肌表口鼻而入，内应于肺，肺中阳气受损，失于宣散，津液失布而内生痰饮。二是痰饮久停，伤及肺阳。痰饮为阴寒之邪，久停于肺，阴胜则阳病，必耗肺阳，导致肺阳亏虚。三是肺气久虚，累及肺阳。四是他脏累及。肺阳根于肾，养于脾，脾肾阳虚日久，不能温煦肺阳则肺阳亦衰。心阳如人身之日，能濡养肺阳，心阳不足，失于温煦，肺阳则衰；脾为后天之本，气血生化之源，脾阳能达于肌肉四肢；肾阳为人身阳气之根，能温煦全身脏腑组织。故脾肾阳气虚衰，则温煦失职，最易表现虚寒之象，而尤以肾阳虚衰为关键。气主煦之，阳虚则阴盛，机体阳气不足，阴寒内盛，失于温煦机体的作用，使脏腑组织表现为病理性功能减退，以冷（畏寒，肢冷）、白（面、舌色白）、稀（分泌物和排泄物质地清稀，如痰液稀白，大便稀薄）、润（舌润，口不渴）、静（精神状态安静，喜卧）为其临床特点，其中以"冷"为最基本的特征。阳气虚衰，寒从中生的病理表现，主要有两个方面。一是温煦失职，虚寒内生，呈现出面色苍白、形寒肢冷等阳热不足之象；或因寒性凝滞，其性收引，使筋脉收缩，血行迟滞，而出现筋脉拘挛、肢节痹痛等。二是阳气不足，气化功能减退或失司，水液不得温化，从而导致阴寒性病理产物（如水湿痰饮之类）的积聚或停滞，以致尿、痰、涕、涎等排泄物澄澈清冷，或大便泄泻，或水肿等。临床上，肺系阳虚病症辨证要点可概括为三个方面：一是肺系症状，如咳喘、痰液清稀色白量多或质稀如泡沫状、胸闷气短喘息等；二是气虚症状，如少气懒言、神疲乏力、呼吸低微、自汗易感冒；三是阳虚症状，如畏寒、四肢不温、口淡不渴、面色淡白、舌色淡、苔白滑腻、脉沉细无力。笔者在临证过程中有以下几点体会：肺阳虚为肺气虚之甚，所以治疗肺气虚时配以温补之品，以"先安未受邪之地"；慢性咳喘患者大多年老体弱，病程较长，属本虚标实之证，其本虚又多表现为阳虚，所以应用温补之品。但一定要注意邪实的情况，谨防扶正之时而恋邪。

近年来，对于慢性咳嗽的发病机制研究多从炎症因素、神经因素及气道上皮的局部损伤等方面开展，多数结果表明咳嗽敏感性增高是慢性咳嗽发病的重要病理机制，并提出"咳嗽高敏综合征"的概念。咳嗽敏感性是指机体在受到外界刺激（如冷、热、化学、机械等刺激）时，所表现出来的咳嗽难易程度。其中寒冷刺激作为刺激因素之一，可作为相对独立的致病因子导致敏感性增高，诱发咳嗽。而寒冷刺激诱发咳嗽的发病机制，目前多认为与冷空气直接接触，或寒冷刺激诱发迷走神经介导的咳嗽反射及细胞内钙离子动员导致的呼吸道平滑肌收缩有关。

咳嗽敏感性增高的机制尚未完全明确，目前公认与 TRP 通路激活、气道神经源性炎症、咳嗽中枢易化、氧化应激等多个环节有关，其具体机制复杂，多个环节可相互作用、相互影响，不可截然分开，如 TRP 通道在气道炎症和氧化应激等中均起到重要作用。研究发现，TRP 通道是一类存在于细胞膜上的跨膜通道蛋白，在多种组织的细胞（包括外周神经系统、皮肤、肺、气管、结肠等）上表达，对温度变化敏感，受冷、热刺激后开放。TRP 通道激活可导致阳离子大量内流，细胞去极化，产生动作电位，进而刺激感觉神经元释放神经肽物质，产生神经源性炎症，增加咳嗽敏感性，引起咳嗽。气道神经源性炎症的持续存在导致咳嗽频发，经久不愈。根据 TRP 通道对温度敏感的差异，分为冷敏通道和热敏通道。其中 TRPA1 和 TRPM8 是 2 种已知的冷感觉通道，可被不同温度的寒冷刺激开放，与咳嗽密切相关。国内外相关实验结果表明，寒冷刺激可通过分别激活支气管、肺组织及皮肤上的 TRPM8 和 TRPA1 受体，导致咳嗽敏感性增高，引起咳嗽，其机制可能与寒冷刺激可诱导 TRPM8 过表达、Ca^{2+} 内流激活相关通道开放等有关。有学者通过实验研究发现，寒冷刺激可升高豚鼠肺组织 TRPA1、SP、CGRP 的表达，增加咳嗽次数，其作用可能与 TRPA1 通道介导的气道神经源性炎症，使咳嗽敏感性增加有关。

支气管哮喘是一种常见的慢性气道炎症性疾病，可导致咳嗽、喘息、呼吸急促和胸闷等症状。哮喘症状主要是由气道炎症引起的，炎症细胞浸润，支气管黏膜充血水肿，黏液分泌增多，导致气道重塑和气道高反应性。支气管哮喘，中医学称"哮病"，国医大师洪广祥指出"气阳虚弱是哮喘发作的重要内因"。气阳虚弱重在肺、脾、肾三脏，肺失宣降，脾失运化，肾失蒸化水液，形成痰瘀互结，内伏于肺，导致哮喘发病。大量研究表明，细胞因子在支气管哮喘发病机制中产生重要的作用。当受到变应原刺激时，抗原被树突状细胞捕获后，诱导 Th0 细胞向 Th2 细胞分化并激活产生炎症因子，如 IL-4、IL-5 和 IL-13。IL-4 和 IL-13 可以诱导 B 细胞合成 IgE，导致肥大细胞和嗜碱性粒细胞致敏，从而释放促炎介质，刺激黏液高分泌和气道高反应性，而 IL-5 主要负责嗜酸性粒细胞的成熟和募集。益气温阳法可以改善大鼠哮喘症状；降低哮喘大鼠支气管肺泡灌洗液（bronchoalveolar lavage fluid，BALF）中炎症细胞数量及 IL-4、IL-5 和 IL-13 水平；改善肺组织支气管结构及炎症细胞浸润情况，减少黏液分泌和上皮杯状细胞化生，抑制气道炎症反应。《素问·痹论》云："卫者，水谷之悍气也。"卫气，即运行于脉外皮肤、肌肉之间的气，具有防御外邪侵袭、护卫肌表及温养皮毛、肌肉、脏腑等组织器官的功能。β 防御素在调节机体炎症反应、介导免疫反应方面具有较强作用，与中医学理论中的"卫气"具有相似之处。益气温阳护卫汤通过改善机体卫气不固、阳气虚弱的证候，激发其自我防御机制，增强 β 防御素表达水平，从而缓解炎症因子对呼吸系统的损伤。益气温阳护卫汤中，黄芪补中益气，白术健脾益气，防风疏风解表，淫羊藿、仙茅温补肾阳，桂枝温经通脉、助阳化气，白芍平肝潜阳、养血调经，生姜温中止呕、解表散寒、止咳化痰，大枣益气养血，炙甘草调和诸药，全方共奏益气温阳之效。药理学研究证实，黄芪具有抗炎、增强机体免疫等作用；淫羊藿可增强吞噬细胞功能，发挥显著的抗感染作用；防风具有抗炎、抗菌、解热、提高免疫力等作用。

肺结节是影像学表现为直径 ≤ 30 mm 的局灶性、类圆形、密度增高的实性或亚实性肺部阴影，被认为是早期肺癌表现形式之一。20%～40% 的孤立性肺结节为恶性肿瘤，其中磨玻璃结节易转化为肺腺癌，有研究结果表明，磨玻璃结节恶性率为 34.1%，可见恶变的概率之高。中医并无"肺结节"病名相应的记载，多以"肺积""息贲""窠囊"命名，其病因病机多认为是脏腑虚弱、正气衰惫，邪气内盛、痰瘀互结，治疗上以扶正、攻邪为主。而肺阳虚理论的病因病机主要为寒邪侵袭伤及肺阳、肺虚累及肺阳、其他脏腑虚损累及肺阳、痰饮停聚肺阳渐耗等方面，与肺结节病因病机相吻合。有学者对 121 例肺结节患者进行了体质调查，发现阳虚质在肺结节患者偏颇体质及结节由良性发展至恶性全病程中均占有重要地位。《素问·阴阳应象大论》曰"阳化气，阴成形"，强调了有形之邪其性属阴，同时也指出在"阴成形"的过程中必然有"阳化气"不足的出现，正如《灵枢·百病始生》所说："温气不行，凝血蕴里而不散，津液涩渗，著而不去，而积皆成矣。""积"多由于"阳气化"功能失调，温煦、气化、推动功能降低，不能温养维持人体脏腑功能，日久痰湿瘀毒内结而成。由此可见，肺阳虚是肺结节的主要发病因素之一。现代研究结果表明，免疫功能在阳虚状态下会呈现出抑制状态，主要体现在 T 淋巴细胞、NK 细胞等免疫细胞的活性降低，机体的免疫功能包括抗邪能力与稳定内环境。中医学整体观念认为，阳气虚，水谷津液无以化生，卫营之气无以充盛，则免疫功能低下；常人阴阳表里相合，百病不生，若阳气虚，阴阳失衡，疾病乃生。故免疫低下是导致疾病的内在因素，而免疫低下是阳虚的重要表现之一。有学者在实验研究中发现，温阳类中药可以调节 Lewis 荷瘤小鼠 Th1/Th2 的免疫失衡状态，提高机体免疫功能，抑制肿瘤细胞生长，因此在治疗肺结节，尤其在肺结节恶变上应注重温阳之法。邓玉艳等用温阳散寒方麻黄附子细辛汤联合温阳救逆、益气固脱之参附注射液治疗肺癌疼痛 30 例，结果显示治疗组总有效率优于单服西药镇痛药氨酚羟考酮胶囊（$P < 0.05$），提示温阳法能有效减轻肺癌疼痛。中医学从整体观念出发，以辨证论治为原则，探究疾病的本源，为肺结节治疗开辟了一条新思路。特别是对于直径小于 8 mm 的肺部磨玻璃结节影、未达手术治疗标准及直径大于 8 mm 并小于 30 mm 的磨玻璃结节且拒绝手术治疗的患者可采用中医治疗，在治疗期间，如结节增大或密度增加，建议进一步评估，必要时行手术治疗，以免延误病情。肺结节为有形实邪，在寒性状态下易于发生、发展，可见"阴气盛"侵袭肺脏乃肺结节的发病条件，阳气虚"阳化气"功能减退是其病理基础。在临床调查中，肺结节患者也多见于阳虚体质，印证了肺阳虚可能是肺结节的病理基础，以及"肺阳虚"在肺结节的发生、发展过程中发挥着重要的作用。在治疗上，注重温阳，增强人体正气，从而达到稳定机体内环境，提高免疫功能，抑制结节生长，延缓疾病进程的目的。在用药上，创立了"益气温阳方"，主要使用黄芪、肉苁蓉、淫羊藿、薏苡仁、莪术、虎杖、桔梗、甘草等药物。全方以益气温阳为本，祛瘀散结为标，标本兼顾，同时补而不滞，祛邪而不伤正。

亦有学者提出，温阳药物之甘草干姜汤可治疗多种肺系疾病。例如，肺痿是一种慢性衰损性肺部疾病，临床较为常见，表现为肺叶枯槁且功能衰退，病情较重且难以治愈。特发性肺间质纤维化（idiopathic pulmonary fibrosis，IPF）属于中医学"肺痿"范畴。阳虚寒凝是 IPF 发病的病机关键。IPF 患者常见肺、脾、肾阳气亏虚，阳虚而阴寒内盛或水湿寒凝，阳虚寒凝这一病机可出现在疾病的各个阶段。现代临床经验总结及理论分析显示，阳气亏虚既是 IPF 发生的原因，又是其疾病发展的必然结局，气虚血瘀阳衰可以说是 IPF 的核心病机，所有 IPF 患者基本上都难以避免气虚血瘀阳衰的病理结果。马锦地等基于已建立的现代名老中医和期刊肺病数据库，检索了相关文献，并建立了新的肺痿文献研究数据库。他们分析了名老中医治疗肺痿的方药及配伍规律，发现甘草干姜汤在其中的占比为11.8%。进一步地，他们检索了关于"肺阳虚"的方药并建立了新的数据库，结果显示甘草和干姜的使用频率较高。实验研究结果表明，甘草干姜汤能够通过提高用力肺活量和肺动态顺应性而改善肺功能，减轻实验性肺纤维化模型的肺纤维化程度。李祎等通过实验证实，作为甘草干姜汤中主要有效成分之一的甘草酸可以减轻博来霉素诱导的小鼠 IPF 肺组织的炎症反应与胶原沉积，可能的机制是对肺泡巨噬细胞的表型偏移和调控及下调肺组织转化生长因子（transforming growth factor，TGF）-β1 的表达。刘瀚阳观察发现，甘草干姜汤可以改善慢性阻塞性肺疾病阳虚寒饮证模型大鼠一般情况及肺功能状况，同时可以有效抑制气道炎症反应。

第三节　内湿与肺系病的现代研究

湿是指因脾的运化功能和输布津液功能障碍，从而引起湿浊蓄积停滞的病理状态。由于内生之湿多因脾虚，故又称之为"脾虚生湿"。内湿的产生，多因过食肥甘，嗜烟好酒，恣食生冷，内伤脾胃，致使脾失健运不能为胃行其津液，或喜静少动，素体肥胖，情志抑郁，致气机不利，津液输布障碍。因此，脾的运化失司是湿浊内生的关键。脾主运化有赖于肾阳的温煦气化。因此，内湿是脾阳虚津液不化而形成的病理产物，在肾阳虚衰时，必然影响脾之运化而导致湿浊内生。反之，由于湿为阴邪，湿胜则可损伤阳气，故湿浊内困，久之必损及脾阳肾阳，而致阳虚湿盛之证。另外，湿浊可以聚而为痰，留而为饮，积而成水，变生多种疾患。

孙跃余等发现，在高湿环境的异常刺激下，湿邪环境下的大鼠呈现出阳虚表现，而中医学理论认为阳气在抗御外邪中起着重要作用，进一步证实湿邪致病可引起机体免疫功能障碍。Hardi 等对湿邪致病大鼠相关 T 淋巴细胞受体 β 链可变区基因谱系进行研究，结果显示外湿大鼠模型组的 T 细胞受体（T cell receptor，

TCR）Vβ1、TCRVβ7、TCRVβ9和TCRVβ13呈现明显的升高趋势，而内湿组大鼠的TCRVβ8、TCRVβ14和TCRVβ18表达降低，内外湿同时存在的模型大鼠TCRVβ8和TCRVβ18表达降低，TCR是介导T细胞识别的分子，故笔者认为湿邪致病阻遏气机的特点与TCR相关。机体的免疫是维持机体生命活动以对抗病原微生物入侵的主要机制与中医学的正气相对应，因而T细胞免疫机制的异常可能是湿邪导致阳气受阻的内在调控机制之一。余俐等发现，高温高湿环境会造成血液内的二氧化碳分压和血浆二氧化碳总量明显降低，导致呼吸性碱中毒，代偿性引起低碳血症，促使脑组织血流量减少，加重脑损伤，从而导致患者出现头晕症状。夏瑢等对中医痰湿体质阻塞性睡眠呼吸暂停低通气综合征的患者进行研究，结果发现痰湿体质的患者血氧饱和度较低，而嗜睡指数高，与血脂、血糖和胰岛素呈较明显的相关性，可导致湿邪患者呈现典型的嗜睡、肥胖等表现。董静研究发现，痰湿人群体内总胆固醇、甘油三酯、极低密度脂蛋白胆固醇、血糖和胰岛素水平显著高于非痰湿人群，而高密度脂蛋白胆固醇则低于非痰湿人群，这可能是湿邪导致机体重浊、清阳不升的形成机制。

对于湿邪致病导致机体缠绵难愈症状的机制研究较多，大部分学者从免疫学角度进行阐述。吴先林通过对湿邪致病缠绵难愈的机制进行研究发现，湿邪环境下病毒感染小鼠存在免疫识别机制的下调，表现为与免疫识别密切相关的TLR7和RLR信号通路mRNA和蛋白表达水平明显降低，同时湿邪还导致Th1/Th2和Th17/Treg的比例下调，导致促炎症反应增强而机体抑制炎症反应的功能受到抑制，无法有效地启动机体的免疫应答机制，从而使湿邪致病缠绵难愈，而这可能是湿邪致病缠绵难愈的本质。临床研究发现，湿邪患者T淋巴细胞亚群异常，$CD3^+$、$CD4^+$细胞显著降低，而$CD8^+$细胞升高，$CD4^+/CD8^+$下降，同时伴有可溶性IL-2水平升高，导致免疫抑制作用，T细胞免疫功能降低。

中医学认为，咳嗽变异性哮喘的病机是饮食生冷、脾胃受寒、阳气受损，引起肺寒气逆，影响肺气宣发、肃降，导致咳嗽，临床治疗应当以温肺散寒及止咳平喘为主要原则。小青龙汤是治疗寒饮咳喘的名方，解表散寒、宣肺逐饮，辨证准确起效迅速，适用于咳嗽变异性哮喘痰湿蕴肺证的治疗，其具有补虚泻实的效果，有助于补充患儿气血，减轻临床症状。小青龙汤方中桂枝发汗解肌，炙麻黄主治伤寒表实，细辛解表祛寒，干姜和胃祛寒，炙甘草润肺清热，五味子缓急收敛，白芍敛阴止汗，丹参清心除烦，法半夏燥湿化痰。药理学分析认为，桂枝中的有效成分桂枝醛能抑制 IgE 诱导的肥大细胞脱颗粒，因此其能介导抗过敏反应；炙麻黄中的有效成分麻黄碱能调节肾上腺素及炎症因子释放，减轻支气管痉挛；干姜中的醚类物质能发挥抗炎效应。张晓荣报道加减小青龙汤联合孟鲁司特钠对儿童咳嗽变异性哮喘具有较好的疗效，可显著改善患儿临床症状及血清炎症指标。孟庆阔报道小青龙汤合泻白散加减对儿童咳嗽变异性哮喘疗效显著，可有效降低患儿中医证候积分。

麻龙平喘汤以健脾化痰及止咳平喘为主要作用，能有效改善儿童咳嗽变异性哮喘的临床症状。麻龙平喘汤方中白术燥湿化痰，黄芪通气健脾，茯苓健脾利湿，地龙息风平喘，款冬花润肺止咳、化痰定喘，紫菀润肺下气、消痰止咳，苦杏仁止咳平喘，陈皮行气调和。药理学分析表明，白术中的有效成分白术挥发油具有一定的抑菌作用，白术多糖功效类似于天然抗生素，且安全性高；茯苓的有效成分β-茯苓聚糖、蛋白质及卵磷脂等可增强机体免疫功能；地龙内含有丰富的肽及蛋白质，这些成分发挥着抗炎、抗菌及镇痛等活性。王双报道麻龙平喘汤对支气管哮喘慢性持续期患者疗效显著，可有效改善患者临床症状。此外，有报道显示，麻龙平喘汤联合布地奈德对儿童咳嗽变异性哮喘具有较好的疗效，能显著降低患儿机体炎症水平并调节免疫功能。

肿瘤病机主要围绕气、痰、瘀、虚、毒五个方面。气滞、血瘀、痰浊是肿瘤发生、发展的必要因素与基础，《金匮钩玄·痰》谓"痰之为物，随气升降，无处不到"。痰邪致病具有多变性、多发性、流动性的特点，胶结日久则成顽疾，这与肿瘤转移的特点类似。张巧妍认为，肺癌为痰贮肺络，肺气宣降失司，痰凝毒聚所致。此外，痰湿与肿瘤的形成及肿瘤微环境的形成密切相关。谢晓蔚等认为，脾气亏虚，失于运化，可导致酸性代谢产物或其他异常细胞间质成分积累，形成肿瘤微环境，即痰湿表现。魏品康证明肿瘤细胞和其间质之间的津液代谢失调与痰证理论具有相关性，指出痰是津液的变异和转化，细胞间质是肿瘤细胞生存、物质代谢和信号交换的场所，是津液转化的桥梁和痰液生成的枢纽。孙宏新等证实，化痰类中药可提高黏附分子 E-cad 的表达水平，增加肿瘤细胞间的黏附能力，降低肿瘤细胞脱落进入周围组织和血管的概率，且化痰类中药可降低 CD44、CD44V6 等黏附分子的表达水平，抑制肿瘤细胞迁移。陈玉龙等对比六君子汤、四君子汤、二陈汤的抗肿瘤作用，发现二陈汤直接抑制肿瘤细胞生长的作用更强。法半夏燥湿化痰，兼以和胃，为君药；陈皮理气行滞，为臣药；佐以茯苓健脾渗湿，桃仁活血化瘀通络，止咳平喘；甘草益气兼调和诸药，为使药。诸药合用，使肺气得舒，脾气得旺，血络得畅，痰湿自消，共奏燥湿化痰、健脾通络之功。现代药理学研究证实，半夏中天门冬氨酸、β-氨基酸、原儿茶醛等具有止咳、化痰、镇痛、抗肿瘤等作用。陈皮中的挥发油可以舒张支气管平滑肌，具有止咳、平喘、抗过敏的药理作用。茯苓中的茯苓多糖可增强机体免疫力。桃仁水提取物具有抗凝血、抗过敏、抗炎、抗菌等药理作用。甘草中的甘草浸膏、黄酮、甘草次酸具有明显镇咳、祛痰效果，可发挥类肾上腺皮质激素样作用，起到抗炎、抗过敏的作用。有学者认为，二陈汤治疗恶性肿瘤的作用机制，可以总结为以下几个方面：提高机体免疫功能；抑制癌细胞表达，控制肿瘤生长转移；诱导肿瘤细胞凋亡；抑制肿瘤血管生成；逆转肿瘤细胞耐药性等。王芬等发现，二陈汤可显著降低肺癌 A549 细胞的细胞间黏附分子-1（ICAM-1）的高表达，指出二陈汤可能是通过降低肺癌细胞 ICAM-1 的表达对肺癌发挥治疗作用的。王芬等又对二陈汤对肺癌 A549 细胞中 p38 蛋白表达的影响进行研究，结果提示二陈汤可能是通过抑制 p38 的活性，实现对 ICAM-1 表达的调控，进而控制肺癌转移。抑制肿瘤血管的生成是抗肿瘤的重要手段之一。屈直等观察 Lewis 小鼠使用二陈汤灌胃后移植瘤血管生成情况，发现二陈汤联合顺铂的抑癌率较高，且小鼠生活质量及免疫功能显著提高，可能是通过 PI3K/Akt 通路干预血管内皮生长因子-血管内皮生长因子受体 2（VEGF-VEGFR-2）分子轴，从而影响肿瘤血管生成。王子卿等对 30 只小鼠进行 Lewis 肺癌细胞造模，观察使用二陈汤加沙参、麦冬灌胃后小鼠的免疫功能及肿瘤血管生长情况，结果显示，二陈汤加沙参、麦冬可提高 Lewis 肺癌小鼠免疫功能，并抑制肿瘤血管生成，作用机制可能与该药能抑制 VEGFR-2 表达、降低磷酸化 c-Jun 氨基末端激酶（p-JNK）活性相关。

支气管哮喘（简称"哮喘"）作为常见呼吸道疾病，是由多种细胞和细胞组分参与作用的慢性疾病，严重影响患者的生活质量。目前研究认为，体质因素与哮喘高度相关，是哮喘发生、发展的重要因素。中医学将哮喘归于"喘鸣""哮病"等范畴。中医学认为，哮喘发病的内因在于脾、肺、肾功能不足，致痰饮留伏于肺，此为哮喘之风根。外因在于饮食不节、六淫邪气、情志失调、劳倦体伤；内因是根本，外因是发病的重要条件，外因引动伏痰，痰气搏结，造成痰壅气道，气道不通，则肺气宣肃失常，发为哮喘。有关报道显示，5%～6% 的咳嗽变异性哮喘患者主要症状是持续性咳嗽，并多为刺激性咳嗽，好发于夜间或清晨，因患者气道呈现高反应性，且气道血管发生异常性舒张与气道痉挛变化，所以目前临床通常把治疗重心放在降低气道高反应性和消除炎症方面。痰湿型哮喘相比非痰湿型哮喘患者血清 IL-4、IFN-γ 表达降低，IL-5 表达增高，哮喘患者痰湿体质与炎症关系密切，应加强炎症状态监测及干预。从中医学角度来看，咳嗽变异性哮喘的主要病因是脾虚湿蕴，宿痰内伏，其关键病机在于外邪触动伏痰，郁于肺经，肺失宣降，所以中医学认为，该病的治疗原则为疏利气机，调和脏腑功能。万丽玲常以自拟宣肺化湿止咳汤治疗本证，本方是以麻黄连翘赤小豆汤为基础方，取其宣肺化湿之功，去生姜、大枣，配伍厚朴、白豆蔻、枇杷叶、前胡、桔梗，合用则有宣肺止咳、化湿清热之功，成为治疗慢性咳嗽之良方。方中生麻黄、杏仁解表散邪，轻宣肺气，肺气宣化，则水湿得以气化；连翘、桑白皮性偏寒凉，清泻肺热；赤小豆利水湿下行；藿香、厚朴运脾化湿治其本，如此则三焦通畅，湿去无疑。桔梗合杏仁，一宣一降，使肺气条达；前胡、枇杷叶降气化痰止咳治其标；甘草缓麻黄之峻烈。若表证轻者，加紫苏叶解表散寒；里热盛者，加黄芩清热燥湿；咽红者，加赤芍、牡丹皮清热凉血。全方谨守病机，专为外感表邪、内有湿热型咳嗽而设，临床运用效果显著。多项药理学研究结果表明，麻黄连翘赤小豆汤在减少组胺释放量的同时，还能降低大鼠血清炎症因子水平和一氧化氮含量，说明本方可以抑制肥大细胞介导的速发型变态反应，缓解大鼠的免疫损伤，减轻炎症反应。乔占清等观察研究发现，麻黄连翘赤小豆汤可以调节患者的 Th1/Th2、Th17、调节性 T 细胞（Treg 细胞）因子水平，降低患者血清粒细胞-巨噬细胞集落刺激因子、血管内皮生长因子（VEGF）、肿瘤坏死因子（tumor necrosis factor，TNF）-α 及胰岛素样生长因子 II 水平，且抗炎效果优于常规吸入性糖皮质激素制剂。

第四节　内燥与肺系病的现代研究

内燥是指在疾病发生、发展变化中类似于燥邪伤津耗液致病的一种病机变化。内燥病机形成的关键是阴津的亏损不足。造成阴津亏损不足的原因有两类：一是疾病过程中各种原因所致阴津异常、过量损耗，使得阴津绝对不足；二是疾病过程中因脏腑功能虚损，体内病理产物积聚，使得水液输布出现障碍，造成阴津相对不足。清代，吴澄在《不居集》中指出肺燥咳嗽病势趋于内，病位在肺之里，累及肾，其主要病机是肺肾阴虚导致阴津亏虚或津液输布异常，阴伤化燥。燥邪自口鼻而入，先侵入上焦，波及气分；然后逐渐走入中焦，由气及血，最后深入下焦，累及血分。正如吴鞠通所说："秋燥之气，轻则为燥，重则为寒，化气为湿，复气为火。"

燥邪耗伤肝血肾精，肝肾阴虚甚至虚风内动，可有身热夜甚、齿黑唇焦、手足瘛疭、时时欲脱等表现。血量减少，质地渐稠，循行滞涩则生瘀，即所谓"阴虚者血必滞"。津液血液枯竭则阴无所生，阴衰则阳亢而生内热，燥热并见，热舍于血，煎灼血中津液为瘀，即周学海所言"津液为火灼竭，则血行愈滞"。同时，热灼血络，迫血妄行，造成内出血，血凝不散，化为瘀血。所以重型患者会出现气营两燔之证，临床表现为大热烦渴、喘憋气促、谵语神昏、视物错瞀，或发斑疹，或吐血，或四肢抽搐，舌绛少苔或无苔，脉沉细数，或浮大而数。危重者可出现内闭外脱之证，临床多表现为呼吸困难、动辄气喘或需要机械通气，伴神昏，汗出肢冷，舌质紫暗，苔燥，脉浮大无根，治疗用司天麦冬汤合静顺汤治疗急危重症，重用麦冬（120～140 g）、附子（60 g）、人参（20～30 g），麦冬急润焦脏，大剂量参、附力祛沉寒，屡获良效。现代药理学研究证实，麦冬具有多效性，如抗心肌缺血、抗血栓形成、抗炎、降血糖、抗肿瘤、免疫调节、抗衰老等。

肺癌是指原发于支气管黏膜上皮的恶性肿瘤，被现代医学称为高致死率癌病。据统计，全球肺癌患者每年新增约200万例，治疗手段虽取得不断突破，但普遍耐药、治疗后严重不良反应、获益人群少等劣势严重阻碍了肺癌治疗进展，使得患者5年总体生存率不高。中医药作为我国特色治疗措施，在肺癌术后、放化疗、靶向、免疫及维持治疗中发挥着"扶正抗癌"的作用。古籍中虽无肺癌具体病名，但并不乏肺癌相关病证记载，临床多将其归为"肺积""肺痈""肺痿"等范畴。《医门补要》有言："表邪遏伏于肺，失于宣散，并嗜烟酒，火毒上熏，久郁热炽，烁腐肺叶，则出秽气，如臭蛋逼人，虽迁延，终不治。"此述指出烟草消耗、乙醇摄入、环境影响等因素使肺脏受病，化火伤阴，化热成毒，机体呈现阴虚毒热的癌状态，并言明了肺癌预后差的特点。汉代张仲景采用"养阴"法治疗肺痿对肺癌的病机证治具有指导意义，《金匮要略·肺痿肺痈咳嗽上气病脉证治》有言："火逆上气，咽喉不利，止逆下气者，麦门冬汤主之。"与麦门冬汤理、法、方、药机制一致并由其化裁而来的沙参麦冬汤甘寒养阴，清养肺胃。方中的麦冬清热润肺，桑叶清燥宣肺，共为君药；天花粉、太子参补气益阴，白芍养肺生津，共为臣药；火麻仁、苦杏仁、紫苏子止咳降逆，枇杷叶止咳化痰，共为佐药；甘草调和诸药。全方可奏宣肺止咳、清燥润肺之功。现代研究发现，太子参含有人参皂苷，皂苷 Rg1 能够增强人体的免疫功能，同时人参皂苷可以改善人体的心血管系统、呼吸系统、内分泌系统和中枢神经系统功能，并且有增强新陈代谢的能力，故具有抗肿瘤、抗氧化、改善内分泌、增强免疫等作用。苦杏仁含有苦杏仁苷，其可以分解成苯甲醛与氢氰酸，而氢氰酸可以显著作用在呼吸中枢，通过抑制呼吸运动，可以起到止咳平喘的作用。火麻仁含有大量的脂肪酸和酯类，所以有润肠通便的功能，对老年患者津血枯竭所致的便秘有显著效果，脂肪酸可以加速肠黏膜分泌黏液，并加速肠道蠕动，可以阻止大肠大量吸收水分，防止便秘，而且火麻仁还具有降血脂、降压、修复溃疡等功能。枇杷叶可以止咳化痰，解痉止喘，同时具有抗病毒、抗菌等作用。甘草含有大量的甘草皂苷、甘草酸、多糖、黄酮等成分，可以抗炎、抑制激素水平、增强免疫功能、止咳化痰等。天花粉含有大量的天花粉蛋白，可以激活 c-Jun 氨基末端激酶通路，增强肿瘤细胞内 caspase-3 蛋白的自我识别能力，加速肿瘤细胞的死亡，从而具有抗肿瘤的作用，现代临床应用广泛。现代研究发现，手术切除是早期肺癌达到临床治愈的最优选择。但术后出现的气胸、胸腔积液或血肿等并发症影响患者总体生存期，严重者可致患者死亡。现代医学在围手术期采取术前锻炼、抗生素抗感染、物理治疗等防治手段，虽在一定程度上降低了并发症的发生率，但对患者术后生存质量、肺功能、运动耐力的恢复改善不佳。沙参麦冬汤在肺癌患者术后联合现代医学治疗手段，可尽早恢复患者整体功能，短期疗效确切，有助于患者后续内科治疗及长期预后。陈丽娟等观察 90 例行胸腔镜下早中期肺癌根治性手术患者，术后在予以吸氧、排痰、抗感染等现代医学治疗的基础上联合沙参麦冬汤，结果表明联合组可有效缩短术后恢复时间，降低并发症发生率，显著提升免疫、躯体、认知及社会功能等。彭彦才等临床研究亦证实沙参麦冬汤能显著提高肺癌患者术后的整体免疫水平，有效减轻术后化疗带来的不良反应，对于提高患者生存质量具有重要意义。此外，化疗是治疗肺癌不可或缺的手段。化疗抗肿瘤治疗可贯穿

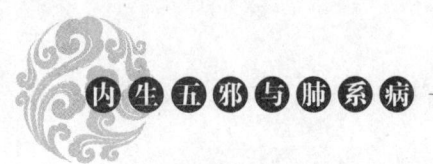

小细胞肺癌和Ⅱa期以上非小细胞肺癌治疗始终，可降低患者术后病死率，给患者带来生存获益，但化疗药物的近远期相关毒性、精准性差，普遍耐药等因素成为限制其被广泛应用的瓶颈。沙参麦冬汤联合化疗能有效减轻化疗药物产生的相关不良反应，控制肿瘤进展，起到减毒增效的作用。许诺等研究发现，相比于单纯化疗组，沙参麦冬汤联合化疗可有效降低血清肿瘤标志物水平和化疗不良反应发生率，减轻咳嗽、盗汗、眠差等阴虚毒热症状。韩燕鸿等对沙参麦冬汤加减联合化疗治疗非小细胞肺癌进行系统分析，结果显示沙参麦冬汤联合化疗组治疗的有效性和稳定性均优于单纯化疗组，中西医结合治疗手段为患者争取了最优的生存质量。

　　放射性肺炎是胸部肿瘤、纵隔肿瘤、乳腺肿瘤及食管肿瘤在放射性治疗过程中最常见的并发症之一，其临床主要表现为咳嗽、胸痛、气短、胸部憋闷、呼吸困难等，严重影响患者的生存质量，可导致放射性肺纤维化。现代医学认为，放射性肺炎的发生除受放疗剂量、照射体积等因素影响外，基础肺功能、其他原因的肺损伤、化疗药物、年龄等因素也会促进放射性肺炎的发生，其中与肺泡Ⅱ型细胞的损伤和血管内皮细胞的损伤关系密切。同时各种细胞因子参与了该过程的发生、发展。细胞因子促进炎症细胞的侵入、聚集和活化，可导致放射性肺炎的发生。与放射性肺损伤的发生、发展关系密切的细胞因子主要包括以介导炎症反应为主的TNF-α、IL-1、IL-6及单核细胞趋化肽和促进成纤维细胞增殖分化、调节细胞外基质代谢的TGF-β1、内皮肽（endothelin，ET）等。中医学认为，放射性肺炎属于"肺痹""喘证""肺痿"等范畴，因放射线为"火热毒邪"，易损伤气阴，而肺为娇脏，更易受损。火热毒邪侵袭肺脏，灼津伤液，炼液成痰，肺燥阴伤，肺气虚损，发为本病。其基本病机是本虚标实，阴伤、气虚、热毒、肺燥是其病机要点。肺燥阴伤明显，宜选用清燥救肺汤。方中重用桑叶质轻性寒，走肺络而宣肺气，以清透肺中燥热之邪，体现了"治上焦如羽，非轻不举"的学术思想；由于桑叶入肺、肝二经，古人称之为"肺家肝药"，兼有清肝热的作用，能够防止在肺气阴两虚时，遭到肝木的反侮，是为君药。再用石膏之辛寒，凉而能散，有透表解肌之力，以清泻肺热；麦冬甘寒以润肺养阴，共为臣药。《难经》说"损其肺者益其气"，故用太子参益气生津，黄芪专补肺气，甘草补益脾胃，有培土生金复津液之妙；沙参、石斛补益肺胃之阴，兼有化痰之力；阿胶、黑芝麻养阴润肺，使肺得滋润，肺金得行清肃之职；瓜蒌仁润肺化痰，润肠通便，则肺气得降，肺金之燥亦可缓解；杏仁、枇杷叶、桑白皮、芦根清肺气、降肺火。诸药合用，共奏益气养阴、清肺润燥之功，临床疗效确切。临床研究证实，清燥救肺汤对放射性肺损伤有治疗和保护作用，可减少在放射性治疗过程中 TNF-α、ET 的产生。同时，黄芪能减轻肺组织损伤，保护肺泡上皮细胞的超微结构，还能有效调节细胞免疫功能，促进氧自由基排出，抗脂质过氧化，起到抗纤维化的作用。另外，黄芪能够显著抑制多种放射性肺组织损伤相关细胞因子的表达。

呼吸道炎症为咳嗽变异性哮喘（CVA）的常见发病机制。CVA 的呼吸道反应、逆行气流限制与炎症细胞具有一定关系，炎症介质是导致呼吸道炎症反应的主要因素。到目前为止，关于 CVA 的发病机制尚不明确，多数学者认为 CVA 是典型哮喘的萌芽阶段，发病机制与典型哮喘相似，均存在气道慢性非特异性炎症和气道高反应性的病理特征，之所以 CVA 仅有咳嗽症状而无哮喘症状，可能是因为 CVA 气道炎症程度及病理变化程度轻重不同，导致 CVA 气道高反应性程度较典型哮喘低，气道高反应性会出现气道重塑，使气道上皮下层增厚，但增厚程度低于典型哮喘。另外，喘息症状是气流在通过狭窄的气道时振动发出的声音，而 CVA 的慢性气道炎症主要存在于大气道，狭窄程度尚未达到气流振动水平，症状以咳嗽为主，并无喘息。CVA 属中医学"咳嗽"范畴。中医学认为，风邪伏肺是小儿咳嗽的基本病机，感受外风为重要诱因，伏风化燥伤阴是主要病机，治疗当以祛风止咳、养阴润燥为主。刘永昌等通过实验证明润肺止咳汤治疗 CVA 患儿效果显著，能有效缓解临床症状，促进恢复。润肺止咳汤方中紫菀、款冬花可润肺止咳，再经蜜炙，有强化润肺之功；炙远志不仅能润肺，还可宁神；桔梗有宣肺止咳之功；蜂蜜具有良好的润肺效果；陈皮、法半夏能止咳化痰；杏仁、前胡有降气止咳之效等。诸药共用，以宣肺润肺为主，兼顾化痰止咳，可多靶点改善患儿症状，增强疗效。现代药理学研究证实，润肺止咳汤可促进 IgE、诸多体外变应原转阴，抑制气道高反应性、变态反应，还可降低炎症因子表达，纠正免疫紊乱。

第五节 内火与肺系病的现代研究

内火的产生主要是因阳盛有余或阴虚阳亢，或气血瘀滞，或病邪郁结，以致机体阳气郁滞，气郁化热化火，实热内结。内火有虚实之分，实火病及心、肝、肺、胃，以心、肝为主，症状如口舌糜烂、目赤、口苦、头痛、心烦躁怒、咽喉干痛、齿龈肿痛等；虚火病及肺、肾、心、肝，以肺、肾为主，其临床症见五心烦热、低热盗汗、颧红、咽干目涩、头晕耳鸣等。虚火灼肺多出现于肺系疾病中后期，或肺痨等肺阴虚疾病的初期，临床上表现为干咳气短、痰少且稠或痰中带血、口干舌燥、声音嘶哑、骨蒸潮热、五心烦热、颧红躁怒、舌红少津、脉细数等特点，治疗上对应其病因宜润肺滋阴、降火清热，以百合固金汤为代表方剂。

肺部感染是由多种病原菌引起的肺炎病变，可引起咳嗽、咯痰、呼吸困难、胸痛等，通常经抗感染治疗后病情可治愈，若抗感染不利将给肺部结构和功能造成不同程度的损伤。黄连是典型的清热解毒药物，含有多种活性成分。现代药理学研究发现，黄连具有广泛的抗菌、抗炎作用，临床可用于感染性肺炎、急性肺损伤等多种病变的治疗。多种细菌、病毒、肺炎支原体等是导致肺部感染的主要原因，其中肺炎克雷伯菌、铜绿假单胞菌、鲍曼不动杆菌、金黄色葡萄球菌、肺炎链球菌、流感病毒、冠状病毒是引起肺部感染常见的病原菌。病原菌可在呼吸道黏膜进行定植，从而引发局部免疫应激反应，进而造成肺泡水疱、出血等病理损伤。多个研究将黄连及其提取物用于多种主要病原菌的细菌培养实验，验证其抗菌活性。黄连及其提取物可通过对肺炎克雷伯菌、铜绿假单胞菌、鲍曼不动杆菌、金黄色葡萄球菌、肺炎链球菌、流感病毒、冠状病毒等多种病原菌发挥抗菌活性，进而显著减轻肺部感染程度，降低肺部组织的损伤程度。多个研究通过将黄连及其提取物与多种抗菌药物进行单独和联合体外试验，探讨其联合抗菌作用。黄连及其提取物可通过与环丙沙星、亚胺培南、美罗培南、舒巴坦、利福平、多黏菌素 B 等多种抗菌药物发挥协同作用，不仅能降低病原菌的耐药性，还能降低抗菌药物的最低抑菌浓度，提高抗生素的抗菌活性，发挥协同或相加的抗菌作用。黄连及其提取物可通过抑制多种炎症因子释放、阻止 NF-κB 激活、抑制 NLRP3 炎症小体活化、调节 T 细胞免疫反应、降低黏附分子的释放、抑制磷脂酶 A2 （phospholipase A2，PLA2）的释放，降低病原菌引发的炎症反应，减轻肺组织和肺泡的损伤，减轻肺部水肿、出血、变性等病理损伤。

支气管扩张症（简称"支扩"）是呼吸系统常见疾病，患者常有慢性咳嗽、咯痰和（或）间断咯血等症状。患者常有铜绿假单胞菌感染，细菌长期定植而不易被药物清除。支扩迁延期患者由于肺金虚弱，子病及母，日久可导致其母脾亏虚。李东垣言"肺金受邪，由脾胃虚弱不能生肺，乃所生受病也"。脾为"后天之本""气血生化之源"，主要生理功能是主运化，脾运不健，则内生阴火袭肺，且阴火损耗元气，致气火关系失衡，导致疾病反复急性加重，迁延难愈。现代医学认为，支扩的发病和定植菌引起的感染及气道炎症反应有密切关系。Cole"恶性循环"假说认为，在遗传易感背景下，病原菌定植在气道中，引起慢性支气管感染，这种慢性支气管感染引起支气管炎症持续存在，这反过来促进了支气管树中病原菌的定植。而当机体免疫力下降时，定植菌变成优势菌，引起支扩再感，导致其急性加重。而中医学中"火热之邪"和"炎症反应"相类似，结合中医取象类的思维，王书臣认为热（炎症）即由阴火引起，贯穿疾病始终，各种内外因导致脾胃亏虚，内生阴火，脾虚肺失所养，阴火乘虚入肺络，耗损肺气，烧灼肺脏，进一步耗损元气，元气无力制约阴火，致气火关系失衡，最终阴火独盛于内，伤其气则肺失宣发肃降，伤形则肺络扩张，形成支扩。苗青、边永君的看法与其类似，他们从临证中观察到迁延期患者急性加重时同时存在肺热证候（咯吐黄脓痰，甚至咯血）及脾气虚证候（食少纳差，乏力懒言，面色萎黄等），支扩患者肺热与脾虚形成矛盾，肺热盛则脾虚更重，脾充实则肺热有制，与李东垣提出的"火与元气不两立"正相吻合。笔者认为肺脾气虚往往使机体的免疫功能下降，抗邪能力减弱，导致阴火（包括气道定植菌、慢性炎症反应等）为患。疾病急性加重，损伤元气，若元气充足则阴火内敛不发病，即"火与元气不两立，一胜则一负"，导致感染-复发-免疫功能抑制的恶性循环，是疾病进展、反复发作的关键。"脾虚，缘心火亢甚而乘其土也；其次肺气受邪，为热所伤，必须用黄芪最多，甘草次之，人参又次之，三者皆甘温之阳药也""能补元气，甘能泻火"。现代药理学研究认为，这些药具有调节免疫、抗炎或抗菌、抗衰老等作用，各医家临证时也首要重用黄芪，用量甚至用至 30~80g，以提高补中培元之力。同时，此三味药也被李东垣作为补中益气汤、升阳益胃汤及补脾胃泻阴火升阳汤中补气健脾之要药，以行甘温除热之效。

内生五邪与肺系病

慢性阻塞性肺疾病（COPD）为一种以持续气流受限为特征的常见疾病，气流受限多呈进行性发展，临床上多表现为慢性咳嗽、咳痰及胸闷，严重者出现呼吸困难。COPD急性加重期指COPD患者短时间出现的呼吸症状的急性恶化。在疾病过程中，患者呼吸道症状短期内加重，可伴发热等炎症反应明显加重的表现。COPD急性加重期是造成COPD患者病情加速恶化的重要因素之一，也是导致死亡的重要病因，需采取积极的治疗措施以降低病死率，改善预后及预防并发症。现代医学治疗本病多以吸氧、抗感染、化痰镇咳、扩张支气管为主，可在一定程度上控制感染并改善患者的临床症状，但易出现耐药性，有较多不良反应，且难以预防疾病进展，临床疗效欠理想。刘荣奎认为本病病机转化与肺热密切相关，肺热贯穿本病始终，提倡基于肺热论论治COPD急性加重期。其以"热者寒之""急则治其标"为纲，确立"清"之大法。中医学认为，COPD急性加重期属于"痰饮""喘证""肺胀"类疾病，本病与多个脏腑有关，主要是肺，同时还累及心、脾、大肠及肾等，其证候要素为痰、热、瘀。竹叶石膏汤内含石膏、淡竹叶、麦冬、人参、法半夏及甘草等祛热生津、益气健脾类药物。其中，石膏和淡竹叶祛热除燥作用突出；麦冬和人参滋阴、生津、养肺；法半夏化痰止咳，降逆止吐。清气化痰丸内含黄芩、胆南星、陈皮、枳实、瓜蒌子、苦杏仁、浙贝母、竹茹、鱼腥草等清热解毒、散结化痰、润肺止咳类药物。其中，黄芩侧重于上焦湿热，利尿解毒；陈皮则祛湿化痰；胆南星和浙贝母清热解毒，散结化痰；枳实理气化痰，破气宽胸；苦杏仁和瓜蒌子为止咳平喘、利尿促便之良药；竹茹具有祛热止呕、化痰开胸之功效；鱼腥草可排脓消痈，祛湿排毒。总之，诸药并用既能各自发挥作用，又相互促进。有学者研究证实，与单纯西药治疗相比，加用竹叶石膏汤合清气化痰丸加减方后会更好地改善患者机体功能，对各脏腑均有调节作用，不仅利于患者对西药的吸收，而且增强了清热解毒、化痰祛湿及排脓消痈的效果，进而最大化地促进患者肺部功能的恢复；再者，竹叶石膏汤合清气化痰丸加减方对炎症感染具有针对性控制作用，可帮助修复患者机体炎性损伤，进而更好地改善诸多临床病症。

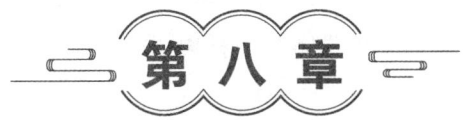

内生五邪与肺系病

第一节 内生五邪与支气管哮喘

一、支气管哮喘概述

（一）现代医学定义

支气管哮喘是一种常见的慢性炎症性气道疾病，其特征是气道高反应性和可逆性气流限制。患者通常会出现周期性喘息、胸闷、咳嗽和呼吸困难等症状。这些症状通常与气道炎症和过度反应性有关，导致气道狭窄和阻塞。支气管哮喘的发作可能由多种因素（包括变应原、冷空气、运动、感染或心理压力）触发。

支气管哮喘是一种全球性的慢性呼吸道疾病，影响着数亿人，其患病率因地区、年龄、性别和社会经济状况而异。流行病学研究揭示了多种支气管哮喘危险因素，包括遗传易感性、环境暴露、变应原、生活方式和社会经济因素。支气管哮喘在儿童中较为常见，且男孩比女孩更易患病，但成年后女性患病率可能上升。近几十年来，支气管哮喘的患病率和发病率在全球范围内增加，这可能与环境变化和诊断意识提高有关。尽管支气管哮喘可以通过药物控制，但它仍是一个重要的公共卫生问题，因为未妥善管理可能导致死亡。流行病学的发现对于制订预防策略、改善病情管理和减轻支气管哮喘负担至关重要，它强调了避免诱发因素和维持病情控制的重要性。

（二）支气管哮喘的病理生理

支气管哮喘是一种慢性炎症性气道疾病，其特点是气道高反应性和可逆性气流限制。支气管哮喘的病理生理学特征包括以下方面。

1. 气道炎症

支气管哮喘的核心特征是气道的慢性炎症，涉及多种细胞，包括嗜酸性粒细胞、肥大细胞、淋巴细胞和中性粒细胞。这些细胞释放炎症介质，如细胞因子、白三烯、组胺和前列腺素，这些物质可增加血管的通透性，引起气道水肿，刺激神经末梢，导致气道平滑肌收缩和黏液分泌增加。

2. 气道高反应性

支气管哮喘患者的气道对各种刺激（如冷空气、运动、变应原、烟雾等）表现出异常高的反应性。这意味着即使是轻微的刺激也能引起气道狭窄，导致呼吸困难。

3. 气道重塑

长期炎症会导致气道结构的永久性改变，称为气道重塑。这包括气道壁的增厚、平滑肌的增生、黏膜下纤维化、血管新生和上皮细胞损伤。这些改变可能导致气道对治疗的反应性降低，并增加气道永久性狭窄的风险。

4. 免疫反应

支气管哮喘与特异性免疫反应，特别是Th2型细胞介导的反应有关。Th2细胞分泌的细胞因子（如IL-4、IL-5、IL-13）在支气管哮喘的炎症反应中起着关键作用，促进了嗜酸性粒细胞和其他炎症细胞的积聚。

5. 遗传和环境因素

支气管哮喘的发展是遗传易感性和环境因素相互作用的结果。遗传因素可能影响个体对特定环境刺激的反应性，而环境因素（如烟草烟雾、空气污染、职业暴露、感染和变应原）可能触发或加剧症状。

6. 神经调控异常

支气管哮喘还涉及气道神经的异常调控。自主神经系统的失衡可能导致气道平滑肌的收缩和炎症反应的加剧。

（三）支气管哮喘的诊断

支气管哮喘的诊断主要是基于病史、临床表现和肺功能测试。肺功能测试可以显示气流受限的程度及气道可逆性。支气管哮喘的治疗通常包括避免诱发因素、使用吸入性糖皮质激素以控制气道炎症,以及使用支气管舒张剂来缓解急性症状。以下是支气管哮喘诊断的一般步骤。

1. 详细的医疗史

询问症状的模式、诱因、家族史等。

2. 体格检查

听诊可能会发现哮鸣音等异常呼吸音。

3. 肺功能测试

测量肺活量和最大呼气流速,评估气流限制的程度和可逆性。

4. 支气管激发测试

检测气道高反应性。

5. 变应原测试

确定可能的过敏诱因。

6. 血液和痰液检查

检测嗜酸性粒细胞计数和其他炎症标志物。

二、支气管哮喘的中医范畴

在中医学中,支气管哮喘通常被视为"喘证"或"哮证"的一种表现。中医学认为,哮喘的发生与肺、脾、肾的功能失调有关。在中医学中,肺为"气之主",主要负责呼吸,掌管气的宣发与肃降,是人体对外界气体进行交换的主要器官。肺还能够调节水道,参与水液代谢。肺气的正常宣发与肃降,能保证气机畅通,呼吸顺畅。当肺功能失调时,可能导致气机不畅,出现喘息、气短等症状。脾在中医学中被视为"后天之本",主要负责运化水谷,将食物转化为精微物质,供应全身的营养需求。脾还具有运输水液的功能,防止水湿停滞在体内。如果脾功能失调,可能导致运化功能减弱,水湿内生,形成痰湿,痰湿上蒸于肺,造成气道阻塞,引发或加重哮喘症状。肾被称为"先天之本",藏精生气,与肺共同参与呼吸过程。肾气上升能够帮助肺气宣发,二者相互配合,维持正常的呼吸功能。中医学认为,肾气不足会影响肺气的宣发,导致呼吸功能减弱,从而引发哮喘症状。

因此,中医治疗哮喘时,会综合考虑肺、脾、肾三脏的功能状态,采用不同的治疗方法来调整和恢复这些脏器的功能平衡。治疗方法可能包括中药、针灸、拔罐、推拿、食疗等，旨在清除痰湿，调和气机，补益脾肾，以减轻哮喘症状，防止哮喘反复发作。

需要强调的是，中医治疗注重个体化，即辨证施治，根据患者的具体症状和体质，制订个性化的治疗方案。同时，对于哮喘这类慢性病，患者除了接受治疗外，还应注意日常的饮食调理和生活习惯的改善，以减少诱发因素。

三、支气管哮喘的病因病机与辨证论治

（一）病因病机

中医学认为，支气管哮喘主要与肺、脾、肾的功能失调有关。肺为"气之主"，主要负责呼吸功能；脾为"后天之本"，主管运化水湿和养分；肾负责纳气。哮喘发作时，通常肺的宣发肃降功能受损，脾运化失司产生痰湿，肾气不足影响肺气的下降。此外，外界的风寒、风热等邪气侵袭，或者情绪波动导致的内伤，也是哮喘发作的重要原因。在中医学理论中，哮喘的病因病机较为复杂，通常涉及外邪侵袭、脏腑功能失调、痰湿阻塞等多个方面。

1. 外邪侵袭

中医学认为，外邪如风寒、风热等，是引发哮喘的常见原因。风寒邪气侵袭肺部，导致肺气闭塞，气道收紧，引起哮喘发作；风热邪气则可能引起肺热，痰热内生，同样导致气道阻塞，诱发哮喘。

2. 脏腑功能失调

如前所述，肺主气，脾主运化，肾主蓄精。肺、脾、肾三者相互协调，共同维护呼吸的正常功能。肺、脾、肾任何一脏功能失调，都可影响气机的正常运行，导致哮喘的发生。

（1）肺气虚弱　肺气不足导致肺失宣肃，气道阻塞，痰液停滞不清，形成哮喘。

（2）脾气虚弱　脾气虚导致运化功能减弱，生痰作湿，痰湿内阻，上蒸肺脏，造成气道阻塞。

（3）肾气虚弱　肾精亏损，不能上承肺气，导致呼吸功能下降，从而引起或加剧哮喘。

3. 痰湿阻塞

痰为哮喘的直接病因之一。中医学认为，痰湿阻塞肺脏，气道不畅，是引起

哮喘的重要原因。痰湿来源于脾的运化功能失常，或因肺热痰热，使得痰液黏稠难以排出。

4. 情志内伤

情绪波动也是哮喘发生的内因之一。情志不畅，如忧郁、愤怒等，可导致肝气郁结，肝郁化火，火炎上犯肺脏，使肺气失宣，痰火互结，从而诱发哮喘。

5. 饮食不节

不良的饮食习惯，如过食肥甘厚味、冷饮等，可损伤脾胃，导致脾失健运，生痰作湿，痰湿上蒸肺脏，引起或加重哮喘。

6. 劳累过度

长期劳累过度，或体力劳动后过度休息，均可损伤肺脾肾气，导致气虚生痰，肺失宣肃，引发哮喘。

综上所述，中医对哮喘的病因病机的认识是多层面、多角度的，治疗时会根据患者的具体情况进行辨证施治。常见的治疗方法包括祛风散寒、清热化痰、补益脾肾、调和肝气等，以及通过针灸、拔罐、推拿等非药物疗法辅助治疗，目的是调整脏腑功能，恢复气机平衡，减少哮喘发作。

（二）辨证分型

中医治疗哮喘强调辨证施治，哮喘常见以下 3 种证型。

1. 肺热哮喘

本型表现为咳嗽声高，痰黄稠等。

2. 痰湿哮喘

本型表现为咳嗽痰多，痰白稠滑等。

3. 肾虚哮喘

本型表现为喘息声低，伴有腰膝酸软等。

（三）治疗原则

中医治疗支气管哮喘的原则是辨证施治，根据不同的病因病机选择合适的治疗方法。治疗时通常采用以下 4 种方法。

1. 宣肺平喘

使用药物或疗法以宣散肺气，平复喘息。

2. 化痰止咳

运用药物化解痰湿，止咳平喘。

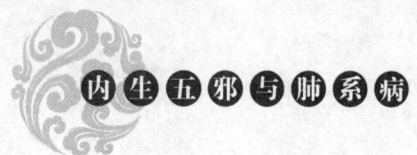

3. 温肾助阳

对于肾阳虚弱的患者,采用温补肾阳的方法。

4. 扶正祛邪

增强机体正气,驱除外来的病邪。

(四)常用方剂

肺热哮喘,用麻黄汤加减。痰湿哮喘,用二陈汤合苏子降气汤。肾虚哮喘,用真武汤加减。

根据不同证型,中医会选择不同的药物和方剂。对于寒痰型哮喘,可使用麻黄、杏仁、干姜等药物组成的麻杏石甘汤。对于热痰型哮喘,可使用黄连、黄芩、桑白皮等清热化痰的药物。对于肾气不足型哮喘,可使用肾气丸或者金匮肾气丸等温补肾阳的方剂。

(五)其他疗法

除了中药治疗外,中医还可能结合针灸、拔罐、推拿按摩等非药物疗法,以及食疗和生活方式调整来综合治疗支气管哮喘。

四、内生五邪与支气管哮喘

(一)风邪

1. 肺脾亏虚,外风犯肺

有医家指出,很多支气管哮喘患者在急性发病前多有刺激性异味、花粉、猫毛、冷空气等常见变应原接触史,这些变应原从中医学角度来看即为外邪贼风。患者在发病前多有鼻塞、鼻痒、喷嚏连作、眼痒、咽痒等前驱表现,体现了"风邪为患,可致瘙痒"的致病特点,这种致病特点与现代医学的"气道高反应性"具有相通性,而产生这种气道高反应性的根本原因在于正虚邪凑,是患者特异体质的一种表现。"正气存内,邪不可干",正气亏虚,邪气乘虚而入,而哮病正气亏虚多责之于肺、脾二脏。肺卫为人体抵御外邪侵入的第一道屏障,肺气亏虚,肺卫不固,外感风邪等六淫之邪或他邪从肺之门户口鼻、皮毛而入,邪气犯肺,肺失肃降,肺气上逆而诱发咳喘;脾胃为后天之本,气血生化之源,脾胃亏虚,生化乏源,营气无以化生,荣养失职,肌腠、脏腑失养,不耐外风侵袭,诱发肺肃降失职、咳嗽内生。同时,不同脏腑的亏虚,决定了患者的体质特异性与疾病趋向,哮病肺虚甚者,常更易合并过敏性鼻炎、过敏性湿疹、荨麻疹等疾病;脾虚甚者，常易合并慢性腹泻、慢性浅表性胃炎、肠易激综合征等疾病。

哮喘发作时症轻以咳为主者，多表现为咽痒、咽喉不利、咳嗽夜甚、咯痰不多，此类患者用现代医学来解释多属支气管哮喘急性发作期的特殊类型——咳嗽变异性哮喘。肺为娇脏，难耐寒热，开窍于口鼻，外合于皮毛，易感外邪，正如《医学三字经·咳嗽》所云"肺为脏腑之华盖……只受得本然之正气，受不得外来之客气，客气干之则呛而咳矣"。肺虚卫外不固，外感风邪，而风邪又为"百病之长"，易夹寒、燥、热等邪气，通过口鼻、皮毛内侵于肺，如《内经》所言"形寒饮冷则伤肺"，肺失宣发肃降、吐纳失职则易发为咳，故此类症轻患者发病多责之于外风。这类患者如脱离变应原，咳嗽症状可自行减轻，又体现了"风邪善行而数变"的特点。

2. 肝脾失和，风痰内生

发作时症重以哮、喘为主者，常见喘息、喉间哮鸣如水鸡声，胸憋如塞，咳嗽、痰多，甚则不能平卧，正如《素问·咳论》所云"咳嗽病在肺，肺气失于宣降，气逆而咳"。哮喘发作时症见咳喘不止责之于肺失宣降，但肺失宣降离不开肺肝气乱、肝脾失和，正如《素问·咳论》所云"五脏六腑皆令人咳，非独肺也"。肺居上焦，主肃降，肝处下焦，主升发，肝肺左升右降、升降相因则气机平衡，若肝阳升发太过，则肝阳化风，致"风气内动"，如叶天士在《临证指南医案》中言"内风乃身中阳气之变动"；或肝血不足，则虚风内生，外感风邪引触肝生内风，内外风相合，风盛则肺络挛急，此时的病机状态与现代医学中的支气管哮喘急性发作期气道平滑肌收缩引起的气道狭窄、痉挛类似，患者则表现为喘息、喉中水鸡声、胸憋等症状。

脾胃居中焦，为气机升降之枢纽，脾胃虚弱，运化失司，为生痰之源，陈士铎《外经微言》认为"脾胃土旺而肺金强，脾胃土衰而肺金弱"，而"脾虚痰盛"与现代医学的哮喘急性发作时的病理变化"气道炎性渗出"具有相似之处，若肝失疏泄，肝木亢盛，肝风内生，夹脾虚之痰上逆犯肺，肺肃降失常，则易发为咳嗽、咯痰、喘息，如《圣济总录·呷嗽》所言"咳而胸中多痰，结于喉间"。同时，考虑现代人有情志不舒或饮食不节，此类患者多有肝郁化火、胃热内盛之象，胃气通降不利、食不传化、肝脾不和、肝胃之气上逆，引起胃食管反流，胃酸、胆汁等反流上逆至咽喉黏膜，刺激咽喉分泌黏涎，故多表现为嗽痰而非咳痰，此类患者同时常伴有嗳气、餐后腹胀、反酸、胃灼热等胃肠道症状。

综上所述，支气管哮喘急性发作期不离风邪，既因肺脾亏虚形成特异体质，易外感风邪，夹寒、热、燥、火诸邪犯肺，又责之于肝脾失和，虚风内生，风痰互结，致肺失肃降引发喘咳。

（二）寒邪

寒邪具有寒冷、凝滞、收引等特点，可分为外寒与内寒。外寒又分为伤寒与中寒，此处伤寒指寒邪入侵肌表，郁遏卫阳；中寒指寒邪直中于里，伤及脏腑阳气。内寒即为"寒从中生"，指机体阳气虚衰，虚寒内生。

《内经》《金匮要略》对寒邪的特点有明确概括，大致分为以下几点。①寒者，阴气也，易伤阳气。《素问·阴阳应象大论》云："阴胜则阳病。"人感受寒邪，阳气奋起与之相抗，阴寒内盛，阳气不足以祛除寒邪，故感而发病。寒气入体，体中阳气与寒气相搏，阳气消耗较多，因此寒邪最易伤人阳气。②寒性凝滞。寒邪伤人，易使人体气血津液凝结，经脉凝滞。正如《素问·举痛论》所云："经脉流行不止，环周不休，寒气入经而稽迟，泣而不行，客于脉外则血少，客于脉中则气不通，故卒然而痛。"③寒性收引。寒邪侵入人体，可致人体气机收敛，腠理、经络、筋脉收缩挛急。《素问·举痛论》言："寒气客于脉外则脉寒，脉寒则缩蜷，缩蜷则脉绌急。"④寒从中生。《灵枢·刺节真邪》言："寒则真气去，去则虚，虚则寒，抟于皮肤之间。"《素问·疟论》言："三阳俱虚则阴气胜，阴气胜则骨寒而痛，寒生于内，故中外皆寒。"人体阳气虚衰，温煦功能减弱，故虚寒内生，阴寒之气弥漫。⑤寒邪易与他邪合病。正如《金匮要略·痉湿暍病脉证》所言："湿家病，身疼发热……病在头，中寒湿。""病者一身尽疼，发热，日晡所剧者，名风湿。此病伤于汗出当风，或久伤取冷所致也。"寒邪不仅可以单独致病，也可联合他邪致病。

《伤寒论》云："冬时严寒，万类深藏，君子固密，则不伤于寒。触冒之者，乃名伤寒耳。"该文阐明触冒寒邪致病者，是为伤寒，此处伤寒为广义伤寒，包括外寒与内寒之义。《伤寒论》对寒邪的特点可概括为以下几点。①寒者伤荣。《伤寒论》言："凡伤寒之病，多从风寒得之。"风邪、寒邪为主要致病因素。《脉经·辨脉阴阳大法》言："夫风伤阳，寒伤阴。"《伤寒论》言："风则伤卫，寒则伤荣。"风为阳邪，感则伤阳，寒为阴邪，感则伤阴。卫气为阳，营血为阴，故风伤卫，寒伤荣，荣气虚易为寒邪所中。②寒为阴邪，易伤阳气。《伤寒论·辨少阴病脉证并治》言："少阴病，脉紧，至七八日，自下利，脉暴微，手足反温，脉紧反去者，为欲解也，虽烦下利，必自愈。"脉紧者，紧为寒，自下利者，寒气得泄，手足复温，脉紧反去，则表明阳气已复，寒已祛，故知病可自愈。③寒邪与肾的联系紧密。《伤寒杂病论汇通·寒病脉证并治》言："寒之为病，肾先受之。"诸寒收引，皆属于肾，寒邪致病，首先侵犯肾脏，因此与肾联系更为紧密。

1. 寒邪停肺为哮喘之外因

钱乙认为"肺主喘"。《素问·至真要大论》云："诸气膹郁，皆属于肺。"膹者，喘急气逆；郁者，痞塞不通。哮喘所见喘息气促、胸闷等症状均由肺调节气机功能紊乱所致。《灵枢·邪气脏腑病形》云："形寒寒饮则伤肺，以其两寒相感，中外皆伤，故气逆而上行。"形寒即外感寒邪，寒饮即为寒食冷饮，外感寒邪与内生寒邪合而为病。肺常不足，是小儿肺系疾病的发病基础。肺为娇脏，外合皮毛。肺气不足，腠理不密，卫外不固，易受六淫邪气侵袭，若寒邪从皮毛、口鼻而入，侵犯肺脏，寒性凝滞致肺脉收引，气机宣发肃降失职，肺气上逆则见喘证。

肺是哮喘的核心病位。阳气虚者在于肺也，肺阳虚是儿童哮喘发病的基本病机，肺阳虚为内生寒邪作祟。常兴等提出"肺阳虚"可以抑制机体的自噬水平，使气道炎症水平提高，导致哮喘发病。小儿寒温不调，天气寒冷时易受外界寒邪侵袭，损伤肺阳，或小儿素体阳虚，或过用寒凉食物与药物损伤肺阳，肺阳虚，阳虚则寒，虚寒内生，肺阳不足难以温化寒饮，水液代谢失常，形成寒痰伏于肺络，寒痰壅遏肺窍，肺窍不通，则肺部血液运化失常，停滞成瘀，瘀阻肺络，又加重肺气肃降功能失常，如此反复，寒痰与瘀血胶结于肺络，久而形成哮喘夙根。另外，小儿生长发育是以阳气为主导的螺旋式上升状态的阴阳平衡，小儿阳气随着年龄的增长而逐渐增加，小儿阳气较成人不足，且寒为阴邪，易伤阳气，寒邪久稽于肺，伤及肺阳，肺中阳气不足，抵御外邪功能减弱，更易受到外寒侵袭，打破小儿阴阳平衡状态。阴阳失衡，百病乃生。在表受寒邪侵袭，在里肺阳不足，寒痰内生，瘀血阻塞肺窍，则形成"寒邪外侵－肺阳虚－痰瘀互结"的哮喘发病机制。

2. 脾肾虚寒为哮喘之内因

（1）脾阳虚寒　《素问·咳论》云："五脏六腑皆令人咳，非独肺也。""其寒饮食入胃，从肺脉，上至于肺，则肺寒，肺寒则外内合邪。"肺属上焦，脾胃属中焦，手太阴肺经起于中焦，因此肺与脾、胃有紧密联系，寒邪可从中焦上犯肺脉致病。小儿体属纯阳，阳气偏盛，阳盛则热，临床上以热病居多，易使用苦寒药物治疗，小儿脏腑柔弱，脾常不足，且脾喜温而恶寒，过用寒凉药物容易伤及脾阳，阳虚则寒，则寒从中生。小儿乳食不知自节，易为乳食所伤，过食生冷瓜果，寒饮直犯于胃，而脾主为胃行其津液，同属中焦，内外表里，寒邪伤及脾阳，脾又主运化水液，脾阳不足则温煦、运化功能不足，阳气不足则津液代谢障碍形成寒痰，成为小儿支气管哮喘的夙根。

（2）肾阳虚寒　寒邪致病，首先侵犯肾脏。虚寒多责之肾阳不足，肾阳为一身阳气根本，命门火衰，虚寒内生。若小儿先天禀赋不足，或久病，肾阳本就虚弱，加之外感寒邪，过食生冷寒食，进一步损伤阳气，不能制阴祛寒，易阴寒内生。肾主水，主司和调节机体津液代谢的各个环节，肾阳虚衰，推动、温煦功能减弱，水液代谢障碍，易导致痰饮停聚。肺属金，肾属水，肺、肾为母子关系，二者相互影响。"足少阴肾经，属肾，络膀胱，上贯肝，入肺中，络心"，肾脉与肺脉相通，寒邪从肾脉上犯于肺而致哮喘发生。在生理上，脾为后天之本，运化水谷精微以养肾；肾为先天之本，肾阴、肾阳又养脾，二者相互资生，相互促进。脾运化水液，肾主水，二脏相互协同，协调平衡津液代谢。在病理上，脾阳虚损与肾阳虚损相互影响，互为因果，脾肾虚寒，水湿内生，凝聚成痰，寒痰反作用于脾、肾，成为小儿支气管哮喘发生之内因。

3.寒痰、瘀血为哮喘发病的关键环节

寒痰、瘀血等病理产物的产生亦是哮喘的核心病机。李用粹指出："哮为痰喘之久而常发者，因而内有壅塞之气，外有非时之感，膈有胶固之痰，三者相合，闭拒气道，搏击有声，发为哮病。"《素问·至真要大论》言："诸病水液，澄彻清冷，皆属于寒。"水液指人体的分泌物，痰饮为人体水液代谢障碍形成的病理产物。北方生寒，寒生水，王节斋言"痰之本，水也"。寒与水的关系密切，寒能生湿，湿聚为水，积水成饮，饮凝成痰。《医学心悟·身痛》言："无论风湿与虚，挟寒者多，挟热者少。"湿与寒同为阴邪，易相夹致病，且寒、湿均为阴邪，易伤及脾阳，脾阳虚亦可使虚寒内生，寒与湿困于脾，脾失健运，则水液停聚成痰饮。寒痰为津液代谢失常的病理产物，寒痰成形后又可作为致病因素反作用于机体，进一步影响脏腑功能，从而导致恶性循环，且痰为阴邪，非温不化，因此治疗时应重视温阳化气，不能一味祛痰。

肺朝百脉，助心行血，在血液生成与运行中发挥重要作用，其不仅为气脏，又为血脏，多血多瘀，瘀血贯穿哮喘病程始终。寒性收引、凝滞，寒邪犯肺，肺血得寒则凝，血涩运行不畅，瘀积于肺窍，形成瘀血。《灵枢·痈疽》云："寒邪客于经络之中则血泣，血泣则不通。"寒邪伤及肺阳，肺虚寒，温煦、推动功能减弱，肺阳虚则脉道失于温通而滞涩，则血液流通不畅，停滞形成瘀血。肺中寒痰凝聚，痰邪易于阻滞气机，气滞则血瘀，瘀血停聚肺络。肺外寒、内寒及寒痰均可形成瘀血。瘀血为血液运行失常的病理产物，血为气之母，血能载气，瘀血停积于肺，难以消散，必定影响肺内气机升降，寒邪、痰饮、瘀血三者相互交织于肺脉，形成哮喘的夙根。

综上所述，寒邪侵袭是导致儿童哮喘发病的重要病因，外寒侵袭、内生寒邪伤及肺阳、脾阳、肾阳，导致脏腑温煦推动、化气行水功能减弱，气血津液功能失调，产生痰饮、瘀血，最终导致寒、痰、瘀互结，形成"寒邪侵袭－气血津液失常－痰瘀互结"的动态病机变化，寒邪、痰饮、瘀血三者相互影响，造成小儿支气管哮喘反复发作、难以治愈。因此，在天气寒冷时注意给儿童保暖，调护好饮食，可减少寒邪侵扰的可能；在治疗儿童寒性哮喘发作时，用温肺化饮、温肺散寒的药物，在源头祛除寒邪，祛除病因，切断痰、瘀形成的途径；在哮喘缓解期，注意扶助阳气，温化寒痰，温通行血，固护肺、脾、肾三脏，祛除痰饮、瘀血，可减少哮喘发作次数，有效延缓哮喘进展。

（三）湿邪

1. 湿的产生

支气管哮喘发病率的逐年增加与社会环境的改变有一定关系。夏季顺应四时养生应该做到"夜卧早起，无厌于日……使气得泄，若所爱在外"，而室内空调的应用引起了汗孔的堵塞，减少了肌表发汗，导致夏季湿邪难以从肌表而发，郁于体内，成为支气管哮喘发作的潜在致病因素。冬季寒冷、污染等刺激呼吸道容易诱发支气管哮喘的急性发作，即"秋伤于湿，冬生咳嗽"。欧洲一项研究发现，家中潮湿与呼吸系统症状、支气管哮喘的发作有关，潮湿会增加呼吸道症状的发病风险，并且降低缓解率。在挪威、瑞典等海洋性气候国家，支气管哮喘患者普遍存在湿邪为患的现象。在国内一项针对乌鲁木齐市住宅内潮湿表征与儿童支气管哮喘相关性研究中，所有的潮湿表征与儿童近12个月的喘息、鼻炎及湿疹症状均呈正相关。这表明即使在内陆地区，湿邪也是引起支气管哮喘的重要因素。

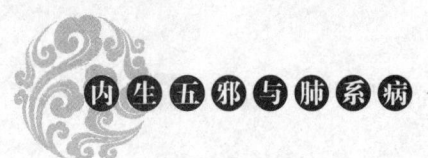

过食肥甘油腻之品,极易引起湿邪内生。叶天士说:"而但湿从内生者,必其人膏粱酒醴过度,或嗜饮茶汤太多,或食生冷瓜果及甜腻之物。"便捷的交通和工作压力使得人们锻炼时间减少,导致气机运行不畅,水湿不化。支气管哮喘的病机与肺、脾、肾三脏关系密切,肺不能布散津液、脾不能转输津液、肾不能蒸化水液,导致津液不化,聚而成痰,伏藏于肺,成为宿根。《素问·经脉别论》曰:"饮入于胃,游溢精气,上输于脾,脾气散精,上归于肺,通调水道,下输膀胱,水精四布,五经并行。"津液若能得到正常的输布,或是通过汗液的蒸发、尿液的排泄,便不会留积于体内。哮喘是津液不归正化,聚而为痰,阻塞气道而致。中医的"湿"是病理性概念,指水液输布排泄障碍而致湿浊停滞的病理变化,有内湿、外湿之分。湿与痰、饮是水液停聚形成的病理产物,在中医学上并没有严格的界限,但是却有着程度上的差异,水聚成湿,湿凝成痰、饮,湿当利,痰当化,饮当逐,从治法上可以看出湿邪进一步深入可转化为痰饮。内伤是体内湿、痰产生的重要原因。

2. 湿的致病机制

湿有重着、黏滞、隐匿、弥漫之性,清代张璐在《张氏医通》中说"风寒暑皆能中人,惟湿气积久,留滞关节,故能中""人只知风寒之威严,不知暑湿之炎暄,感于冥冥中也",这与支气管哮喘的风根伏痰学说有相似之处,支气管哮喘的气道炎症长期存在,支气管哮喘患者不发作时可如常人,因此容易忽视本身一直存在的气道炎症,不重视治疗,容易导致急性发作。湿邪可与他邪合而为患,与多种病理产物相互依存,形成新的病理因素。古人言"十人九湿",而又有"湿生百病"之说,以至于湿证成为临床常见的中医证候。周欣芸发现高湿环境有加重小鼠支气管哮喘疾病发展的作用,其原因可能是通过影响小鼠肺部氧气利用、肺部形态及肠道菌群稳定性和多样性而加重了小鼠支气管哮喘的疾病发展。张六通等发现湿邪致病组大鼠不仅出现肠道菌群失调的情况,而且出现T淋巴细胞总数不足、亚群异常及IL-2活性下降,提示湿邪致病可引起T细胞介导的细胞免疫功能低下,同时还发现湿邪致病大鼠巨噬细胞吞噬功能降低。这与支气管哮喘患者T细胞亚群失衡有着相似之处。

3. 湿的病理特点

(1)重着蒙蔽 《景岳全书·湿证》云:"湿之为病……为重,为筋骨疼痛,为腰痛不能转侧,为四肢痿弱酸痛。"浊是湿邪致病的客观体征,即湿邪为患易出现分泌物和排泄物秽浊不清的特点。如湿浊蒙上的面色晦垢、眵多，湿浊蒙蔽于头面部可导致头晕、头重，支气管哮喘发作时，气体交换不畅，机体处于轻微的缺氧状态，导致头部出现昏蒙不畅的感觉，二者有一定的相似性。

（2）流注趋下　湿性类水，有流动之性，根据重力向下的特点，湿邪容易积聚于身体的下部。《素问·太阴阳明论》云"伤于湿者，下先受之"，故而湿邪为病多见泻痢、带下、淋浊、下肢水肿等。

（3）易伤阳气　湿为阴邪，易伤阳气。《素问·生气通天论》载"阳气者若天与日，失其所则折寿而不彰""阳气者，精则养神"。阳气可以通过气化作用，内化为精微，充养神气，使其精明，功能正常。一切生理功能的正常运行、一切物质的正常代谢都要以充足的阳气为基础。支气管哮喘的发生是由肺的功能失常所致，缓解期与脾、肾的关系密切，脾主运化、主升清降浊，脾阳不足，运化功能低下，易致腹胀、泄泻、水肿等。《证治准绳·杂病·喘》云："真元耗损，喘生于肾气之上奔。"肾阳是全身阳气的根本，为一身之元阳，真阳衰微，致使气不归元，肾不纳气导致气无以下行而引起喘息、气促。阳气不足，不能温煦，体内湿邪不能得以蒸化、运化，积于体内，久而蕴湿成痰，成为支气管哮喘发作的宿根。

（四）火（热）邪

"体内伏热"属于"伏邪"之范畴，从六气层面而言，伏热主要来源于厥阴风木、少阳相火、阳明燥金；人体一气周流，无论厥阴、少阳、阳明哪个层面出现问题，均会导致人体整体气机失调，进而发生疾病。明代江瓘《明医类案》曰："盛则为喘……发喘者，气有余也……故言盛者，非肺气盛也，言肺中火气盛也；言有余者，非言肺气有余也，言肺中之火有余也。"清代李用粹《证治汇补》曰："诸病喘满，皆属于热。"

首先，从"体内伏热"分析哮喘主要症状。喘急息涌，胸高气粗，咳嗽，甚则端坐呼吸，张口抬肩，为肺气上逆、失于宣肃之表现。《素问·至真要大论》记载"诸逆冲上，皆属于火"，所以其认为哮喘为肺热气逆所致。喉中痰鸣如吼，痰多或白或黄，为火热生湿滋痰，痰浊阻遏之象，气道狭窄，为风火逆气激荡之象。火热越盛，湿水越盛，火为湿之源。咽痒，鼻痒，常因呼吸冷空气或闻异味而加重，容易感冒，常因感冒而导致哮喘发作，为"体内伏热"致敏，易于感招外邪之象。动则尤甚，或行走喘憋气促，为气逆憋阻，呼吸不利之象。端坐呼吸，

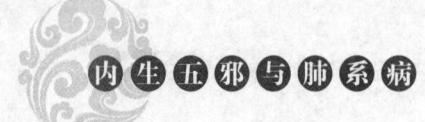

张口抬肩，唇面青紫，为肾水不足，水失涵木，肝火冲逆，肺失宣肃，呼吸严重受阻之象。心慌，头面、四肢水肿，舌下脉络瘀紫粗曲，为相傅之官肺失主治节之象，累及君主之官心，呈少阴元气虚衰之象。脉沉细，为元气虚弱之象，脉滑数，为"体内伏热"之象。

其次，从"体内伏热"分析哮喘伴随症状。素来大便干结，为阳明腑大肠燥热之象，大便黏滞不爽，为阳明腑燥热炼津成湿致黏，致阳明降机不利之象。口干口渴，喜饮，喜食带汤水的食物，为阳明伏热伤津之象。易汗，或汗多如水，为阳明热盛，蒸腾津液所致，或少阴肾水不足，阴不配阳，使少阳相火亢盛，蒸腾津液所致，诚如《素问·阴阳别论》中"阳加于阴谓之汗"之所谓。面赤身热，怕热，手足热烫，为阳明热盛，或相火燔灼所致。烦躁易怒，为少阴肾水不足，水失涵木，厥阴木火亢盛所致。尿频，尿急，尿不尽，漏尿，为肾水不足，肝火亢盛，下移膀胱，生风致敏，致膀胱不耐刺激之症。失眠、少寐为体内伏热蒸腾，致阳不入阴或阳难入阴之症。舌红苔厚，为阳明热盛之症；舌红嫩裂纹少苔，或舌苔花剥，或光红无苔，均为少阴肾水不足、阴虚火旺之象。脉细数或洪滑，均为"体内伏热"之象。

分析以上症状，认识到哮喘患者体内素有伏热，或为阳明伏热，或为少阳相火，或为厥阴木火，或兼夹其中之一二，或三者具备，伴随患者发病的始终，因此笔者认为体内伏热是患者罹患哮喘的体质因素。哮喘日久不愈，肺热痼留，筑成窠穴，成为哮喘反复发作的宿根。

五、与内生五邪相关支气管哮喘的辨证论治

（一）风邪辨治

针对支气管哮喘急性发作期的病因病机，笔者格外强调祛风的重要性，以解表疏外风、活血息内风为主要治疗原则，以调畅肺肝气机、降逆平喘复肺之肃降，同时以散寒、清热、润燥等法兼祛夹邪，兼顾鼻窍、皮肤的过敏表现，辅以调和肝脾、胃气，平衡中焦气机以杜绝生痰之源。

1. 祛风邪

哮喘急性发作期，不离风邪，风邪致病，不离外风与内风，故在治疗时强调祛风邪为治病之重点。

（1）疏外风　疏风是针对外感风邪侵袭人体的治疗方法，疏风又可理解为宣

发、宣散外风。风为六淫之首、百病之长，致病之时常兼夹寒、燥、火等他邪，故临床以解表疏风为主，兼祛夹邪为辅。支气管哮喘发作的前驱症状无论是五官作痒，还是发作时咳嗽难止，都反映了"风邪作祟""风性作痒"的病理特点，因此疏解外风、祛邪止痒尤为重要。临床常以桂枝汤调和营卫，再加自拟荆防桔甘薄蚕六物汤疏表利邪，该方由荆芥、防风、桔梗、甘草、薄荷、僵蚕组成。其中荆芥一药，独入肺、肝经，既可解表疏解外感之风邪，又能平内生之肝风，如《本草纲目》所言"散风热，清头目"；防风一药，入肝经，为祛风之要药，如《药类法象》所言"治风通用。泻肺实，散头目中滞气，除上焦风邪"，荆、防相使为用，增强疏解外风之功；咽喉为肺之门户，外风犯肺，咽喉不利而痒，实为风邪与气血相搏之象，桔梗、薄荷、甘草等轻清之品走上焦以清利咽喉而给邪以出路，尤亦适合于哮喘急性发作前症见咽干、咽痛、咽痒而喉咳者；僵蚕一药，同入肺、肝二经，既可疏解外风，又能平息内风，同时可化痰利咽。此六药合用，轻清疏散，共达疏解外风、清利咽喉之功。

（2）息内风　息内风是针对体内风木亢盛、克伐土金的治疗方法。肝风内盛者，常用虫类药物。虫类药具有蠕动之性，飞灵走窜，借其血肉有情之性以达走窜透达之功，且虫类药物多入肝、肺二经，可搜剔络中伏风，多能息风解痉、祛风通络。从现代药理学分析看，虫类药物具有缓解气道痉挛的作用。常用虫类药物包括全蝎、蝉蜕、地龙、僵蚕等。全蝎、蝉蜕，取《仁斋直指方论》蝉蝎散之意。现代药理研究证实，全蝎能够改善或者减慢气道重塑进程，缓解哮喘发作时气道炎症。蝉蜕一药，为治风之要药，陈修园言其"具金水之气，金能制风，水能制火"。现代药理研究证实，蝉蜕具有抗过敏、缓解气道痉挛、抗炎症反应等作用。但考虑到很多哮病患者体内处于高度敏感状态，且虫类药物含有异体动物蛋白，故在使用虫类药物时多询问患者是否有相关食物、药物过敏史，且用量较小，多 6~10 g，中病即止。对于虫类息风药物、食物过敏的哮病患者，常以赤芍、白芍、钩藤等药物养血活血息风，以达柔肝息风、血行风自灭之功，同时配伍乌梅、五味子等酸收之品，酸甘化阴以养肝体，亦能敛肺止咳平喘。针对此类患者，应每日早、中、晚三餐后服用药物，较常规服药频次增加一次药量，防治风邪旋即复起，如此肺肝同治，内外皆平。

2. 复肺之肃降

对于哮喘症见咳喘者，在疏风、息风的基础上，要注重平复上逆之肺气，解因邪而致肺气壅滞，使肺气顺、咳喘止。常用紫苏子、炒莱菔子、葶苈子、厚朴降逆平喘，此四味药均入肺经，均可以降气、消痰、平喘。尤其葶苈子一药，为泻肺平喘之要药，如《神农本草经》云"治癥瘕，积聚，结气，饮食寒热，破坚逐邪，通利水道"，《药性论》里描述葶苈子利小便，抽肺气上喘息急，止嗽，且从现代药理学角度分析，该药具有抗过敏、强心作用，尤其适合于哮喘日久发展为肺源性心脏病患者及呼吸系统过敏性疾病患者。同时，蜜紫菀、蜜百部、蜜枇杷叶、炒苦杏仁四味药，不仅可以通降肺气，又可消痰止咳。其中蜜紫菀、炒苦杏仁宣降相宜；蜜百部下气止咳，对于新咳、久咳均有良好疗效；蜜枇杷叶一药，润肺降逆止咳，现代药理学研究证实，该药具有中枢镇咳、平喘、抗气道炎症的作用。以此八味药，使肺气宣降有序，咳喘渐止。

3. 兼祛夹邪

哮病发作，宿痰内伏，或为痰热，或为寒饮，伏邪遇外感引触，则易发为喘咳。对于哮病急性发作期症见咳喘声粗，晨起咯大量黄黏痰证属痰热为甚者，此类患者从现代医学角度考虑常合并肺部感染，故常以麻杏石甘汤为基础方，再重用黄芩、桑白皮、鱼腥草、连翘等药解表清肺，同时在清肺热基础上要重视祛痰，常加入紫菀、清半夏、桔梗、陈皮等祛痰要药；考虑到痰热为阳邪，势必损伤肺阴，故另加沙参、百合、麦冬滋阴润肺之品。此类药物从现代药理学分析有稀释痰液、促进痰液排出、促进肺部感染吸收的作用。对于哮病急性发作期症见喘息、喉间哮鸣、咯稀白泡沫痰证属寒饮内伏者，常在祛风的基础上合并苓甘五味姜辛汤或小青龙汤温肺化饮。小青龙汤尤宜于表证重于痰饮的患者，而苓甘五味姜辛汤更倾向于痰饮重而表证轻者，对于年老体虚的哮病急性发作患者，应注意麻黄带来的不良反应，如心慌、汗出不止、血压升高等，可配伍桂枝、钩藤等药物佐制麻黄的不良反应。

4. 兼顾鼻窍、皮肤过敏

很多支气管哮喘急性发作患者常同时合并过敏性鼻炎或过敏性湿疹、荨麻疹等全身过敏反应，在治疗时需一并兼顾。对于过敏性鼻炎患者，根据流涕的颜色、性状辨别寒热。涕白而清稀者，多以寒邪为主，治疗上常合并苍耳子散寒祛风，温通鼻窍；对于涕黄而浓浊者，多以热邪为主，治疗上常合并清热解毒排脓之品，如漏芦、连翘、生薏苡仁、败酱草等药物；对于过敏性湿疹、荨麻疹等皮肤过敏者，在治疗上常合并土茯苓、白鲜皮、莪术、生地黄等药物以滋阴清热，活血解毒。现代药理学研究显示，土茯苓所含有的落新妇苷具有免疫抑制作用及独特的免疫机制，对于过敏性疾病效果显著。

5. 调和肝脾、胃气，杜绝生痰之源

哮喘发作时症见咳喘不止责之于肺失宣降，但肺失宣降离不开肝脾失和，因肝主疏泄、调畅气机，脾胃居中，为气机升降之枢纽，若肝气上逆、脾不升清、胃失和降、中焦枢机不利则影响肺之宣降，且脾主运化，肝木亢盛时克伐脾土，脾胃虚弱，运化失司，或食积郁热，腐败反酸，或水液内停，留滞为痰。如陈士铎《外经微言》认为"脾胃土旺则肺金强，脾胃土衰则肺金弱"，故此类哮喘急性发作患者，在发病时常兼见胃脘痞满、嗳气、反酸、胃灼痛、易怒、喉间痰多喜嗽、下肢畏寒等症，且中焦脾胃易出现寒热虚实错杂之象。因此在临床治疗时，调畅肝脾气机，维持中焦平衡应被重视，如《温病条辨》所言"治中焦如衡，非平不安"。在临床治疗时，应用半夏泻心汤加减。半夏泻心汤为补虚泻实、寒热并用的经典方，对于中焦湿热盛、舌苔黄厚腻者，在此方基础上加藿香、豆蔻、苍术、蒲公英清热化湿；对于反酸甚者，可加海螵蛸、煅瓦楞子、吴茱萸、黄连取乌贝散、左金丸之意制酸和胃；对于痰多致恶心欲吐者，加旋覆花、竹茹、生姜降逆和胃；对于喘憋兼见腹胀满者，加枳壳、厚朴降气除满；对于情绪急躁易怒、胸闷不舒的哮喘患者，加香附、紫苏梗、陈皮等取香苏散之意疏肝理气；对于素体脾胃虚弱、易生痰饮者，在此方基础上加党参、炒白术、炒薏苡仁等以健脾除湿化痰。临床处方应随证灵活加减，用药轻清灵动，使中焦衡、肺气畅。

（二）寒邪辨治

《素问·生气通天论》曰："阳气者若天与日，失其所则折寿而不彰……阳气者，精则养神，柔则养筋。"人体中温煦、气化、推动、激发、固摄之气即为阳气，是脏腑生理功能与循环代谢的原动力。阳气充足，脏腑功能正常，机体才能保持旺盛的生命力。虚寒证为阳气虚损，温阳、推动、气化功能减退，阳不制阴，阴气相对偏亢的证候。

哮喘慢性持续期之虚寒证，为哮喘迁延不愈，伏痰阴邪反复耗伤肺、脾、肾阳气，导致阳气已虚。一方面，卫外之力不足，稍遇气候变化、情志刺激、饮食不当、劳累等诱因即可诱发；另一方面，肺、脾、肾水液运化功能减退，加重津液停滞，水湿痰饮作祟，停滞于肺或聚于鼻窍，故可见胸闷、喘息、咳嗽、咳痰稀白、神疲乏力、鼻塞不通等症，天冷或受寒易发。

综上所述，肺、脾、肾阳虚为慢性持续期虚寒证之本，痰瘀内伏贯穿疾病始终。痰瘀内伏既是引发寒证的首要病因，也是慢性持续期症状反复的重要病理因素。

1. 肺阳虚为之首

虚寒证理论认为，肺脏作为哮喘的主要病位，肺阳不足则主气、司呼吸功能减退，可见胸闷、喘息、咳嗽、咳痰等症，因而肺阳虚为首要因素。古代医家多论肺气而忽略肺阳，实际在大量古籍中已多次描述"肺阳虚"。《难经·四十九难》中"形寒饮冷则伤肺"，即为寒邪侵袭，伤及肺阳；《备急千金要方》中"肺有病则鼻口张……虚寒则咳息，下利少气""肺虚冷""肺气虚寒"皆指寒邪寒饮伤及肺阳，导致肺阳亏虚。于兴娟等认为，肺主气、司呼吸，主一身之气，突出体现在主气方面，阳与气可分不可离，肺阳的功能又往往依赖肺气来完成，肺阳虚与肺气虚亦常同时出现，因此以肺气代替肺阳。

肺阳不足，无以卫外，易受风寒外邪扰动，阳不胜阴，则哮喘发作；"肺为水之上源"，肺阳虚则肺气宣降失常，津液代谢障碍，化生痰饮，部分患者常于半夜至凌晨症状反复，"合夜至鸡鸣，天之阴，阴中之阴也"，此时阳不胜阴，阳失运行，肺气郁闭，上逆作喘。因此，肺阳虚除见胸闷、喘息、咳嗽咳痰等肺气虚证候之外，还伴随一系列咳喘无力、自汗、四肢不温、面色晦暗等阳虚虚寒症状。

2. 脾阳虚为之源

痰为哮喘病情的重要病理因素。《证治汇补·痰证》曰："脾为生痰之源。"《杂病广要》曰："虚喘之证有二：一者由乎脾肺。夫肺为气之主，而脾则肺之母也。脾肺有亏则气化不足，不足则短促而喘。"脾主运化，化生水谷精微赖肺气宣降以输布全身，并使津液正常生成与输布；肺气宣降，主行水，使津液正常输布与排泄，且维持自身生理活动所需的能量又依靠脾气运化而成。

一方面，脾阳不足则津液运化不利，积湿生痰，上贮于肺，影响肺气宣降，症见喘息、胸闷；另一方面，脾虚则不能运化水谷为精微，上输养肺，肺为脾之子，脾胃不健首先累及肺。因而脾阳虚为虚寒证之源。

3. 肾阳虚为之根

《类证治裁》云"肾为气之根"，意指肾为人体之气的根本，肺主肃降之功有赖于肾气摄纳潜藏。《医碥·杂症·气》云："气根于肾，亦归于肾，故曰肾纳气，其息深深；（气不归元，则喘咳不得卧。）肺司呼吸，气之出入，于是乎主之。"肾阳不足，摄纳无权，则见肺气上逆之气短喘促。同时，肾主水，脏腑气化功能依赖肾阳的推动，肾虚精气亏乏，水液气化不利，易生痰饮水邪，正如《医学集成》所说"痰虽生于脾胃，其实由肾阳虚损，不能熏蒸脾胃，以致脾不纳涎而痰成矣"。《中藏经》也认为肾阳虚影响哮喘的发生，"又喉中鸣……亦为肾虚寒，气欲绝也"。

伏痰内停，耗伤阳气，首先波及肺则见肺阳不足之胸闷、喘息、咳嗽之症；然"诸湿肿满，皆属于脾"，痰饮内生必然受脾气运化的影响，故言脾阳虚为之源；肾为生命之本，其主脏腑气化，主纳气，与哮喘的发生密切相关，且为先天之本，肾阳虚与哮喘的遗传因素不可分割，因而肾阳虚为之根。

哮喘"夙根"论，实质为脏腑阴阳失调，津液运化失常，凝聚为痰，伏藏于肺。首创哮喘病名的朱丹溪在《丹溪心法》中提出"哮喘必用薄滋味，专主于痰"的观点，重视痰湿在哮喘发病过程中的地位。宿痰内伏，气机郁滞，不仅导致津液运行不利加重痰湿，又可因气郁痰滞影响血液运行。唐容川在《血证论》中言"盖人身气道，不可有塞滞。内有瘀血，则阻碍气道，不得升降，是以壅而为咳"。洪广祥、韩明向皆以痰瘀内伏为哮喘的重要病理基础。陶嘉磊等认为患者气道高反应性即气道对各种刺激源过度敏感，属中医学之"伏风"；气道持续性炎症状态，属中医学之"伏痰"。在风邪是哮喘主要诱因、风痰内蕴是哮喘发作根本的基础上，中医学认为"伏痰"和"伏风"共为哮喘之宿根，而以"伏风"为主导。

（三）湿邪辨治

根据支气管哮喘本虚标实的特性、湿致病的病理特点等，在应用祛湿药物的同时，应重视与清肺、温肺、和解相结合，做到辨证用药。

1. 清肺与祛湿相结合

肺中有热，蒸炼津液成痰，痰阻于肺，导致痰液黏稠，难以咳出，阻塞气道，引起喘息、气促的表现。对于阳盛体质的患者而言，采用祛湿兼以清解肺热之法。阳盛之人，体内多有热邪，临床表现有口干舌燥、喜冷饮、怕热、易出汗、小便热赤、便秘、大便熏臭、呼吸气粗、易腹胀。此类患者存在湿热并存的情况，在应用平喘祛湿之法的同时，结合个体的不同表现，加用清热的药物，清除体内的热邪，有利于清肃肺内邪气，恢复肺的正常生理功能，主要是祛湿药物配合麻杏石甘汤。

2. 温肺与祛湿相结合

对于阳虚体质的患者而言，采用祛湿兼以温肺化饮之法。此法用药是在小青龙汤的基础上，加入祛湿之品。

3. 补肾与祛湿相结合

对于久病体虚的患者而言，肾虚是常见的证候。这类患者平素短气息促，动则尤甚，吸气不利，或喉中有轻度哮鸣，腰膝酸软，脑转耳鸣，劳累后易诱发哮喘，或畏寒肢冷，面色苍白。治疗上应以补肾摄纳为主，可以金匮肾气丸合祛湿之品。

（四）火（热）邪辨治

张仲景《金匮要略》言："肺胀，咳而上气，烦躁而喘，脉浮者，心下有水，小青龙加石膏汤主之。""肺胀，咳而上气"，据《素问·至真要大论》"诸逆冲上，皆属于火"可知，此处肺气上逆与火热相关，肺气上逆而喘咳，是阳明金气不降，故属阳明伏热；烦躁乃肝阴不足，木生火，致心阴不足，故而心火亢盛则烦躁，为厥阴肝火之伏热所致；"心下有水"，即胸脘部有水饮，火邪素能煎灼津液，炼液成痰饮，加之"火为湿之源"之理，则可推知此处患者胸脘有热，因热而化生水饮；脉浮同为热象。综合以上分析认为，小青龙加石膏汤作用于"体内伏热"之人，水热互结之证。

小青龙加石膏汤方中麻黄、桂枝开太阳，宣肃肺气，利水平喘；石膏辛甘大寒，生津止渴，可清降阳明伏热；白芍酸寒阴柔，敛降木火逆冲之气，养血敛阴；半夏下气肃肺化痰，降一切脏腑之火热逆冲之气，故白芍、半夏相伍清热平冲降逆，为方中治火热逆冲之要药；痰饮虽为火热所化，却实为阴邪，故以干姜、细辛温化痰饮，并降冲逆之气；五味子、炙甘草敛肝降肺，化痰止咳平喘。全方正可对治木火冲逆、伏热郁肺、滋生痰饮之证，故以此方为治疗哮喘之基本方。

小青龙加石膏汤方：麻黄 10 g，桂枝 10 g，白芍 15~30 g，清半夏 15 g，干姜 5~10 g，细辛 3 g，五味子 10~15 g，甘草 5~10 g，石膏 30~60 g。据症加减："体内伏热"较著，相火旺盛者，去干姜；肺热壅盛，口干口渴，喜饮，或喜食带汤水的食物，怕热者，加黄芩 10~15 g；痰稠难咳，或痰多，或汗多身热者，加熟地黄 60 g、鱼腥草 15~30 g；肾水不足，阴虚火旺者，加熟地黄 45 g、天冬 15 g、麦冬 15 g；肺气上逆，气息喘急较著者，加桑白皮 15 g、枇杷叶

10～15 g；咳嗽较著者，加生甘草15～30 g、白前10 g、百部10 g；哮喘反复发作，久治不愈者，加蛤蚧6 g或地龙10 g；阳明腑燥热，大便秘结者，加大黄5～10 g；急躁易怒，肝火上逆尤著者，加乌梅10 g、山茱萸15～30 g。

哮喘为热证，干姜大辛大热，易助火为患，故"体内伏热"较著，相火旺盛者，去干姜。黄芩清弥漫少阳之相火，尤善清肺热，故哮喘必用之。热为湿之源，咳吐大量痰涎，无论痰白痰黄，均为肺热壅盛，滋生痰饮，故加鱼腥草、熟地黄等清热祛痰，痰稠难咳者，加熟地黄60 g尤有显著疗效。肾水不足，阴虚火旺，相火弥漫少阳，燔灼肺金者，常见哮喘反复难愈。怕热，汗多，加熟地黄、天冬、麦冬，滋水涵木，金水相生，承降相火，也有引火汤之意。桑白皮、枇杷叶清热肃肺，平喘止咳，效力尤著，故肺气上逆，气息喘急，咳嗽者加之。甘草、白前、百部，善于清热止咳，故咳嗽较多者加之。蛤蚧在中药学中被认为是补肺之品，笔者在肺热气逆之咳嗽和哮喘的治疗中，越来越清楚地认识到，蛤蚧具良好的平喘止咳功效，是建立在其善于清热肃肺作用基础上的。蛤蚧、地龙，清热肃肺平喘之力极强，对肺热痼留，筑成窠穴者之哮喘，颇有良效，故哮喘反复发作、久治不愈者加之，症轻者用其一，症重者二者均用。大便秘结者，为阳明腑大肠之燥热壅滞，肺与大肠相表里，阳明腑大肠降机不利，则肺气肃降不利，所以加大黄通降腑气尤有要义。肝火亢盛，常常因生气、郁闷、烦躁而致哮喘发作或加重者，加乌梅、山茱萸，与方中白芍、五味子，四味酸味药益肝、凉肝、敛肝、柔肝，以降肝木逆冲之气，常可减少和减轻哮喘之发作。

第二节 内生五邪与间质性肺疾病

一、间质性肺疾病的定义

间质性肺疾病（interstitial lung disease，ILD）是一组影响肺间质的疾病，这些疾病的共同特征是肺间质的炎症和（或）纤维化。肺间质是指肺泡壁内及其周围的支持结构，包括肺间质组织、小血管和肺泡旁的空间。ILD包括多种具有不同病因的疾病，如自身免疫性疾病、职业相关性疾病、药物反应、遗传性疾病等。

ILD 的病理生理过程通常涉及慢性炎症反应，最终导致肺组织的纤维化和结构的破坏。这种破坏减少了肺部的弹性，使得呼吸变得困难，并且降低了肺的气体交换能力。ILD 可能是由于遗传因素、环境暴露（如石棉或某些气体）、药物不良反应或与其他疾病（如结缔组织疾病或自身免疫性疾病）相关。诊断通常需要仔细评估病史、临床表现、肺功能测试、胸部影像学 [如高分辨率计算机体层成像（high resolution CT，HRCT）] 及在某些情况下的肺活检。

特发性肺间质纤维化（IPF）的病位在肺，有学者认为肺间质纤维化病理过程中的肺泡壁增厚、渗出物机化、肺泡变形闭锁等，与古人所论的"肺痹"经络壅闭、气血不行的病机相吻合；肺痿患者肺叶痿弱不用、迁延不愈的临床特点与 IPF 的双肺功能受损、晚期呈蜂窝肺及缠绵难愈等特点相符，因此可以从肺痹、肺痿的角度认识 IPF。肺痹、肺痿的发病过程中痰瘀为病理产物，影响肺部气血运行，导致肺失宣降，在外呈现出痰、闷、瘀等症状。基于此，从 IPF 的内在病理变化与外在临床表现着眼，IPF 在内为肺间质逐渐纤维化，其病理机制为细胞外基质过度沉积，炎症因子渗出等，这正符合中医学广义之痰的特性；炎症因子等刺激血管内皮，导致血管新生、血栓形成等病理表现，正契合瘀的特点。这些病理产物阻碍正常物质交换，导致肺通气功能障碍，呈现出气机阻滞、肺失宣肃的特征。从 IPF 外在的临床表现看，其多见咳吐黏痰、胸闷、喘憋、唇甲紫暗，甚则杵状指等症，此皆为痰瘀之外症。可见，肺痹、肺痿中痰瘀的特点，与 IPF 十分契合。

肺络属于络脉的一部分，具有调节水液代谢和分布、调节一身之气血生成与运行的特点，肺络的循行通畅决定着肺脏的功能正常。但是肺络既是气血运行之道，亦是病邪入侵之路，肺络结构狭小、气血运行相对缓慢的特点决定了肺络病具有易滞易瘀、易入易出、易积成形的病机特点。叶天士曾言："久病成积，久病入络。"IPF 病程较长、缠绵难愈的特点决定了肺络是最终的受邪部位。同时，IPF 的主要病理特点为肺间质的改变与血管的异常增生，这与肺络的生理功能高度一致，因此 IPF 的病位在肺络。

二、间质性肺疾病的中医范畴

ILD 在中医学中尚未有统一病名，但根据临床症状主要将其归为肺痿、肺痹、络病。肺痿最早见于张仲景的《金匮要略》，"寸口脉数，其人咳，口中反有浊唾涎沫""息张口短气者，肺痿唾沫"。综合历代医家之言，病因大致归结为二：一为先天肾之真阴不足，年老匮甚，难以濡养肺叶；二为后天外邪犯肺、劳役过度、大汗大下或久嗽久咳，耗伤肺之气津，致肺气虚，津液不布，肺叶枯焦，因而成痿。肺痹最早见于《内经》，其中有5篇涉及本病。纵观既往医家学说，可知肺痿为本虚标实之病，本为肺脏气虚，复受六淫邪气、饮食失节、七情所伤等内外之邪，使肺气痹阻、气滞血瘀，而成肺痹。也有学者将其归为络病范畴，认为本病累及肺、脾、肾三脏，以肺阴亏虚为本，络虚不荣为枢，痰瘀伏络为标，痰、热、毒、瘀互结为要，总括病机为肺虚络瘀。然而，无论是肺痿、肺痹还是络病，其本质均以正虚为根本，伴有痰、瘀、热、毒等病理产物的虚实夹杂之象，病程日久迁延可进一步累及脾、肾，造成肺、脾、肾三脏皆虚，病情复杂难愈。

对于肺痿，《金匮要略·五脏风寒积聚病脉证并治》记载"热在上焦者，因咳为肺痿"。《金匮要略·肺痿肺痈咳嗽上气病脉证治》认为肺痿的病因是"或从汗出，或从呕吐，或从消渴，小便利数，或从便难，又被快药下利，重亡津液，故得之"。肺痿是由种种原因反复损伤津液，阴虚生内热而成。

对于肺痹，"诸气膹郁，皆属于肺"，叶天士认为肺痹是肺闭塞不通，肺"邪着则失其清肃降令，遂痹塞不通爽矣""周身气机皆阻"，以致肺气郁闭，宣肃失司，治节不行，所谓"痹者，闭也"，肺痹乃肺气闭阻，治节不行，病灶在肺。叶天士认为，无论是"风温不解，邪结在肺"等外邪致肺痹，还是"忧愁思虑""辛热酒毒"等引起"上焦不行，下脘不通，周身气机皆阻"的内伤肺痹，均聚焦于肺脏气机阻滞、痹阻不通的核心病机。相比于《内经》论述肺痹"烦满喘而呕"的肺胃见症，《临证指南医案》中对肺痹征象的论述更为丰富，叶天士把肺痹病症由胸膈肺部扩充到了肠胃、鼻喉、经脉、皮毛等更大范围。首先是肺痹本症的扩充。其中既有咳嗽、咳痰、寒热、胸痞等轻症，又有卧则喘急、呼吸不爽、上下交阻而厥、声音不出等急重症，以此反映肺痹病程前期轻症与后期重症的不同病势特点。其次是肺痹旁症扩充。其中较多详述了胃脘痞胀、腹膨、嗳气、呃逆等与肺痹伴随的胃肠症状，还可见经脉瘀痛、肌肉着席而痛等外症。此外，还涉及肺痹前期有关的风温、暑温等多种外感病症。此反映肺痹病变本脏自病与兼涉他经的不同病型特点。

对于络病，当代络病学奠基者吴以岭院士认为，络病病因不外乎邪气侵袭、情志内伤、痰瘀阻络、病久入络、食饮调护不当和闪挫金刃损络，故可归纳为内因、外因、不内外因。现代医学对于 IPF 的病因尚无定论，但吸烟、病毒感染、自身免疫、细胞衰老、遗传易感、长期胃内容物的微量误吸及环境暴露（如接触粉尘、金属等）均为其发病的危险因素。吴以岭院士虽未专篇论述肺络，但其提出的络病"三维立体系统"是对网络全身的络脉系统作出的高度概括，同样适用于肺。《类经》云："深而在内者，是为阴络……浅而在外者，是为阳络。"《素问·经络论》则言："阴络之色应其经，阳络之色变无常。"阳络浮于肌腠，参与组成皮部，位于邪气由表向里传变的表层；阴络位居深层，涵盖脏腑之大络。常虹等指出可将阴络理解为血管，若对应静脉系统，其色暗黑；若对应动脉系统，其色鲜红；阳络与体表的毛细血管网和末梢神经网密切关联。而经脉系伏行于分肉之间，深而不见，位居中层，故肺络病的传变顺序应为邪循阳络（皮部）—经脉—阴络—肺。吕晓东等对于肺络结构的具体描述为：阳络居外，在上为盖；阴络网密，调节气血；气络有象，血络有形；弛张有度，舒缩有道。他们认为肺络具有生化气血、布散津液的功能。这与现代医学概念中的肺脏系统、淋巴血液循环系统等生理功能相吻合。在肺络病理演变过程中，络脉既是气血运行的通路，也是邪气侵入人体的通道。张景岳言："金受邪则为咳为嗽，为肺痈，为肺痿必矣。"邪气入侵，循阳络—经脉—阴络—肺，逐层深入，邪气可为外感六淫、疠气，均为自然界气候变化过极之淫邪，疠气还可理解为病毒、粉尘、金属、香烟烟雾和空气污染物等有毒害物质的侵袭，邪气循皮肤腠理之间入里，内行血脉，注于肺络，深伏肺窠，络瘀成瘀，气血不畅，络脉不荣，日久络损不用。一方面，饮食不调可酿生湿热之邪，直袭血脉；另一方面，肺胃相生，阳明热邪可灼肺中津液，炼液为痰。邪热与痰浊并行血脉，进而痰热稽留，肺络受损，胃气不降，夹胃液上逆于肺，而成 IPF。诚如巢元方言，"酒入于胃则络脉满而经脉虚……阴气虚则阳气入，阳气入则胃不和"，胃气以降为和，失降则呕逆反酸。《内经》言"百病生于气也，怒则气上……思则气结"，情志内伤也可损及脏腑络脉。有研究结果表明，抑郁和焦虑对 IPF 患者的生活质量有显著影响。自体免疫及遗传因素亦可属于内因，咎之禀赋不足，肺本脏致病。不内外因囊括肺络病理演变中的产物痰、瘀等，此责之络脉气血津液循行失常，现代医学中可理解为危险因素导致的各种促纤维细胞因子［如 TGF-β、结缔组织生长因子和钙蛋白 2（CCN2）等］的产生，此即肺泡上皮细胞反复受损及异常修复过程的物质基础。促纤维细胞因子及蛋白等在肺组织蓄积，最终引起正常肺组织结构和功能缺失，也是肺络积损的基础。从上述肺络病理的演变历程能够系统解释 IPF 形成之病因，邪毒痰瘀痹阻肺络，致肺络虚不荣、络损不用，从而提升对 IPF 病因认知的完整度。《灵枢·百病始生》云："是故虚邪之中人也，始于皮肤……留而不去，则传舍于络脉……留而不去，传舍于经。"可见，在邪气传变顺序上先及络，经为后。《金匮要略》言："邪在于络，肌肤不仁；邪在于经，即重不胜。"张仲景在此中风病的论述中认为，邪在络为轻，邪在经较重，而叶天士"初为气结在经，久则血伤入络"之论，在络与经的传变顺序及各自严重程度上似与二者违背，笔者认为叶天士所言"久病入络"涉及的是机体深层之阴络、血络。

其中，久病入络，肺肾络虚系 IPF 致病之本。IPF 病程较长，患者以老年人为主。一方面，在 IPF 演变进程中，实证为邪袭肺卫，痰瘀胶结，久入阴络，肺络痹阻，气血不通，络虚不荣，又肺肾金水相生，经脉相连，终致肺肾络虚。现代研究也发现，IPF 患者肺部纤维化区的血管分布较非纤维化区为少，且与正常肺动脉相比，IPF 患者的肺动脉呈现内皮细胞增生、平滑肌层增厚、内膜增生和丛状病变等结构改变，纤维化区弥散功能偏低。Barratts 等认为，IPF 患者肺部存在血管异质性，即微血管畸变和大血管重构；该过程类似于久病入络，络损失用。IPF 患者的肺部纤维化病变虽以累及肺间质为主，亦影响肺泡上皮细胞、肺血管，故笔者认为，IPF 病位在肺络。而肺成纤维细胞的过度聚集、分化、增殖，进而使胶原、促纤维化因子及细胞外基质增生，与肺络病理演变中病理产物的蓄积，痰瘀胶结的过程亦十分符合。另一方面，因禀赋不足或年老体弱致肾络虚羸，金为水母，水能润金，倘若肾水虚衰于下，子病及母，必致肺气不足于上矣，肺虚难以御邪，邪气乘虚而入，内外合邪，生痰积瘀，痰瘀胶结，遂转入上述实证的演变过程，故从病机演变分析，肺痹乃病之初，肺痿为肺痹之续。调查显示，大约 20% 的 IPF 患者存在家族史。赵勇等发现肺泡 2 型细胞衰老可引起进行性肺纤维化，并证实了 p53 依赖性细胞衰老在肺纤维化中的作用，其致病性突变也已在与端粒功能、蛋白质折叠和分泌相关的基因中被发现，这些基因影响着上皮细胞的功能。现代研究普遍认为，中医学先天禀赋包含了遗传信息，衰老与遗传亦密切关联。因而，IPF 发病过程中基因的致病性突变与细胞衰老可归为先天禀赋不足。

痰瘀积损，痹阻肺络乃 IPF 发病之标。痰乃肺系病中最常见的病理产物，初起六淫邪毒入里，首碍肺之宣降功能，布津失司，津停为痰，或邪热煎灼，炼液成痰。但因肺为血脏，血络丰富，随着病情发展必致肺络瘀阻。若寒邪侵袭经络，寒性凝滞，气血不畅，血凝成瘀阻络。如邪热入血，则煎耗津血，血与热结，亦使血瘀愈盛。气为血之帅，气行则血行，倘气虚运血乏力，便血滞成瘀，临床表现为唇甲发绀、杵状指、舌下络脉青紫曲张；瘀血阻于肺络，反致脉络不利，血行不畅，又血为气母，血可载气，肺络及气，血瘀势必气滞，是谓《内经》所言"脉道不通，气不往来"，临床可见喘促憋闷、呼吸困难等症状；血瘀既久，瘀久成积，亦可化作痰水；痰瘀积损，痹阻肺络，势必病情缠绵、迁延不愈。可见，在 IPF 肺络病理演变进程中，气、血、津液荣损与共，而瘀是此过程中最关键的病理产物。

标实本虚，肺络失用为 IPF 演变的结局。IPF 肺络病理演变中的主要因素不外肺肾络虚、痰瘀互结、肺络痹阻，若肺气虚羸难以御邪，邪气便易乘虚而入；其初起以肺失宣降、气机阻滞、功能不调的病理状态为主导，以咳嗽咳痰、疲乏，遇冷空气、刺激性气味或劳累后加剧为首要症状。如进一步发展，由气及血，由经入络，肺络痹阻，痰瘀胶结，积损日久，致肺络虚邪实，此时以喘息憋闷、活动耐力大幅降低为主要表现。如继续演变，久病不断耗伤正气，邪气更易乘虚而入，如此恶性循环，络脉废弃沉疴，肺络失用，生气渐逝，死气渐盛，臻至此时，病患已稍动则喘甚，形体如枯槁。石晓乐等认为，盖虚热之邪，藏于络脉，正气足时伏而不动，正气不足则煎熬津血，成痰为瘀；或阴伤及气及阳，肺不布津，气不行血，气虚痰凝，气滞血瘀，痰瘀互结。痰瘀与热相合，滋阴清热有成痰留瘀之虞，祛痰化瘀有破气伤阴之弊，故难以速愈。故就 IPF 不同阶段的症状而言，肺痹为始，肺痿为肺痹之渐。

三、间质性肺疾病的病因病机及治则治法

（一）病因病机

对于 IPF 的病因病机，有医者按照本病不同时期的临床特征，归纳出不同阶段的病机变化特点。姜良铎等将本病分早、中、晚三期，痰瘀阻络贯穿整个病程，同时早、中、晚期病机分别以肺失宣降、肺气亏虚、肾气亏虚为主；根据病情分为急性加重期和缓解期，前者以痰热阴亏为主，后者以肺、肾、脾亏虚为主。崔

云等认为，IPF初、中期为肺痹，邪实兼正虚，病机为肺络瘀阻，气阴两虚；中晚期为肺痿，病机为痰瘀阻滞，络虚不荣。晁恩祥将本病归为肺痿范畴，证属本虚标实，主要病机为肺肾两虚，气阴不足，痰瘀阻络。也有人从络病角度，提出气络失和的观点，认为邪伤气络，一则气津不运，气滞痰凝；二则络气、络津耗伤，日久肺津不足，肺失濡养，肺叶痿弱不用，发为肺痿。吕晓东等认为，本病以肺络的病变为基础，肺热络瘀为病机根本，其中肺热可分阴虚、痰热、毒热、燥热和肺冷阴虚，总体上以阴虚为本，贯穿疾病始终；络瘀分气虚血瘀、气滞血瘀、痰凝血瘀、络绌血瘀及瘀热互结。

（二）治则治法

1. 重视治病的轻重缓急

《临证指南医案》对于肺痹的辨治，有轻重缓急之分。如"朱（某）风温不解，邪结在肺，鼻窍干焦，喘急腹满，声音不出。此属上急病之险笃者，急急开其闭塞"。其在复诊时回顾道，"（首诊见）风温喘急，是肺痹险症。未及周岁，脏腑柔嫩，故温邪内陷易结。前用苇茎汤，两通太阴气血，颇验。（病情缓解）仍以轻药入肺，昼夜竖抱，勿令横卧为要，用泻白散法"。此述即叶天士针对肺痹喘急险症的治法，处以两通气血以治其急，取效之后病情缓解便转为重点清气。由此足见其治病分轻重缓急，治法之不同了然于胸，"否则前后不循缓急之法，虑其动手便错，反致慌张矣"。晁恩祥在临证时注重整体，辨证施治。肺痿为慢性虚损性疾病，临证见患者多因感染而急性加重，在急性期治疗以祛邪为主，治疗以疏风宣肺、降气平喘、止咳化痰等为要，不可一味匡扶正气，导致闭门留寇；缓解期以固护正气为主，治疗以养阴益气、调补肺肾为主，佐以化痰祛瘀。

2. 重视内外合因的表里同治

叶天士辨治肺痹不仅分有外感六淫由表而病者与内伤情志、饮食、劳倦等内发脏腑者，更考虑外感与内伤双因互引而发病者，故本病发病机制较为复杂——多为表里同病、内外合邪，病机内外纠缠较难辨治。如"某，风温化热上郁，肺气咽喉阻塞"，复因本有饮食内积，因而两相搏结，转为"胸脘不通，致呻吟呼吸不爽，上下交阻，逆而为厥"。若予以发散解表之药合消食苦降之品，不得及时化解，反"久延慢惊，莫可救疗"，对此叶天士采取于外解风温之时，配以淡渗清消的加减苇茎汤（芦根、通草、滑石、薏苡仁），消除肺中蕴生之湿热，确保肺气之流通，复起宣上降下之能。

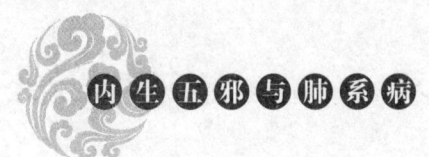

3. 立微辛微苦宣通兼降之法

肺居胸中，主一身之气，呼吸之间行清宣肃降之令，有通调百脉之功。若外邪犯肺或内因为患，致使肺气不利，宣降失和，郁而成痹。故叶天士将肺气宣降通畅与否，视为治疗肺痹的关键。他特别提出治肺痹以轻开上的关键治则，用药提倡取轻扬以达肺，微辛轻苦以开达兼顺降，使其既能宣降相辅，又无行气开破之弊，适于娇肺轻清之治。如"某（二七），温邪郁肺，气痹咳嗽，寒热头痛"，处以桔梗、连翘微辛宣散，杏仁、通草、桑白皮微苦通降，开通上焦而兼降肺气，则其痹得开。此叶天士重视轻苦微辛，实强调治肺痹不可轻用苦寒之品，即"清邪在上，必用轻清气药，如苦寒治中下，上结更闭"。而且苦寒性降，直攻肠胃，由胃达肠，药过病所，难解温邪上郁。因此，大辛大苦则大开大降，药过病所非治肺痹良药，过辛泻肺而易致气散，寒热咳喘；大苦则大降，且味苦多寒凉戕伤脾胃，甚者损及下焦，致肾封藏纳固失职，喘急反剧。

4. 注意肺与膀胱的关系

肺为水之上源，其经三焦以通调水道，下输膀胱，若肺气不化，则会水液不下而小便不利，而膀胱不利，也会水液上溢于肺，致呼吸不利或喘促，所谓"水泛高原"。因此华岫云批注《临证指南医案》云："肺主百脉，为病最多，就其配合之脏腑而言，肺与大肠为表里，又与膀胱通气化，故二便之通闭，肺实有关系焉。"

5. 注意肺与其他脏器的关系

注意肺与胃肠的关系。由于肺、胃、大肠均禀金气，一气相通，若肺气痹阻，不能顺降，则腑气也会不通畅，兼现胃肠伴症，故治疗仍应从肺着手来调治胃肠，以"肺主一身之气化也，气舒则开胃进食，不必见病治病，印定眼目"。如案"王（某），脉搏劲，舌干赤，嗳气不展，状如呃忒。缘频吐胃伤，诸经之气上逆，填胸聚脘，出入几逆，周行脉痹，肌肉着席而痛转加。平昔辛香燥药不受，先议治肺经"。因"上焦不行，下脘不通，周身气机皆阻"，治则不用攻下，求于辛润苦降，反能开肺降气。

注意肺与肝的关系。肝性升发条达，与肺主肃降相互制约，维持机体气机升降平衡。若情志抑郁，肝郁化火，可循经上行犯肺，则影响肺气肃降，如案唐（某）因"怒劳致气分逆乱"出现"脘中痞闷，纳谷䐜胀，小便短赤，大便七八日不通"，其从肺治肝，以肺痹论治。

(三)治疗禁忌

1. 不可妄用燥药

凡肺痿病,多不渴,以其不渴,漫然不用生津之药,任其肺日枯燥,医之罪也;以其不渴,恣胆用燥热之药,势必燔燔不救,罪加一等也。《金匮要略·肺痿肺痈咳嗽上气病脉证治》云:"肺痿吐涎沫而不咳者,其人不渴,必遗尿,小便数……此为肺中冷,必眩,多涎唾,甘草干姜汤以温之。"张仲景认为,肺痿分为虚热肺痿和虚寒肺痿,如其症状为吐浊唾涎沫者应为虚寒肺痿,肺中冷,阴寒之气凝滞津液,多涎唾,故以温法治之。然而喻嘉言认为:"诸气膹郁,诸痿喘呕,皆属于肺。"他将诸痿的病机责之于"燥"。燥性干涩,首犯肺卫,肺失宣降,津液输布失常,燥从火化,燥邪煎熬津液反成浊唾涎沫。《医门法律》指出:"肺热成痿,则津液之上供者,悉从燥热化为涎沫浊唾,证多不渴。"朱丹溪也认为肺痿属津枯液燥,如草木之萎而不荣,为津亡而气竭。"燥者润之",对于燥邪致病应以润燥生津药疗之。而当时医家因其临床表现为不渴,不从燥论治,不但不用生津润燥之药,而妄用燥热药,势必使肺火日炽,肺热日深,灼伤肺津加重病情,此乃医之罪也。喻嘉言从肺痿的病因病机出发,在竹叶石膏汤的基础上,创制了清燥救肺汤,改方立法甘寒,既清燥热,又养阴生津。清代《删补名医方论》评价此方"用意深,取药当,无遗蕴矣"。

2. 不可用峻法

凡治肺痿病,奄奄不振,如鲁哀朝,虽孔圣不讨三家僭窃,但扶天常,植人纪,嘿维宗社耳。故行峻法,大驱涎沫,图速效,反速毙,医之罪也。喻嘉言曰:"肺痿属在无形之气,气伤宜徐理。"他认为肺痿因气耗而津枯,气伤应徐徐调理,勿行峻法。峻法包含峻补和峻下两种治法。峻补法是用峻猛补益药物治疗气血虚弱的方法,适用于元阳欲脱之证或阴阳两脱之证。如《圣济总录》中言:"峻补之药,施于仓猝,缘阳气暴衰,真气暴脱,或伤寒阴证诸疾急于救疗者,不可缓也。"而肺痿属慢性虚损性疾病,久病其脏腑渐亏,津液渐伤,如喻嘉言所说"大要缓而图之",不宜峻补。峻下法是指用峻烈泻下药攻逐里邪的方法,适用于正气未衰者。肺痿者,肺气已衰,峻下药一则攻伐力强,易伤正气,二则"诸痿喘呕,属于肺之燥也",而峻下药服用后能引起剧烈腹泻或利尿,使气、津随液脱。喻嘉言批判医者粗率,大发其汗,耗伤津液,气随津脱,以致正虚邪盛,肺热日深。故肺已成痿,正气已虚,只可慢慢疗养正气,不能毫无顾虑,用峻药以求其速愈，正如喻嘉言所说，"气伤宜徐理"。不考虑正气的强弱，急于求成，反而会加重病情。

（四）药物配伍

1. 主用辛香宣通之药

叶天士首倡治肺痹以轻开上为先，用药宜取辛香宣通、轻扬入肺之品，常用香豆豉、郁金、桔梗、白豆蔻之类。香豆豉，辛香而微苦，温，能发散透达解表、宣通胸中气滞，表邪未尽肺气始痹时可用，伴胸中烦闷则加栀子。郁金，其性辛香不燥，能散郁滞，气血两行，兼能祛湿，治疗肺痹伴脘痞或胁痛时最为适用。桔梗，辛而不香，尤有载药上行入肺之功，善治胸咽气滞满闷之病，常与枳壳相配，升降气机，利膈通肺。白豆蔻，芳香清芬，轻而上行，善透上焦湿滞，兼入中焦脾胃，开胃消食，专治湿郁上中、胸脘不爽之病。

2. 配用清润苦降之药

基于肺肠一气相通，叶天士见肺痹而下脘腹不通者，断不用攻下，而是选用紫菀、枇杷叶、杏仁、瓜蒌皮等润通降肺之品，令其自上宣降，肺肃达肠，肺气化则便自通。紫菀，苦辛温润，辛温开散肺郁，苦润化痰通便，用于痰郁阻肺以致腑气不通者。杏仁，辛温发散风寒，苦润下气化痰，叶天士常将其与紫菀同用，以加强宣肺通降之功。枇杷叶，轻浮入肺，清润化痰，味苦降气，香而不燥，用于治疗肺失清肃的咳逆上气。瓜蒌皮，凉而不滞，利气宽胸，化痰兼清，润能通腑，用于治疗痰热肺痹而兼便秘者。

3. 佐以渗利水湿之药

肺痹，肺失通调，易停水湿，故叶天士常选芦根、通草、薏苡仁、茯苓皮等淡渗之品，通利小便，以助肺气通调。芦根，甘凉清利，"根居于水底，是以其性凉而善升……能清肺热，中空能理肺气，味甘多液更善滋阴养肺……其善利小便"。叶天士治肺痹见上焦气分兼热者，无论夹风热表邪还是兼里湿均通用之，并以鲜者为最佳。通草，气味甘淡，体轻色白，善入肺经，又利小便。故凡湿热郁肺、气机痹阻者，叶天士常在方中加入此药。薏苡仁，甘淡利水，性凉而善行，内能健脾祛湿，外能通利关节，故叶天士在肺痹案中，无论上焦气分热壅，还是经脉痹痛，或是脘痞纳差者均予以选用。

4. 根据兼邪佐用之药

针对肺痹易兼表邪的特点，叶天士注意兼治之法，"或透风于热外，或渗湿于热下，不与热相搏，势必孤矣"。《临证指南医案》中华岫云概括外感肺痹"因于风者，则用薄荷、桑叶、牛蒡之属；兼寒则用麻黄、杏仁之类；若温热之邪壅遏而痹者，则有羚羊、射干、连翘、山栀、兜铃、竹叶、沙参、象贝；因湿则用通草、滑石、桑皮、苡仁、威喜丸；因燥则梨皮、芦根、枇杷叶、紫菀；开气则蒌皮、香豉、苏子、桔梗、蔻仁"。如此，主次兼顾，由常达变。

（五）常用通络药物

1. 辛味通络——莪术、当归、防风

《内经》有"金生辛，辛生肺""入肺为辛""肺欲辛"的记载，辛为五味之一，能散可行；肺络以通为常，而肺络细微迂曲，肺又是直通外界之脏，故而邪气极易匿藏于络脉曲折之处，寻常活血理气药难祛隐伏于络脉之中的邪气。辛性芳香走窜，可通达周身，并可领引他药进入络脉之中，以达逐邪通络之用，具有代表性的辛味通络药有莪术、细辛、防风、麝香、冰片、桂枝、当归、桃仁等。风邪为六淫之首，乃IPF的重要诱因，防风祛风通络，可调卫表气络之滞塞。莪术味苦、辛，入肺、脾经，能散积聚、行瘀血，破气中之血。当归味甘，入心、肝、肺经，除客血内塞，为血药也。防风味甘、辛，为风中之润剂也。三者合用，共奏辛通肺络之效。动物实验显示，莪术醇能减少肺纤维化大鼠肺组织中TGF-β1与PAI-1的产生，从而减缓肺纤维化进程；当归提取物可抑制TGF-β、VEGF通路的表达来减少胶原蛋白的沉积和调节肺部纤维化区血管重塑的过程；防风提取物可抑制小鼠肺纤维化及血管重塑。

2. 虫类通络——水蛭、僵蚕、地龙

虫类药，中医学称其为"虫蚁之品"，虫类善动走窜，入药具有通达络脉、祛痰破瘀、搜风剔络等功效。张仲景首开虫蚁搜风通络之先河；叶天士运用虫类药时指出，善飞之虫类药可入气络，善爬之虫类药可入血络。IPF痰瘀积损日久，滞留肺络，独予草木之品难奏其效，治疗时常伍以喜动善行、通经达络之虫类药以破久积、散痼结。具有代表性的虫类通络药如水蛭、僵蚕、全蝎、地龙、蜈蚣、蛤蚧、冬虫夏草等。在临证时常选水蛭、僵蚕两味药，若痰瘀久积化热，可酌予地龙。水蛭，性平，味咸、苦，张锡纯言水蛭专入血分，不伤气分，有破久瘀、消癥积之功；僵蚕，味辛、咸，性微温，其擅飞，可入气络，疏散外风，剔除内风，又具化痰活络之功；地龙，味咸，性寒，其蠕行走窜之性，可入血络，游走周身以行药势，具清热通络、平喘利尿之效，乃散瘀通络之要药。水蛭配僵蚕，气血同调，痰瘀并治，升降相伍，可达通经活络之效。现代研究证实，水蛭素可通过抑制凝血酶在肺组织中的表达，减轻胶原蛋白沉积，起到对肺纤维化大鼠肺组织的保护作用；僵蚕、地龙配伍活血通络祛痰药可改善肺内微循环，增加血供，改善肺功能，抑制肺血管重构。鲜广地龙纯化蛋白可通过抑制促纤维细胞因子表达，调控纤维化指标等，从而发挥体内及体外抗肺纤维化的作用。

3. 补虚通络——黄芪、麦冬、刺五加

络脉乃气血往来交聚之所，络病日久，气血虚赢，络失其荣，致肺肾络虚，而络损难复，病情由此迁延缠绵，针对 IPF 患者肺肾络虚，本虚标实之病根，此时应加补虚通络药以固本培元，使络脉结构及功能逐步恢复。补虚通络药分为两类，其一益气主荣气络，如黄芪、人参、党参、刺五加、山药等；其二滋阴主补血络，如沙参、天冬、麦冬、红景天、黄精、女贞子等。常择黄芪、刺五加、麦冬三味药，其中黄芪补气升阳，益肺实卫，若气虚甚，酌伍人参大补络中元气；刺五加补肾益肺，金水相生，补肾亦实肺络；麦冬甘寒滋阴，润肺养络，若阴虚极，可佐天冬、黄精肺肾同治。切忌妄投温燥之品，恐伤已竭之阴血。黄芪苷可缓解活性氧介导的支气管纤维化。药理学研究证实，麦冬为君药的复方可减低炎症因子水平，通过推动骨髓干细胞的分化与归巢、调节氧化机制和多种信号通路等方式来延缓肺纤维化进展；刺五加苷类能改善人体微循环，清除氧自由基，降低血液黏滞度。

4. 取类比象——鸡血藤、橘络

《本草纲目》言"天地赋形……形色自然，皆有法象"，以形为治，取类比象，由象及效，是古代医家药理认知的重要手段。藤类在其发育过程中有类网络、藤蔓间相互交织、呈播散式生长的特征，与人体络脉的结构、生长分布方式相仿，故藤类药可通经活络，此处取类比象是指其通络效用。藤类药具"引经报使"之功，可领诸药通达病所。具有代表性的藤类药有雷公藤、鸡血藤、忍冬藤、络石藤等，临证多择鸡血藤、忍冬藤。《本草纲目拾遗》对鸡血藤有"其汁，如割漆然，滤之殷红""熬膏可治血症"的记载，针对 IPF 络瘀络虚之象，用其补血虚通血络，药中病机，收效可观。近年研究也显示鸡血藤具有抗炎、抗氧化、改善微循环等多种药理作用。橘络，色白，可入肺经，其呈长条形的网络状，又如乱丝，长短不一，与肺络结构及分布相像，《本草纲目拾遗》言"橘丝，专能宣通经络滞气""通经络滞气、脉胀，驱皮里膜外积痰，活血"。络中瘀阻，气必郁滞，取其行气通络，兼能化痰，鸡血藤、橘络二药合用，气血兼治，则络道得通矣。

四、内生五邪与间质性肺疾病

（一）内风

间质性肺炎也可归属于中医学"咳嗽"的范畴，其病因不外乎外感与内伤。《素问·气交变大论》曰："岁金太过，燥气流行，肝木受邪……甚则喘咳逆气，肩背痛……咳逆甚而血溢。"《素问·五常政大论》曰："坚成之纪，是谓收引……其病咳……邪伤肺也。"由此可见，四时六淫诸邪均可袭肺致咳。又《素问·玉机真脏论》曰："是故风者百病之长也。今风寒客于人……病入舍于肺，名曰肺痹，发咳上气。"因此，本病外感多以风为先导，邪犯肺卫，肺气失宣，发为咳喘。

（二）内寒

《医学衷中参西录·治肺病方》曰："肺胞之体，原玲珑通彻者也……然当气候温和时，肺叶舒畅，呼吸虽不能自如，犹不至甚剧，有时薄受风寒，及令届沍寒之时，肺叶收缩，则瘀者益瘀……而喘作矣。"肺为娇脏，为华盖，主皮毛，易受寒袭，肺叶收引，饮邪内生，寒饮停肺，因而致痿。如《难经·四十九难》言："形寒饮冷则伤肺。"而心与肺皆属上焦，肺气依赖心阳的鼓动，而心脉则需肺阴的滋养，二者互根互用，气血和利。故寒水内生于肺，肺失宣降，必然导致胸阳被遏，血行瘀滞。综上，寒水射肺证在临床上可表现为咳嗽，咯吐白色泡沫样痰，动则气喘，甚则难以平卧，常伴有胸闷胸痛、形寒肢冷、喜饮热水、面目浮肿、鼻塞、小便数等表现。

例如，在系统性硬化症合并肺间质改变的患者中，初期卫阳不足，寒邪相攻，营阻则胀是其主要病机。对于多数系统性硬化症患者初期可仅表现为雷诺现象，雷诺病又称肢端动脉痉挛症，表现为四肢远端皮肤出现苍白、发绀和潮红三相反应，可伴有疼痛、麻木感，多在接受寒冷刺激后诱发。初期系统性硬化症患者皮肤多表现为非凹陷性、硬性肿胀，常从肢体远端开始。本病早期累及呼吸系统时，症状多缺乏特异性，其胸部影像学可表现为正常，或仅有轻度间质纹理增厚。早期系统性硬化症的表现主要为"胀""寒"，病机主要为寒邪入经，卫虚营阻，病变主要在四末、分肉、皮肤。卫阳不足不得御寒，则易导致寒气入经，侵犯肌腠脉络。《灵枢·胀论》曰"营卫留止，寒气逆上，真邪相攻，两气相搏，乃合为胀也"，寒邪与正气相攻，闭阻营气，则导致肌肤质硬肿胀。所谓"寒气入经而稽迟，泣而不行……客于脉中则气不通"（《素问·举痛论》），寒性凝滞，凝涩气血，更助硬肿之势。而营郁气阻，阳气不得随血运达于四末，同时外寒侵内，亦损及阳气，则卫气外不得温煦，营气内不得四达，故肢体出现冷凉苍白，甚者伴麻木、青紫等血瘀表现。此时一般影响肺的宣降功能，可伴肺部津液代谢障碍，从而导致轻度的干咳等呼吸道症状。

（三）内燥

津伤化燥即为内燥，其含义可概括为人体因脏腑功能失调而伤及阴液，至机体各组织器官失于濡养而出现以干燥枯涩失润为特征的病理变化。《内经》中对燥的记载为"诸涩枯涸，干劲皴揭，皆属于燥"。一般而言，阴津亏损可导致燥热内生，其主要病变在肺、肾等脏腑，尤以肺最为常见。在临床上，若为肺燥，病在上焦，肺脏失于濡养，则出现干咳，少痰或无痰，口燥而咽喉干涩，甚则咳血。《景岳全书》云："盖干咳嗽者，以肺中津液不足，枯涸而然，此明系内伤亏损。"此述明确指出干咳为内伤之嗽，并由肺肾不交，精气不足，津液亏虚而致肺燥，实为后世所述之内伤燥咳。IPF好发于老年人，其年龄与发病的可能性呈正相关。老年人体质虚弱，脏腑功能失调或减弱，气阴不足，津血生化匮乏，布散津液无力，若肺脏感受外邪，或久病伤及肺肾，则津液势必随之更亏，肺肾两亏则津液输布障碍，肺津亏虚无以润肺，则燥从中生，发为干咳，此亦在清代唐容川的《血证论》中有所印证，若再饮食不加调摄，过食辛辣炙煿，或劳欲大汗则易于导致IPF的发生。现代学者认为，IPF属于中医学"肺痿"的范畴，从肺痿论治来看，上焦虚热，热灼津液，津枯而肺痿。另则肺气虚寒，肺失温煦，日久则肺痿。"痿"通"萎"，即肺叶痿弱无力，失于濡养，可见肺痿病机主要责之于肺阴亏虚、津气大伤，肺体痿软不用。

肺纤维化是一种慢性隐匿性疾病，是呼吸道疾病中重大难治性疾病之一，其特征性病理改变为肺慢性炎症间质性病变，多发于40岁以上的中老年人。现代医家多将肺纤维化分为三期：早期、中期（慢性迁延期）、晚期（慢性期）。肺纤维化的中医证候是本虚标实，以虚为本，虚实夹杂。中医病症中没有明确的"肺纤维化"名称，根据肺纤维化的发病情况及证候表现，现代医家认为肺纤维化与"肺痹""肺痿"病名相应。而肺痿之肺热叶焦，肺叶痿弱不用与《内经》提出的"燥胜则干"病机理论具有一致性，因此此处用"燥胜则干"病机理论来探讨肺纤维化的病证治疗。

"燥胜则干"病机基本特点为津液损伤。《伤寒论》明确了津液损伤在外感疾病诊断中的重要意义；《金匮要略》指出肺痿病因为"重亡津液"，病机为"肺燥津伤""肺气虚冷"，肺叶痿弱不用与"燥胜则干"致痿异曲同工，奠定了后世医家对肺痿辨证论治的基础。《素问玄机原病式》指出，"诸涩枯涸，干劲皴揭，皆属于燥"，无论是凉燥之寒使"腠理闭塞"津不得布，"凉极而万物反燥"，还是温燥之热耗津液，肤不得濡润而麻木不仁，均为津液损伤。《重订通俗伤寒论》指出燥伤津液的病位及其转归为"秋燥一症，先伤肺津，次伤胃液，终伤肝血肾阴"。燥干津液，以肺经见证，气阴损伤而见气急、干咳少痰或痰黏，或气虚咳而无力，聚而生痰湿。燥之伤人日久，或用辛燥，失治误治而致气血亏耗，以致津伤血少；瘀久化毒而成燥毒，痰瘀交阻，化生瘀毒，或长期受外来化学物品毒害，伤津化燥等蕴为燥毒。痰浊、瘀血、燥毒等病理产物结于肺络肺叶，故《医学入门》曰"入肺则毛焦干疥，膹郁咳嗽"。现代研究从《内经》中"肺应秋"的理论出发，指出秋冬季节，肺部特异性免疫物质及非特异性免疫物质均比春夏季节低，此期肺纤维化、慢性阻塞性肺气肿、肺癌等肺病患者免疫力下降。另有研究证实，燥可致气道凝胶层黏滞性增加，溶胶层液体深度下降，纤毛运动困难，摆动率降低甚至不摆动，影响纤毛的复位，使大气道损伤，而致更小气道补充参与湿化气道，津液损伤的同时津不能继，导致肺黏膜的损伤，肺叶不得濡润而失用。从实验的角度阐释了"燥胜则干"病机的病理状态。

"燥胜则干"为肺纤维化基本病机。《素问·痿论》曰"肺主身之皮毛……肺热叶焦，则皮毛虚弱急薄著，则生痿躄""秋伤于湿，上逆而咳，发为痿厥"。吴振指出，燥伤其津之后，阴津内停，失于气化，燥伤过度，津聚一处而生湿，湿伤过度，气液不化而生燥，"燥湿同源"，因而秋伤于湿或燥均可致肺叶痿而不用。《素问·至真要大论》曰"诸痿喘呕，皆属于上"，《医门法律》释义为"惟肺燥甚，则肺叶痿而不用，肺气逆而喘鸣，食难过膈而呕出"，对"燥胜则干"之病机，应"此时亟生其津，亟养其血，亟补其精水，犹可为也。失此不治，转盼瓮干杯罄，毛瘁色弊，筋急爪枯，咳引胸背，肮胁疼痛，诸气膹郁，诸痿喘呕"。《石室秘录》指出"肺金之气一燥，即有意外之虞，若不急治，必变为肺痿、肺痈等症"，肺之旧疾，加之吸烟、大气环境污染或气候干燥，咳、痰、喘病久，损耗肺之气阴，内外燥并现。"阴者，藏精而起亟也"，气阴亏耗，肺的卫外、调节津液代谢及朝百脉、主治节的功能下降；肺气虚损，无力助心行血，津液耗伤，内燥生而血液亏乏，加之血运不畅，滞涩肺络为瘀，成络虚络瘀肺叶干涩之证；瘀血内停、络脉瘀阻、气机不畅，可致津液输布失常，虚瘀痰毒恶性循环，邪恋难祛。久而久之，发为肺痿。因而，"燥胜则干"亦为肺纤维化的基本病机。

（四）内火

在刘娜等看来，间质性肺炎属"喘证"范畴，为痰热壅肺型，可随证用三子养亲汤合麻杏石甘汤加减治疗，宣肺理气，治痰、治瘀，泻热化痰。若痰多质黏且腥，痰热偏盛，加千金苇茎汤，合桃仁、冬瓜仁、芦根，逐瘀排脓，清热化痰，防痰热蕴毒成痈；若为肝郁气滞所致，由情绪波动而发，可加白芍、柴胡，柔肝缓急，疏肝解郁，合四逆散，待肝郁得舒，咳喘自平；若痰浊较重，则清以热邪，后加茯苓、焦术，健脾利湿，拒"生痰之源"。喘证虚实夹杂，虚实互转，短日难祛，易于复发，故疾病后期，应虚实同治，固本保效，补益肺、脾、肾三脏，扶正祛邪。

（五）内生五邪

类风湿关节炎并发间质性肺炎在中医学中尚无此病名的记载。根据本病临证特点多将其归属于"肺痿""肺痹"等范畴。随着对本病的不断深入研究，目前多数学者认为本病属本虚标实、虚实夹杂之证，认为其本虚主要在肺、脾、肾，又可累及肝、心，并常伴气血阴阳亏虚；其标实则体现在风、寒、湿、痰、瘀、毒等实邪为犯。夏农认为，本病根源为肺脾气虚、肾阳不足。肺为华盖，外合皮毛，肺叶娇嫩，不耐寒热，易被邪侵。中医学认为，肺主气，司呼吸，主宣发和肃降，通调水道，朝百脉而主治节，肺气虚者，司呼吸功能减退，故而呼吸困难。水道不通、肺主治节功能失常，则气血运行不畅，故痰湿瘀血内生，肺络痹阻。脾主运化，主统血，脾为生痰之源，脾气亏虚，运化无力，则痰湿内生，气虚失摄，血无所归以致内生瘀血。肾主一身之阳，五脏六腑之阳，均赖肾阳之温煦，肾阳虚者，不能温煦肺脾，而致肺脾阳气虚弱，脾阳不足，无力运化水液，则生痰湿；肺气亏虚，脉络失畅，痰湿蕴结于肺，而致肺络痹阻，久痹必瘀，更伤阳气，终致寒湿痰瘀壅痹肺络，其发展过程由虚致实，由实致虚，互为因果，终致虚实夹杂。

五、与内生五邪相关间质性肺疾病的辨证论治

（一）内风辨治

特发性间质性肺炎早期患者多表现为剧烈咳嗽，呈阵发性，咽干，咽痒，气急，可无痰或有少许白色泡沫痰，恶风，舌质红，苔薄黄，脉浮数或浮紧，辨证以风邪犯肺型居多，治疗宜疏风宣肺止咳，予止嗽散加味。组成：百部20 g，紫菀20 g，白前20 g，桔梗15 g，甘草10 g，荆芥15 g，诃子20 g，款冬花20 g，杏仁20 g，蝉蜕20 g。方中紫菀、百部温而不燥，润而不腻，皆可止咳化痰；桔梗善宣发肺气；白前降气化痰；荆芥疏风解表；诃子敛肺止咳；款冬花润肺下气，止咳化痰；杏仁止咳平喘；蝉蜕宣肺利咽；甘草调和诸药。全方共奏疏风宣肺止咳之功。随证加减：若风寒较甚者可加紫苏叶20 g、炙麻黄15 g、生姜10 g；燥热较甚者去紫菀、白前，加前胡20 g、生石膏20 g、天花粉20 g、沙参20 g、麦冬20 g；痰湿较甚者加清半夏15 g、陈皮20 g、茯苓20 g、白术20 g；痰热较甚者去荆芥，加黄芩20 g、知母20 g、桑白皮29 g、川贝母15 g；肝火较甚者加黄芩20 g、焦栀子20 g、丝瓜络20 g。

（二）内寒辨治

系统性硬化症合并肺间质改变早期多由卫气不足，感受寒邪所致，症状可见肤冷、肿胀、畏寒、局部汗出减少等，治疗上当重视温补卫阳，散寒通营。可选用桂枝汤类方加减，佐以宣补卫气之品，以桂枝辛温解肌，散寒温经，宣畅肺气；配芍药敛阴和血，调和营卫，开通玄府，使汗出邪散；并加生黄芪补益肺脾之气，以助卫阳温分肉、实腠理、复卫气。

或治应主以发散寒饮，合以宣阳通痹，以通利气血，予以小青龙汤化裁。小青龙汤方出自《伤寒论》，为仲景代表方，适用于寒水射肺所致之痿。肺中与心下之寒饮，非甘辛不能散之，故用桂枝发散表邪，温通心肺之脉；半夏、细辛、干姜消内积寒饮；《内经》曰"肺欲收，急食酸以收之"，当加芍药、五味子、乌梅等敛气安肺。而《内经》亦云："故五气入鼻，藏于心肺，心肺有病，而鼻为之不利。"

（三）内燥辨治

肺纤维化初期，肺气郁痹，营卫气阴损伤；中期，肺津亏耗，痰凝血瘀停滞，以津液代谢障碍、津气大伤、肺阴亏虚、津枯血瘀为主；晚期，肺络瘀阻，虚瘀

痰毒互结，气血运行障碍，痰瘀互结，瘀毒阻肺，累及肺、脾、肾。论其治法，《素问·至真要大论》提出"燥以润之"之法，在表者，分寒热，以辛凉理肺润燥、辛温宣肺通络为主。在里者，一者分气血，以益气养阴润燥、养血活血化瘀为主；二者分脏腑，益气养阴润肺，滋脾养胃润燥，补血柔肝缓急，补肺益肾化瘀，尤以肺肾为要，"肾胃之水不继，则五脏真阴随耗"，故治燥病，"补肾水阴寒之虚，而泻心火阳热之实，除肠中燥热之甚，济胃中津液之衰，使道路散而不结，津液生而不枯，气血利而不涩"。《读医随笔》论治咳嗽篇有"养阴行瘀"法，现代医家亦认为益气养阴通络应贯穿本病治疗始终。

1. 益气养阴以润之

《内经》云"肺主气"。肺痿之气虚者多以虚寒见证，故温肺益气，而摄涎沫，用《金匮要略》中甘草干姜汤，或上焦虚寒，呕唾涎沫，用《医门法律》中温肺汤。燥伤肺，无论外燥、内燥、温燥、凉燥，多以肺阴虚见证，盖五脏之精皆藏于肾，而少阴肾脉从肾上贯肝膈，入肺中，循喉咙，挟舌本，故肺金之虚，多由肾水之涸，正以子令母虚也。故凡治劳损咳嗽，必当以壮水滋阴为主，故以清热生津，以润其枯，用《金匮要略》麦门冬汤。

2. 养血活血以润之

肺朝百脉，主治节。燥伤气血，气虚血停。肺纤维化中期及后期常见低氧血症，表现为面暗青紫、舌质紫暗、杵状指等，因而在临床上常用养血活血、软坚散结之品，如川芎、当归、丹参、大黄、莪术等补充有效血容量以润肺燥，养肺叶，散瘀结，通肺络。江振国通过临床观察使用养血活血之川芎，可以改善肺间质纤维化患者的肺功能；王璐等用当归治疗弥漫性肺间质纤维化大鼠实验结果表明，当归可抗血小板聚集，促进血浆纤维蛋白溶解，增加血容量，改善肺部微循环。

3. 化瘀解毒以润之

燥伤肺肾精津，精津少而血脉枯，血脉枯而滞涩不行，久而稽留成瘀，瘀与痰结而酿浊毒，浊毒日久又伤正气，本为阴损，又痰瘀毒留着，以致气血阴阳愈损，血瘀痰毒互结，凝于肺肾之络，难以祛除，津不继生，浊邪恋肺，瘀毒阻络，气机失调，肺失清肃，肺络失养，而致肺叶萎缩。肺"其德为清"，苦浊，因而化痰瘀、解毒通络可助肺清理浊物。肺纤维化后期治疗多注重化瘀解毒，车丽等以活血化瘀为基本治法，结合五脏虚损及气血津液运行失常，佐以补虚、益气、温阳、解毒等法。庞立健等从痰瘀湿毒出发，通络化痰、祛瘀解毒以祛实邪，益气养阴以补虚。许文学等指出，在肺纤维化慢性迁延期宜通补兼施，益肺肾，化痰瘀，解瘀毒。

4. 温阳行水以润之

肺纤维化后期，燥胜则干，津液匮乏，血亦亏虚，津枯血瘀，以致"血不利则为水"；病情迁延，因虚致实，因实致虚，阴损及阳，致阴阳互损，肺肾两虚，阳虚无力化气行水而为水肿，亦可出现阴阳双亏水肿。因而病至此多以温阳行水治之，兼益气活血化瘀。武维屏等用真武汤合补肺汤治疗肾阳虚、阳虚水泛、阴虚水泛之证，针对阴阳两虚采用大补阴阳佐以活血之参蛤散、右归饮加减。苗青等在治疗肺肾两虚之水肿时，用生脉饮合六味地黄丸以补肺益肾，活血利水，使津液得以正常输布。

故而，"燥胜则干"病机亦为肺纤维化的基本病机，因此，在认识肺纤维化的病机证治中，可以从"燥胜则干"病机出发。在实际运用中，诸多医家多采用益气养阴法并结合他法治疗，与"燥以润之"之法不谋而合。"润之"之法：辛散通络散结以润之，活血化瘀软坚以润之，补血养阴润燥以润之，清热凉血存阴以润之，化痰解毒通络以润之，温阳行气利水以润之等。津伤化燥是 IPF 发病的原因之一，肺肾阴虚是 IPF 发病的关键病机，因此本病治疗当以滋阴润燥、补益肺肾为重点。对于内伤燥咳的治疗，《景岳全书》指出肺五行属金，以五行生克的道理，"凡金被火刑则为嗽"，而依照五行理论中的母脏与子脏的关系，又有"肺金之虚，多由肾水之涸"，指出内伤咳嗽治宜金水相生，补益肺肾。

（四）内火辨治

间质性肺炎的临床表现为发热、咳嗽、咯痰，呼吸气急，活动后加重。X线检查表现为肺内的纤细且不规则的索条状阴影及多数小细结节状阴影，可见于一侧或双侧肺的下部或大部，病属中医学"喘证"范畴。对本病，历代医家多有论述。如《景岳全书·喘促》云："实喘之证，以邪实在肺也，肺之实邪，非风寒则火邪耳。"《仁斋直指方论·喘嗽》所言："惟夫邪气伏藏，痰涎浮涌，呼不得呼，吸不得吸，于是上气促急。"《医学入门·喘》言："惊忧气郁，惕惕闷闷，引息鼻张气喘，呼吸急促而无痰声者。"《病机汇论》云"若暴怒所加，上焦郁闭，则呼吸奔迫而为喘""夫肺气清虚，不容一物，若痰饮水气上乘于肺，则气道壅塞而为喘"。实喘症见呼吸深长有余，呼出为快，气粗声高，伴有痰鸣咳嗽，脉数有力。治喘首先当辨虚实、寒热，治痰、治瘀。叶天士《临证指南医案》将喘的治证总纲总结为"在肺为实，在肾为虚"；张景岳亦主张以虚喘、实喘扼其要："气喘之病……欲辨之者，亦惟二证而已。所谓二证者，一曰实喘，一曰虚喘也。此二证相反不可混也。"其次当辨寒热。"医疗之法，当推其所感，详其虚实冷热而治之"。《仁斋直指方论》说："肺实、肺热，必有壅盛喘满，外烘上炎之状。"《儒门事亲》谓："热乘肺者，急喘而嗽，面赤潮热。"而关于喘证的治疗，朱丹溪《脉因证治》认为"喘有虚实，实喘气实肺盛，并与痰、火、气有关，实喘宜泻肺为主"。杨仁斋亦直指肺实、肺热，"法当清利"。孙津青、蒋宝素则对治痰加以强调"在肺为实，在肾为虚"，此指气而言，非关于痰也；而喘因痰作，欲降肺气莫如治痰。邪阻肺络，肺失宣达，气机被遏，久则血脉凝滞不通，故久咳久喘者肺络多有血瘀。肺气贯通百脉，助心脏主血。一旦邪入，易酿成毒火之势。肺络受灼则血凝；痰为津液所化，津血同源，津血既病，则痰滞血瘀，即所谓"留痰化火，火毒致瘀"。《血证论》云："痰水之壅，由瘀血使然，但去瘀血，则痰水自消。"故临床在痰涎阻塞肺络的情况下，若单用行气祛痰之品，难收消痰祛瘀之功，如增以活血之品，则可使气血畅行，肺络宣达，邪随之而出，痰浊得祛，邪去正复，咳喘随之而愈。

（五）内生五邪辨治

《金匮要略·肺痿肺痈咳嗽上气病脉证治》言："肺痿吐涎沫而不咳者，其人不渴，必遗尿，小便数，所以然者，以上虚不能制下故也。此为肺中冷，必眩，多涎唾，甘草干姜汤以温之。"夏农在治疗该疾病时，谨守"治病求本，标本兼治"的治疗原则，自拟芪附温补汤，以温肾健脾，宣肺通络。药物组成：附子 10 g，黄芪 15 g，茯苓 12 g，橘络 12 g，蛤蚧 12 g，桑白皮 12 g，五味子 12 g，桔梗 12 g，川芎 12 g，地龙 12 g，荆芥 10 g，甘草 6 g。方中附子温补脾肾，益火之源，以消阴翳，《本草正义》述"附子，本是辛温大热，其性善走，故为通行十二经纯阳之要药，外则达皮毛而除表寒"；黄芪补益肺脾之气，《名医别录》述"主妇人子脏风邪气，逐五脏间恶血。补丈夫虚损，五劳羸瘦。止渴，腹痛，泄利，益气，利阴气"；蛤蚧与附子同用而温脾肾之阳，与黄芪同用益肺气；茯苓健脾祛湿；橘络行气通络；桔梗宣肺祛痰；桑白皮泻肺平喘；五味子敛肺止咳；川芎活血行气，为"血中气药"；地龙通络止痛；荆芥祛风解表，防外邪虚乘；甘草调和诸药。纵观本方，以温肾健脾、宣肺通络为主，肾阳足，使脾阳健，运化有力，故而痰湿自消；肺气盛，治节功能正常，故痰浊不贮。诸药合用以壮肾阳，通达肺气，健旺脾气，阴翳自消。现代医学认为，方中附子有抗炎、提高免疫之功；黄芪有抗纤维化、调节免疫之效；茯苓所含的多糖能增强免疫、抗肿瘤、保肝；橘络中的路丁能保持血管弹性和致密性；蛤蚧有抗炎、增强免疫作用；桔梗能镇咳、祛痰及提高免疫；桑白皮有解热、抗炎之效；五味子镇咳祛痰、抗氧化，能增强机体免疫力；川芎有解痉、抗肿瘤、平喘等作用；地龙能促进血栓溶解；荆芥有明显的抗炎作用；甘草有镇咳、祛痰和一定的平喘作用。

第三节　内生五邪与慢性支气管炎

一、内燥是慢性支气管炎发病的始动因素

内燥是因久病伤津耗液，或大汗、大吐、大下，或亡血失精，或热病伤津等导致津液亏少，内不足以润溉脏腑，外不足以润泽腠理孔窍的病机变化。由于肺气通于秋，燥为秋令主气，内应于肺，故内燥最易耗伤肺津。叶天士言："秋暑燥气上受，先干于肺，令人咳热。"内燥是慢性支气管炎发病的初始因素，也是最先出现的病机。

（一）内燥导致内伤咳嗽的机制

1. 内燥伤肺气

内燥导致的干咳是肺功能失调最早出现的症状。陈葆善《燥气总论》言："凡燥之伤人，首先入肺，次传于胃，或伤气分，或伤血分，或伤络脉。"肺具有喜润恶燥的生理特性，内燥煎熬津液，导致气管、肺均失于濡养，出现口舌干燥、咽干咽痒等症状。最重要的还在于，内燥煎熬津液导致肺气失去涵养，肺气本身宣发肃降的气机运动受到影响，出现咳嗽、喘息等症状，长期的肺气宣肃失调还会影响全身津液的运行输布。《素问·经脉别论》云："饮入于胃，游溢精气，上输于脾，脾气散精，上归于肺，通调水道，下输膀胱。"脾胃化生的津液通过肺气宣发肃降输布至全身，燥邪郁于体内，肺气宣发肃降失常，水道失于通调，可出

现痰饮、尿少、水肿等症状。

2. 内燥伤肺络

《灵枢·脉度》云："经脉为里，支而横者为络，络之别者为孙。"络脉由经脉别出，遍布机体内外，内连脏腑筋骨，外络官窍皮毛。肺之经脉横行别出的络脉被称为肺络，是行于肺系而布散于表的纵横交错的网络状结构。肺络不仅是气血津液等精微物质运行的通道，同时也是具有传导、表达、调节、传递、协调信息的通道，也是肺脏病理产物、废物排出的通道。吴以岭院士基于络病理论提出了"脉络－血管"系统，认为肺之血络具有运行血液、渗灌濡养、营养代谢、津血互换的作用，其位于末端的孙络是营卫交会生化、脏腑组织进行津液、精、气、血相互转化的物质交换与能量代谢场所，肺之血络的存在是肺实现朝百脉的生理基础。肺络细小迂曲，盘根错节，这样的生理结构有助于肺脏完成其气体交换的功能，但也导致气血运行和缓，易遭受邪气侵袭。内燥长期盘踞于肺络，肺脏与其他脏腑组织的物质、信息交换受阻，气血瘀滞不行，导致喘息、胸闷等症状。

3. 内燥伤脾肾

脾胃是津液化生之源，内燥郁结于体内，日久从阳化热，损伤胃之津液。一方面，脾胃生化乏源，津液生成不足，加重内燥；另一方面，津液不归正化，反而凝聚成湿、痰，湿、痰伏于肺络是慢性支气管炎每遇外邪即触发咳嗽的病理基础。《景岳全书·咳嗽》言："内伤之嗽，必起于阴分，盖肺属燥金，为水之母，阴损于下，则阳孤于上，水涸金枯，肺苦于燥，肺燥则痒，痒则咳不能已也。"内燥的根本特点在于津液亏少，而津液属阴分，为肾所主。肺金为肾水之母，内燥煎熬津液，肾阴不得滋润宁静，肾水不能上输津液以润肺，肺脏失养，宣肃失调，病势缠绵。到了肺肾阴虚的地步，慢性咳嗽迁延不愈，进一步发展为肺气肿、COPD 等慢性病。

4. 内燥常兼夹风、寒、火、湿为患

内燥保留了外燥的某些特质，内燥不单独致病，常兼夹他邪，从而表现出偏寒、偏热、偏虚、偏实的特性。另外，风为百病之长，最易兼夹他邪，故风燥也能在临床上出现，但多出现在外感六淫病证中。湿性留恋，也可与燥邪相合，形成独特的燥湿证，但燥湿证归根结底是因为湿邪困脾导致津液输布障碍而出现局灶性内燥，最重要的还在于内湿。

（二）基于内燥辨证论治慢性支气管炎

1. 温燥伤肺证

症状：鼻中有燥热感，干咳少痰，或痰稠而黏，咳痰带血，喘促气逆，心烦，口渴，唇口干燥，小便短黄，舌边尖红赤，脉疾或数，津液的损伤程度较凉燥为甚。

治则治法：清肺润燥，降气止咳。

代表方剂：清肺救燥汤加减。

药物组成：桑叶（经霜者）9 g，石膏（煅）12 g，生甘草 6 g，胡麻仁 9 g，真阿胶 6 g，枇杷叶 12 g，麦冬 6 g，人参 6 g。

方中重用桑叶质轻性寒，轻宣肺燥，透邪外出，为君药。温燥犯肺，温者属热宜清，燥胜则干宜润，故臣以石膏辛甘而寒，清泻肺热；麦冬甘寒，养阴润肺。石膏虽沉寒，但用量轻于桑叶，则不碍君药之轻宣；麦冬虽滋润，但用量不及桑叶之半，自不妨君药之外散。君臣相伍，宣中有清，清中有润，是为清宣润肺的常用组合。人参益气生津，合甘草以培土生金，胡麻仁、真阿胶助麦冬养阴润肺，肺得滋润，则治节有权，杏仁、枇杷叶苦降肺气，以上均为佐药。甘草兼能调和诸药，是为使药。

2. 寒燥伤肺证

症状：畏寒肢冷，唇舌干燥但不欲饮水，干咳无痰，头微痛，鼻塞、流清涕，低热，无汗，苔薄白而干，脉弦。

治则治法：温肺散寒，清燥润肺。

代表方剂：麻杏石甘汤加减。

药物组成：麻黄 9 g，苦杏仁 9 g，紫苏子 12 g，生石膏 20 g，蜜紫菀 15 g，蜜百部 9 g，炙甘草 6 g，桑叶 12 g。

本方出自《伤寒论》。方中麻黄辛温，升宣肺气以平喘，开腠解表以散邪；石膏辛甘大寒，清泻肺热以生津，辛散解肌以透邪，二药一辛温、一辛寒，合用则相反之中寓相辅之意，共为君药。石膏伴麻黄，使本方不失为辛凉之剂；麻黄得石膏，宣肺平喘而不助热。杏仁、紫苏子降利肺气而平喘，是为臣药。紫菀、百部、桑叶润肺止咳；甘草既能益气和中，又与石膏相伍生津止渴，是为佐药。

3. 阴虚肺燥证

症状：呛咳气急，咳痰带血丝，或反复咯血，潮热盗汗，五心烦热，舌红绛，脉细数。

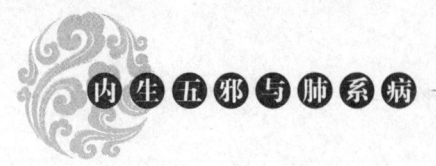

治则治法：甘寒生津，清养肺胃。

代表方剂：沙参麦冬汤或竹叶石膏汤加减。

药物组成：北沙参10 g，玉竹10 g，麦冬10 g，天花粉15 g，生扁豆10 g，桑叶6 g，生甘草3 g，玄参12 g，麦冬9 g，百合12 g，生地黄9 g，石膏30 g，人参6 g，粳米24 g。

沙参麦冬汤出自《温病条辨》，方中沙参、麦冬清养肺胃，玉竹、天花粉生津解渴，生扁豆、生甘草益气培中、甘缓和胃，配以桑叶，轻宣燥热，合而成方，有清养肺胃、生津润燥之功。《医宗金鉴》载竹叶石膏汤为"以大寒之剂，易为清补之方"。后世对于该条文发挥颇多，但以钱天来最为允当。"伤寒邪气已解，自当热退身凉，得谷而愈矣。但邪之所凑，其气必虚，此其常也。乃虚弱羸瘦，少气力绵，呼吸短浅，更气上逆而欲吐者，此胃中虚而未和也。仲景虽未言脉，若察其脉虚数而渴者，当以竹叶石膏汤主之；虚寒者，别当消息也"。《神农本草经》云竹叶"味苦平，治咳逆上气"。方中石膏清热泻肺，人参、麦冬益气养阴，麦冬配伍半夏清脾胃而降冲逆之气、润肺化痰止咳，人参、生甘草、粳米和中养胃、培土生金。甘寒滋润为内燥的治疗原则，燥咳必以润药滋阴润燥。张景岳认为，玄参"味苦甘微咸，气寒……苦能清火，甘能滋阴……本草言其惟入肾经，而不知其尤走肺脏，故能退无根浮游之火"，故于无根之火上犯咽喉所致咽干、痛、痒及干咳无痰者，玄参为必用之品，每用至30 g，可配伍麦冬、赤芍、桔梗等。百合能润肺宁心、清热止嗽，对于肺燥咳嗽伴失眠者尤为适合，可配伍生地黄，取张仲景百合地黄汤之意。

二、内湿是慢性支气管炎迁延期的病理因素

内湿是由脾胃运化水液功能障碍而引起湿浊蓄积停滞的病机变化。内湿的形成，既是肺、脾二脏功能失司的表现，也是导致肺系疾病缠绵不愈的主要病理因素。

肺主通调水道，肺气宣发肃降保证津液正常输布运行；脾主运化水液，上输于肺，或脾气散精，使津液正常生成与输布。肺、脾二脏相互协调配合，是保证体内津液正常生成与输布、排泄的重要环节。肺脏为多气多血之脏，因外邪或其他内伤因素导致肺宣肃失司，则会影响津液的运行。肺为娇脏，易蓄积病理产物，若津液运行不畅，久积于肺，停则为湿痰。刘渡舟认为，湿咳虽属外邪所伤，然

与人体内生之湿紧密相关，素有痰湿之人，复感外邪，新旧合邪，痹阻于肺，最易发为湿咳之病。《医方考·脾胃门·升阳益胃汤》云："湿淫于内者，脾土虚弱不能制湿，而湿内生也。"脾喜燥而恶湿，湿痰随肺气肃降，转输至脾，困遏脾阳，则导致脾失健运，加重内湿产生。若患者饮食不节，导致脾胃受损，运化失司，或者年高体弱，脾失健运，导致湿浊产生，上输至肺，则影响肺的气机运动。

（一）内湿与慢性支气管炎的关系

1. 内湿影响气血运行

内湿痹阻于肺，影响肺脏气机升降失常，患者自觉胸中满闷不舒，咳嗽声音浑浊。肺主治节，全身血液经过经脉而汇聚于肺，经过肺气宣发肃降进行气体交换，而后输布于全身。肺气机升降失常，影响血液的正常输布，日久而成瘀。此外，《诸病源候论》云："诸痰者，此由血脉壅塞，饮水积聚而不消散，故成痰也。"湿浊、痰邪、瘀血三者相互结聚，勾结于肺，导致胸闷脘痞，咳痰黏稠。此三者难以祛除，成为慢性支气管炎的病理基础。内湿重浊黏滞的生理特性极易引来外邪与内湿相兼而致病，正如喻嘉言所说"湿在冬为寒湿，在春为风湿，在夏为热湿，在秋为燥湿"。内湿及其继发的痰浊、瘀血每在换季时遇六淫外邪引触，成为慢性支气管炎发病的诱因。

2. 内湿损伤肺阳

肺阳激发肺气向上向外运动，是发挥肺呼出浊气、输布水谷精微及津液至头面皮毛、宣发卫气固护肌表的动力。《冯氏锦囊秘录·杂证大小合参·后天根本论》明确指出："土为万物之母……万物资生，是以胃者，卫之源，脾者，荣之本，脾胃者，即后天之元气也。"内湿困脾，脾运不健则卫气不充，且内湿黏腻停滞的性质不利于肺脏气机宣畅，且内湿长期痹阻于肺，产生瘀血、痰浊等病理产物。《严氏济生方·痰饮论治》云："人之气道贵乎顺，顺则津液流通，决无痰饮之患，调摄失宜，气道闭塞，水饮停于胸膈，结而能成痰，其为病也，症状非一。"内湿与痰、瘀痹阻肺络，气机不畅，内困肺阳，导致肺阳激发肺卫之气于外，不能发挥其抵御疾病、固守精气的作用。从湿邪的性质看，内湿属于阴邪，阴邪久居肺脏，必伤肺阳。肺与脾胃密切相关，肺阳受损不得激发肺气完成通调水道、主治节的生理功能，水液停滞而致脾阳受损，水谷精微不得归化，反而成为痰浊湿邪。脾为生痰之源，而肺为贮痰之器，内湿、痰浊伤及肺脾之阳又加剧了内湿困肺的局面。最终，水津不能四布，五经失去濡养不能并行，病久则成肺虚邪恋的病理状态。

（二）基于内湿论治慢性支气管炎

1. 痰湿证

症状：咳嗽反复发作，咳声重浊，痰多，因痰而嗽，痰出嗽平，咳痰黏稠色白或灰。每于清晨或食后加重，进食肥甘厚腻也可加重。可以伴有胸闷，痞满，纳差，身体倦怠。大便溏，舌苔白腻，脉濡滑。

治则治法：燥湿化痰，理气止咳。

代表方剂：二陈汤合平胃散加减。

药物组成：陈皮15 g、姜半夏9 g、茯苓15 g、炒白术15 g、乌梅6 g、生姜4片、炙甘草6 g、苍术9 g、厚朴9 g。

2. 湿热证

症状：咳声重浊，甚则咳时胸痛，咳黄色黏痰，或痰少，身热倦怠，胸闷腹胀，肢体酸重，或咽痛，口干但饮水不多，大便溏稀黏腻或干结，小便短赤，或淋漓不通，舌红苔黄腻或舌红苔白厚而干或黄厚而干。脉象以濡数为主，或滑或缓，或浮或沉。

治则治法：分利湿热，化痰止咳。

代表方剂：甘露消毒丹加减。

药物组成：藿香、滑石、石菖蒲各15 g，白豆蔻9 g，茵陈、射干各10 g，木通、生甘草各5 g，连翘、川贝母、黄芩各6 g，薄荷3 g。

三、内风是慢性支气管炎急性发作的主要诱因

风气内动即为内风，与外风相对而言，是因脏腑阴阳气血失调，体内阳气亢逆而致风动之征的病机变化。《临证指南医案》对内风的性质作出了总结："内风乃身中阳气之变动。"《素问·风论》中介绍了内风的病因："饮酒中风，则为漏风；入房汗出中风，则为内风；新沐中风，则为首风；久风入中，则为肠风飧泄；外在腠理，则为泄风。"可见，内风多是由饮食、情志、劳逸失当、房劳过度等诱发。

（一）内风与慢性支气管炎的关系

1. 肝、肺气机失调为标

《素问·阴阳应象大论》云："东方生风，风生木，木生酸，酸生肝。"内风

的产生与肝密切相关。若患者长期处在抑郁情绪中，导致肝气郁结，日久肝郁化火，灼伤肝肾之阴；或年老之人精血耗损，肝肾之阴不足以涵木，导致阴虚阳亢，肝阳化风。肝与肺在调节气机升降、气血运行等生理功能上密切相关，相互配合。叶天士云："人身气机合乎天地自然，肺从右而降，肝从左而升"。肺气以降为顺，而肝主升发，肺金与肝木相互配合又相互制约，使全身气机疏通、畅达，是机体气机升降相宜的重要环节。在气血运行方面，肺可辅心行血，而肝主藏血；肺为主气之脏，肝为藏血之脏，只有肝、肺相互配合，才能保证气血运行正常。《灵枢·经脉》云："肝足厥阴之脉……属肝，络胆，上贯膈，布胁肋……其支者，复从肝别贯膈，上注肺。"若肝阳化风上亢太过，影响肺之清肃；肝气郁结化火，热极生风，亦可循经上扰肺脏；若肝气犯肺则导致患者咳嗽上气，胸胁作痛，咽干口苦。"风盛则痉"，内风导致支气管痉挛，进而引发咳嗽。《杂病广要》云："人之为病，有外感之风，亦有内生之风，而天人之气，恒相感召，真邪之动，往往相因，故无论贼风邪气从外来者，必先有肝风为之内应。"故内风所致咳嗽，病位在肝、肺，与脾密切相关。陈丽平等认为，慢性支气管炎病理因素以痰为宿根，外感风寒（热）为诱因，且与热、虚、寒、瘀相兼为患，慢性支气管炎的急性期发作突然，起病快，病情多变，与风"善行而数变"的特性类似，其发病除与痰有关外，还与肝风有关，因肾虚肝旺，再加上情志因素，致肝气郁结，化火生风，风火煎津为痰。

2. 阴血亏虚为本

风气内动的病机主要分为肝阳化风、热极生风、阴虚风动、血虚生风等。依据慢性支气管炎的症状表现及内风的致病特点，内风致咳嗽的病机多表现为肝风夹热亢于上，阴血虚于下。此间，痰浊瘀血等是内风咳嗽发病的病理基础。

前文已论述到，内湿及在内湿基础上形成的痰浊、瘀血是慢性支气管炎缠绵不愈的病理基础。脾胃为气血生化之源，而湿、痰、瘀等病理产物久积于体内，势必影响脾胃正常的生化功能，导致阴血及津液生成不足。《素问·六节脏象论》云："肝者，罢极之本，魂之居也，其华在爪，其充在筋，以生血气。"脾胃不能消化吸收营养物质而化生阴血津液以充养肝体，导致肝阴不足。再者，若是先天禀赋不足，或后天劳欲久病，导致肾精损伤，肝肾之阴耗损，真阴不足，且脾胃生化不足不能充先天之精血，以致水不涵木，肝失濡养。阴血不能涵养肝气，肝疏泄失常，肝气郁结化热或肝气升发太过，则肝风内动，夹热扰肺。故《丹溪心

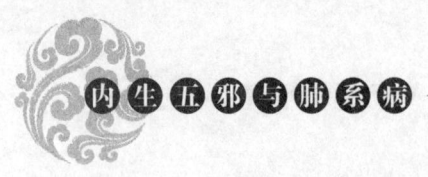

法》云:"东南之人,多是湿土生痰,痰生热,热生风也。"

（二）基于内风论治慢性支气管炎

1. 肝气犯肺之急性咳嗽

症状:咳嗽咳痰,痰黏难咯,或呛咳连连,气促胸满,胁胀不舒,胸胁胀闷,心烦少寐,食少便溏,舌淡红,苔薄白,脉弦。

治则治法:疏肝理气,宣肺止咳。

代表方剂:小柴胡汤或丹栀逍遥散加减。

药物组成:法半夏、地龙、牡丹皮、香附、前胡、厚朴各10 g,全瓜蒌、桑白皮各20 g,柴胡6 g,白芍9 g,炙麻黄6 g,甘草3 g。

方中柴胡、白芍疏肝解郁,二者相伍合乎肝体阴而用阳之性,共为君药。半夏、香附、前胡、厚朴可调理气机,化痰止咳,共为臣药。瓜蒌、桑白皮润肺止咳,滋养肺津;地龙为络,行络中气滞血瘀,为佐药。炙麻黄解表发汗,宣肺平喘;炙甘草以调和诸药。

2. 阴虚风动咳嗽

症状:刺激性干咳,夜晚加重,痰少黏白,口干咽燥;次症为面唇俱红、手足心热、神疲形瘦、口渴欲饮、潮热盗汗,舌质红苔薄白或少苔,脉弦细数。

治则治法:养阴润肺,止咳化痰,并加平肝息风。

代表方剂:疏风润肺汤加减。

药物组成:蝉蜕10 g,款冬花10 g,紫菀10 g,荆芥10 g,桔梗10 g,麦冬10 g,沙参10 g,白僵蚕15 g,百部15 g,地龙15 g,白前15 g,甘草10 g,天花粉10 g。

蝉蜕、荆芥为君药,具有疏风解表、祛除风邪之效,前者甘凉,后者辛温,二者中和温而不燥,疏风而不伤津。款冬花、紫菀可化痰止咳,白前、桔梗一降气化痰,一开宣肺气,助君药调和肺脏宣发肃降之功能,以此调畅气机,增强君药药效,共为臣药。麦冬、沙参滋养肺胃阴液,天花粉生津润燥,与麦冬、沙参共用濡养肺脏阴津,僵蚕、地龙解痉息风,兼顾化痰平喘,二者合用疏风解痉作用大大增强;百部润肺化痰,甘草镇咳化痰,联合桔梗能够止咳利咽,均为佐使。全方性平和,濡养而不滋腻。

3. 风湿犯肺之慢性咳嗽

在前文内湿致咳嗽的论述中,我们已经提到内湿重浊黏滞的生理特性极易引来外邪与内湿相兼而致病，而风为百病之长，最易兼夹他邪。无论是内风还是外风，侵袭肺脏引动肺中潜伏的内湿，则导致慢性支气管炎急性发作。

症状：咳嗽顽固，久咳不愈，干咳无痰或咳少量白黏痰，呛咳或者非呛咳，因咽痒而咳，恶风，受凉或闻到异味时咳嗽加重，阴雨天咳嗽常加重，苔白或白腻或黄腻，脉细。

治则治法：祛风除湿，理肺化痰。

代表方剂：温胆汤或三子养亲汤合用风药。

药物组成：半夏6g，竹茹6g，麸炒枳实6g，陈皮9g，茯苓4.5g，炙甘草3g，紫苏子9g，白芥子9g，莱菔子9g。

风药是指在中医学理论指导下，主归肝、肺二经，具有祛除外风、平息内风、搜剔伏风功能，主要用于治疗风病的药物，包括发散风寒药、发散风热药、祛风润燥药、祛风胜湿止痛药、祛风湿强筋骨药、祛风化痰药、祛风止痒药、祛风解毒药、养血祛风药、平肝息风药、搜风通络药及部分活血化瘀药、止咳平喘药等。针对内风的起源，治疗上应适当选用平息内风药，如防风、天麻、白芍、钩藤等。另外也可适当地运用一些虫类药，如地龙、僵蚕、蝉蜕等，此类药物既可息内风，又可搜伏风，还可活血通络。

四、内寒与慢性支气管炎

（一）内寒致慢性支气管炎咳嗽

内寒是指因先天阳气虚衰或久病伤阳，或因外感寒邪损伤阳气导致阳气虚衰，温煦气化功能减退，虚寒内生，或阴寒之气弥漫的病理变化。《灵枢·邪气脏腑病形》曰："形寒寒饮则伤肺，以其两寒相感，中外皆伤，故气逆而上行。"内寒伤肺所致的咳嗽主要表现为咳喘气逆，倚息不能平卧，咳痰量多，痰色白而清稀，畏寒肢冷，面色瘀暗，唇甲青紫，舌下青筋显露，舌苔白滑，脉沉细等症状。内寒咳嗽的主要病机特点归纳起来，主要在于阳虚温煦失常、气化失司两个方面。根据内寒咳嗽的病机，证型主要分为以下两类。

1. 阳虚内寒咳嗽

内寒主要伤及脾肾之阳。脾为后天之本，脾主肌肉，脾阳可温煦肌肉四肢；肾为先天之本，肾阳为人身阳气之根，温煦全身脏腑经络，为人身气化之动力。脾肾阳虚，不得温煦补充肺阳，肺气宣发无力则咳嗽无力；肺气不能输注水谷精微及津液滋养脑窍，患者常伴有头晕乏力等表现；肺阳无力宣发卫气充外以温腠理、抵御外邪，患者怕冷之余，更易外感寒邪导致慢性支气管炎急性发作。《素问·阴阳应象大论》中有云："秋伤于湿，冬生咳嗽。"

内寒是慢性支气管炎咳嗽的病理基础。寒为阴邪，易伤脾阳，患者常伴有纳差、食欲不振、腹部胀满、泄下冷积等临床表现。肾阳虚衰者常伴有面色㿠白、全身浮肿、全身乏力、心悸、尿少、舌苔白胖而滑等症状。《素问·热论》言："人之伤于寒也，则为病热。"内寒久郁，卫气不行，日久化热，阳气大伤，导致阴盛格阳，患者可表现出热象。

2. 水饮所致咳嗽

《金匮要略·痰饮咳嗽病脉证并治》云："咳逆倚息，气短不得卧，其形如肿，谓之支饮。"阳虚内寒，气化不利是导致支饮的根本病机。体内津液以三焦为运行通道，以阳气为运行输布的原动力，在肺、脾、肾三脏共同调节下正常运行输布。若阳气虚衰，无力蒸化水液，津液运行障碍则停而为饮邪，饮停于胸胁则为支饮，影响肺脏气机，宣肃功能失常，而发为咳嗽、喘息、痰色白量多等症状；水饮内停迫肺卫之阳外越，可表现为发热；若水散可为气，气停亦可复凝为水，肺通调水道的功能受影响，水不上承反使患者口渴；日久水饮更伤肾阳，导致肾阳虚衰，引起全身水肿、小便不利等症状。张仲景在《伤寒论》中对水饮咳嗽的症状与治疗有更详细的记载："伤寒表不解，心下有水气，干呕发热而咳，或渴，或利，或噎，或小便不利，少腹满，或喘者，小青龙汤主之。"肺中冷，气不化津以致咳嗽上气，甚至喉中有水鸡声者，射干麻黄汤主之。

（二）基于内寒论治慢性支气管炎咳嗽

1. 阳虚内寒之咳嗽

症状：咳嗽，咳痰稀薄色白，咳声低短促，气喘，形寒肢冷，口不渴，舌淡苔白，脉沉细。

治则治法：温阳益气，宣肺止咳。

代表方剂：肺气不固者，玉屏风散合苓甘五味姜辛汤加减；肺肾阳虚者，肾气丸或四神丸加减。

药物组成：茯苓20 g，甘草15 g，干姜15 g，细辛10 g，五味子10 g，防风15 g，黄芪30 g，白术15 g，地黄15 g，山药30 g，山茱萸9 g，泽泻20 g，茯苓15 g，牡丹皮12 g，桂枝16 g，附子9 g。

2. 水饮犯肺之咳嗽

症状：发作性气喘、胸闷气急、阵发性夜间呼吸困难、夜间因气闷或气急而突然惊醒，伴以阵咳及哮喘性呼吸音或咳泡沫样痰。

治则治法：温肺化饮。

代表方剂：小青龙汤合真武汤加减。

药物组成：麻黄 9 g，芍药 15 g，细辛 6 g，干姜 9 g，炙甘草 9 g，桂枝 15 g，五味子 6 g，清半夏 9 g。兼见肾阳虚者，加茯苓、芍药、生姜、附子各 9 g，白术 6 g。

五、内热与慢性支气管炎咳嗽

（一）内热致慢性支气管炎咳嗽

内热，又称内火，是相对于外火而言的，因阳盛有余，或阴虚阳亢，或由于五志化火，或气血瘀滞等原因而导致病邪郁结化火、脏腑阴阳失调、火热内扰的病机变化。《理虚元鉴·干咳嗽论》言："火气炎上，真阴燔灼，肺脏燥涩而咳也。"内热所致慢性支气管炎咳嗽主要表现为咳嗽频剧，气粗或咳声嘶哑，咽喉干燥疼痛，咳痰质黏或色黄，口渴，身热，舌红苔黄，脉数。《医宗金鉴·杂病心法要诀·虚劳总括》言："气伤则火愈壮，壮火则食气，故无气以动，喘乏汗出，内外皆越，则气日耗，气日耗则死矣。"在疾病状态下的阳邪亢盛被称为"壮火"，《素问·阴阳应象大论》曰"壮火之气衰"。壮火耗伤肺气、肺阴，患者出现干咳、咳声短促无力、痰少质黏色白或痰中带血丝、声音嘶哑、呼吸困难、胸痛和午后潮热、颧红盗汗、日渐消瘦、神疲乏力等症状。

根据内热产生机制的不同，内热咳嗽可分为以下几类。

1. 阳盛化火

当体内阳气过盛时，会导致体内阴液不足，从而形成阳盛化火的情况。火为阳邪，易伤津耗气，阳盛化火，则火热之邪伤及人体，导致肺气不宣，从而引发咳嗽。火热之邪灼伤肺络，导致痰液黏稠、色黄，不易咳出。

2. 郁而化火

发生郁而化火的前提，在于患者平时阳气旺盛。由于素体阳盛，故即使外感风寒之邪，邪气郁闭，也将入里化热，由表实寒证转化为里实热证。风、燥、暑、湿等其他六淫之邪，在病理过程中均能入里，郁而化火。例如，风为百病之长，清扬开泄，善动不居，又属于阳邪，故风邪致病侵袭人体经络后可迅速传变入里，引触肺火，导致咳嗽上气等。长期阴阳失调之人，气血运行输布长期处于病理状态，气化不利，形成气郁、瘀血、脓、痰浊、湿邪、积食等病理产物，这些病理产物郁结日久，均可化火。正如《灵枢·痈疽》所言："营卫稽留于经脉之中，则血泣而不行，不行则卫气从之而不通，壅遏而不得行，故热。"

3. 五志过极化火

"五志"一般指喜、怒、思、悲、恐五类情志活动，人的脏腑气血津液是精神情志活动的基础，《素问·阴阳应象大论》言"人有五脏化五气，以生喜怒悲忧恐"。如果情志刺激太过强烈或者长期处于某种过极的情绪下，则引起气血运行紊乱，导致脏腑功能障碍。刘完素在《素问玄机原病式》中提出"五志过极"说："五脏之志者，怒、喜、悲、思、恐也。悲一作忧。若志过度则劳，劳则伤本脏，凡五志所伤皆热也。"他认为过度的情志活动扰烦机体，妄动阳气，继而化生内热。《灵枢》云："愁忧者，气闭塞而不行。"肺为主气之脏，过悲则伤肺，肺气郁闭，不得宣肃，水液停聚于肺则生痰，肺气不行则生瘀，日久则化热，导致肺热咳嗽。

4. 阴虚火旺之咳嗽

肺本清肃，性主乎降。而且肺为娇脏，不耐寒热邪气侵扰。外邪犯肺，则肺主气功能失常，肺气宣降无权，气乱上逆成咳。若失治误治，疾病迁延，久咳伤肺，邪气入里，日久则肺阴耗伤。肺津液少，阴竭则燥，临床多表现为阵发性剧烈咳嗽，咳多无痰，以干咳多见，或咳伴少量黏痰。咽喉同属肺系，频发呛咳常损及咽部。肺金失润，虚火即沿肺系上攻，临床常伴咽喉干痒、涩痛等不适。阴虚久咳伤津耗液，津伤化燥，肺失滋养濡润，继而频发咳嗽。

（二）基于内火论治慢性支气管炎咳嗽

1. 肺热咳嗽

症状：恶寒或寒战，高热，午后热甚，咳嗽胸痛，咯吐黏浊痰，经过旬日左右，痰量增多，咳痰如脓，有腥臭味，舌红，苔黄或黄腻，脉滑数或实。

治则治法：清肺泻火，化脓消痈。

代表方剂：千金苇茎汤合麻杏石甘汤加减。

药物组成：桃仁 9 g，薏苡仁 15 g，冬瓜仁 15 g，苇茎 30 g，麻黄 9 g，杏仁 9 g，生甘草 3 g，桑白皮 15 g，黄芩 9 g，桔梗 6 g，栀子 9 g。

2. 肝郁化火之咳嗽

症状：上气咳逆阵作，咳时面赤，咽干口苦，常感痰滞咽喉而咯之难出，量少质黏，或如絮条，胸胁胀痛，咳时引痛。症状可随情绪波动而增减。舌红或舌边红，舌苔薄黄少津，脉弦数。

治则治法：清肝泻火，降气止咳。

代表方剂：黛蛤散合泻白散加减。

药物组成：青黛 30 g，蛤壳 30 g，地骨皮 30 g，桑白皮（炒）30 g，甘草（炙）3 g。

3. 阴虚火旺之咳嗽

阴虚火旺之咳嗽，与内燥或内风所导致的阴虚咳嗽是需要鉴别的。我们仅需要在形成机制、症状表现与治则上进行区别。从形成机制来看，阴虚咳嗽的主要病理因素在于肺与肾的阴虚，《类证治裁·咳嗽》曰"无痰干咳者，阴虚为重，主治在肾"，肾阴亏虚于下，肺金失于濡润，子盗母气，肺津不足，肺失濡润，气逆而咳。而阴虚火旺证除了有阴虚的病理因素外，还因为阴虚产生了虚火，这种虚火扰于上焦，不仅灼伤肺络可见咳血或痰中带血，还会导致肺气上逆更甚。在治疗上，肺肾阴虚者，最主要的就是补阴；阴虚火旺患者则需要进一步辨证，一般而言，阴虚为本，虚火为标，组方时若咳嗽较急，则倾向泻虚火以治其标，若咳嗽气喘不甚急，则需标本兼治，滋阴降火。

症状：咳嗽，甚至咯血，血色鲜红，反复发作，或痰中带血，咳嗽痰少，或干咳无痰，潮热盗汗，五心烦热，两颧发红，口干咽燥，舌红少津，少苔或无苔，脉细数。

治疗原则：滋阴降火，润肺益肾。

代表方剂：百合固金汤加减。

药物组成：百合 12 g，麦冬 12 g，川贝母 12 g，生地黄 9 g，玄参 3 g，知母 6 g，黄芩 6 g，白及 9 g，白芍 3 g，茜草 9 g，墨旱莲 9 g。若阴伤潮热者，可加地骨皮、白薇以滋阴清热除烦。

4. 瘀血化火之咳嗽

症状：咳逆倚息，不能平卧，夜间咳嗽加剧，心烦口渴，咽干口燥，咳吐痰涎时带乌红色血，胸胁满闷或刺痛，舌青或紫斑，脉涩。

治则治法：活血化瘀，清肺生津。

代表方剂：桃红四物汤加减。

药物组成：熟地黄9g，当归9g，白芍9g，川芎9g，桃仁9g，红花6g。

方中熟地黄为君，长于滋阴补血、补肾填精，为补血要药；当归为臣，补血活血；川芎活血行气，疏肝散郁，为"血中之气药"；桃仁不仅活血，也可止咳；红花可活血祛瘀。气滞者可加郁金、青皮、陈皮、麻黄等；痰湿盛者加瓜蒌皮、浙贝母、胆南星、法半夏等；阴伤者加沙参、麦冬、百合等；瘀血明显者加郁金、三七、姜黄等。

第四节　内生五邪与慢性阻塞性肺疾病

一、对慢性阻塞性肺疾病的认识

慢性阻塞性肺疾病（COPD）是一种异质性肺部状态，其特征是由包含支气管炎、细支气管炎的气道异常和（或）包含肺气肿在内的肺泡异常所致的持续性、进行性的气流受限。COPD通常由长期暴露于有毒颗粒或气体中引起的气道或肺泡异常所致，以慢性咳嗽、咳痰和活动后气喘、呼吸困难、活动耐量下降为主要症状，导致患者生活质量下降，甚至造成死亡。中国成人肺部健康研究调查结果显示，我国40岁以上人群COPD患病率高达13.7%，世界卫生组织预测至2060年死于COPD及其相关疾病患者数量每年将超过540万。

除了高龄、妊娠及青少年时期肺生长发育不良、支气管哮喘和气道高反应性、低体重指数等个体因素与COPD密切相关外，国际慢性阻塞性肺疾病遗传学联盟发现了82个与COPD有关的基因位点，说明COPD具有遗传易感性，α1-抗胰蛋白酶重度缺乏可能与肺气肿密切相关，α尼古丁乙酰胆碱受体、刺猬因子相互作用蛋白等与COPD也有一定的关联性。环境因素是造成COPD高发病率的诱因。吸烟是COPD最重要的环境致病因素。燃料烟雾产生的碳氧化物、氮氧化物、硫氧化物等，以及空气污染中的二氧化硫、二氧化氮、臭氧等物质均对支气管脑膜具有较强的刺激性和细胞毒性。

上述病因及环境因素通过气道氧化应激、炎症反应及蛋白酶/抗蛋白酶失衡等多种途径参与COPD发病。COPD的主要病理生理学改变包括气流受限、气体陷闭和气体交换异常，可伴有黏液高分泌、气道上皮纤毛功能障碍、全身的不良效应等。严重者可合并肺动脉高压、慢性肺源性心脏病和呼吸衰竭。COPD患者往往同时存在多种全身合并疾病，并与疾病严重程度相关。

依据《慢性阻塞性肺疾病诊治指南（2021年修订版）》更新的诊断标准，对于年龄≥40岁和（或）有危险因素暴露史，有慢性咳嗽、咳痰、呼吸困难等症状的患者，应考虑行肺功能检查以明确诊断。肺功能检查表现为持续气流受限是确诊COPD的必备条件，吸入支气管舒张剂后第1秒用力呼气容积（forced expiratory volume in one second，FEV_1）/用力肺活量（forced vital capacity，FVC）<70%即明确存在持续的气流受限。

现代医学在COPD的治疗管理方面，着重强调改善症状及降低未来急性加重的风险，临床上多使用支气管舒张剂和吸入糖皮质激素来进行联合治疗，但不能阻止COPD的进行性发展。在长期的医学实践过程中，中医学对COPD的诊断与治疗形成了系统的理论并具有较好的临床疗效。COPD属于中医学"肺胀""痰饮""喘证""咳嗽"等范畴，病位在肺，致病与心、脾、肝、肾密切相关。《灵枢·胀论》言："肺胀者，虚满而喘咳。"此述提示COPD属本虚标实证，素体外感风寒而内有郁结，久病则体虚，在体内形成痰、瘀、饮等病理因素阻塞气道，进而肺气胀满发为肺胀。近年来，"毒损肺络"理论帮助中医肺病学和脑病学将亚细胞微观致病机制与中医整体理论相联动，强调内毒对机体的影响。内毒是机体脏腑经络功能失常及精、气、血、津液等输布障碍所形成的，既是病理因素，也是病理产物。依据形成的原因及致病特点，中医学将内邪分为内寒、内湿、内火、内燥、内风5种，即内生五邪。内生五邪具有渐成、渐积、致病缓慢的特点，而COPD在形成之前也具有较长的潜伏期，且起病缓慢，病程较长，反复发作，故内生五邪十分符合COPD的致病特点，可用以概括和说明COPD的不同发病过程和诊治特点。

二、内寒是慢性阻塞性肺疾病的病理基础

《内经》中的两段经文阐述了内寒产生的机制：《素问·脉要精微论》"阳气有余，为身热汗出；阴气有余，为多汗身寒"；《素问·痹论》"阳气少，阴气多，与病相益，故寒也"。内寒是以脏腑阳气虚损、温煦不足或者阴气有余而呈

现的虚而有寒为特征的内邪之一。因感受外寒，经过吐、下、汗等法治疗外寒未愈反伤阳气，导致寒邪内伏；或感受寒湿阴邪，或贪食冷饮，寒邪中阻，阳不制阴，导致机体阴阳失衡，即阴盛阳虚；或年老命门火衰，先天禀赋不足，或后天失养，劳倦内伤，则机体阳气虚损，阳气虚衰不能制阴，导致阴寒内盛者。内寒具有寒邪的一般特性，寒为阴邪，与水相合，其性趋下，具有收引、凝滞的特性。由于内寒伏于脏腑经络之中，可直接损伤脏腑阳气，并导致气血运行输布障碍，从而形成一系列的病理产物。《内经》言："寒气生浊。"疾病由虚寒证转化为虚实夹杂证。COPD的主要病理产物均可由寒而来，寒可生瘀，寒郁而化热，寒可生湿化痰，故内寒既是COPD最重要的病理基础，也是病情发展和变化的主要因素。

（一）内寒客肺

《素问·宣明五气》言"五脏所恶：心恶热，肺恶寒，肝恶风，脾恶湿，肾恶燥，是谓五恶"。实际上，肺为娇脏，并不是仅喜润恶燥，而是说所有的邪气均易导致肺脏受损，所以肺恶寒、恶热、恶燥、恶湿，但寒邪伤肺症状尤其明显，且发病较迅速。尽管历代文献中对肺阳的论述不多，但"五脏皆有阴阳"，《太平圣惠方》言："夫肺为四脏之上盖，通行诸脏之精气，气则为阳，流行脏腑，宣发腠理，而气者皆肺之所主也。"肺气也可分为肺阳和肺阴，肺阳主宣发、布散，使得肺气向上向外布散，肺阴主清肃、下降、清洁，肺气的宣发、肃降正常，肺的功能才能正常运转。内寒侵犯肺系，导致肺气失宣，郁遏肺阳，出现咳嗽气喘、痰稀色白、畏寒肢冷等症状；肺主通调水道的功能主要靠肺卫的宣发，因肺卫本身属阳，具有温煦推动作用，可将水液向上向外布散，也能将水液向下向内布散，化成尿液。但由于寒为阴邪，阴气盛损伤肺卫阳气，肺卫宣发水液无力，导致水液停聚不行，寒性本身趋下，又停聚了许多水液，二者相合，反而是向下走的趋势明显，所以内寒仅仅伤肺也可以造成水肿、尿少等症状。何程等认为，COPD发病的关键环节乃"脾肾虚寒，外邪袭肺"。脾肾阳虚，则气不化津，生痰化饮，内伏于肺；水液内停，阻遏气机，故患者可见呼吸困难，急性发作增多的趋势。

内寒伤肺的病程至关重要，若是即中之时及时治疗，大概率不会形成COPD，但若肺阳不足一直未纠正，或机体长期处于阴盛阳衰的病理状态，以内寒的凝滞收引特性，极易招致瘀、痰、湿、水等产物相互胶结，合而为病。

（二）寒气生浊

《灵枢·百病始生》言："积之始生，得寒乃生。"《素问·阴阳应象大论》曰："寒气生浊，热气生清。"内寒导致人体之阳无以正常温煦机体，不能推动精、气、血、津液运行输布和相互转化，反而形成了瘀、痰、湿、水等秽浊的病理产物，这些浊邪停聚于人体，阻遏气机，损耗阳气，人体阳气愈虚，毒邪更盛。如《灵枢·阴阳清浊》所说："浊者其气涩。"

1. 内寒致心肺寒凝血瘀

心主血脉，心阳是温煦推动血液在脉管内畅行不息的主要力量。肺中宗气具有"贯心脉"而推动血液运行的作用，单从宗气的推动作用来看，宗气属阳。《素问·举痛论》云："寒气入经而稽迟，泣而不行。"内寒是导致机体产生血瘀的原因。《素问·举痛论》云："寒气客于背俞之脉则脉泣，脉泣则血虚，血虚则痛，其俞注于心，故相引而痛。"内寒盛则伤阳，侵袭人体属阳的背俞脉，导致血液凝滞，运行不畅，不能发挥其濡养作用而出现血虚的症状，不通则痛，不荣也会导致疼痛。由于背俞脉与心脉相连，因寒致瘀主要与心相关。寒邪收引停滞的特性损伤心肺之阳，继而，COPD病程中最重要的致病因素——瘀血形成了。瘀血失去了血液的濡养和化神的生理功能，停滞于心脉，血行瘀滞则气不行，导致肺气不畅，宣降失常，气流受限，除了咳嗽喘促、胸闷气短等症状外，还具有心脉瘀阻可见的心悸怔忡、胸痛、口唇发绀等症状。

2. 内寒客肺脾以致痰湿

COPD患者常常合并一些代谢类疾病，如高脂血症、糖尿病、痛风等，这些疾病一般具有相同的致病因素——痰湿。当代医家认为血糖、血脂等成分是水谷精微物质，应属于中医学"浊气""浊阴"范畴，浊阴、浊气的输布异常出现高血糖、高血脂的病理状态。《医门法律》言："若营气自内所生诸病，为血为气，为痰饮，为积聚，种种有形，势不能出于络外，故经盛入络，络盛返经，留连不已。"《素问·至真要大论》说："诸湿肿满，皆属于脾。"若因饮食不节，或过食肥甘厚味，或嗜食生冷瓜果，或外感六淫之湿，或久卧湿地，或久淋雨湿，或思虑过度，或忧思烦扰，或劳累过度等，就会损伤脾胃功能。脾能够将水饮化为津液，并将其吸收、转输到全身脏腑、四肢百骸。脾运化津液的途径有四：一是"脾气散精，上输于肺"，通过肺气宣降输布全身；二是"以灌四傍"，四周布散，发挥滋养濡润脏腑、四肢百骸的作用；三是脏腑气化后多余的水液，在脾的运化作下,经过三焦下输膀胱,成为尿液生成之源;四是通过脾胃气机升降之枢纽作用,使全身津液随气之升降而上腾下达。《诸病源候论·虚劳诸病上·虚劳痰饮候》指出:"劳伤之人,脾胃虚弱,不能克消水浆,故为痰饮也。"脾失健运,津液输布障碍而见湿、痰、饮等病理产物。脾的这种运化水液功能,主要靠脾阳的推动。清代郑钦安《医理真传》记载:"按人身立命,无非活一口真气,真气一足,万窍流通,一切阴邪,无从发起,真气一衰,寒湿痰邪顿生。"内寒客伤脾胃,损伤脾阳是导致痰湿生成的主要原因。

脾为生痰之源,肺为贮痰之器。《素问·经脉》论述了肺与脾胃在经络上相通:"肺手太阴之脉,起于中焦,下络大肠,还循胃口,上膈属肺。"肺与胃经络相连,生理病理互相影响。《素问·经脉别论》云:"饮入于胃,游溢精气,上输于脾,脾气散精,上归于肺,通调水道,下输膀胱,水精四布,五经并行。"生理上,肺与脾胃相互配合,将体内的精微水液等物质输布至全身,但在病理状态下,输布水谷精微的通道成为输布痰浊湿邪的通道,肺脏成为贮存痰湿的容器。痰湿的产生是因为内寒客伤脾胃,导致脾失运化而成痰湿,但由于痰湿来源于体内不能被正常气化的水液,故痰湿属于阴邪,而且痰湿具有黏滞性,不易清除,这种性质的阴邪长期存在于人体内,日日耗损阳气,则会导致阳气愈虚,内寒愈盛。痰湿蕴结于肺中,导致肺失宣肃,肺气上逆可见咳嗽,咳嗽反复发作,咳声重浊,痰多,因痰而嗽,痰出咳平,每于早晨或食后则咳甚痰多,进甘甜油腻食物加重。痰湿阻滞胸膈气机,患者出现胸闷、脘痞、呕恶;痰湿阻滞中焦,脾阳受伤后运化无权,患者常不觉饥饿,吃一点食物就有饱胀感;痰湿之邪损伤阳气,内寒加重,患者畏寒肢冷、体倦乏力的感觉更甚。

3. 内寒客伤肺肾,水饮内生

《素问·痹论》曰:"其寒者,阳气少,阴气多,与病相益,故寒也。"阳气不通可引起气、血、津液等物质代谢障碍、脏腑经络功能异常,导致痰浊瘀血等病理产物滞留。肺脾虚寒日久,子病及母,肺气虚导致水道不利、津液不布,而聚水生痰;脾虚失于健运,水湿不化而聚为痰饮,如此反复导致气机阻塞,且痰为阴邪,日久可耗气损阳。肾阳亏虚,水液不能蒸化,可停而化生痰饮,且肺主通调水道有赖于肾阳的蒸化协助,肾亏则肺不行水而化痰浊。痰浊日久深伏气道,粘连难祛,致病缠绵难愈。《素问·阴阳应象大论》云"年四十,而阴气自半也",随着年龄的增长,命门之火逐渐衰弱,虚寒内生。《普济本事方·消渴消中肾消论证》云:"腰肾既虚冷则不能蒸化谷气,而尽下为小便……又肺为五脏华盖,若下有暖气蒸则肺润,若下冷极则阳气不能升,故肺干则渴……常须暖补肾气,饮食得火力,则润上而易消。"肾阳是一身阳气之根本,内寒久久不去,最终伤及肾阳,导致肾阳温煦、激发、蒸化、封藏作用减弱,且寒气内盛,肾阳不得上行补充肺内阳气,肺阳气更虚,表现为咳喘无力,痰液清稀、量多色白,胸闷气短,呼多吸少,自汗,动则益甚,畏寒肢冷,脉迟缓无力等。肺为水之上源,肾为水之下源,肺肾阳气虚损,水液不化,停而为水饮邪气,肺内停留的水饮之邪与湿痰互化,正如《景岳全书》所谓"肺肾虚寒,水泛为痰"。

(三)内寒肺胀的辨证论治

1. 肺阳虚内寒证

尽管历代医家较少提及"肺阳虚内寒",但对于肺气虚寒证的临床表现论述较为明确,如《太平惠民和剂局方》曰"肺胃虚寒,久嗽不已,咽膈满闷,咳嗽痰涎,呕逆恶心,腹胁胀满,腰背倦痛"。

主症:咳嗽,久咳不已,咳痰量多稀薄有泡沫,阵发喷嚏,大量清水样涕,鼻痒,鼻塞。

次症:畏风怕冷,气短懒言,语声低怯,面色苍白。

舌脉:舌质淡,苔薄白,脉虚弱。

治则治法:温肺散寒,益气温阳。

代表方剂:小青龙汤合三子养亲汤加减。

药物组成:麻黄9g,白芍9g,细辛3g,干姜6g,炙甘草6g,桂枝6g,五味子6g,半夏9g,紫苏子9g,莱菔子9g,白芥子6g。

小青龙汤出自《伤寒论》。张秉成言,名小青龙者,以龙为水族,大则可兴云致雨,飞腾于宇宙之间;小则亦能治水驱邪,潜隐于波涛之内耳。之所以名曰"青龙",便是突出其发汗逐水之功,方中麻黄、桂枝相须为君,功在驱散表寒,且麻黄能宣发肺气而平喘咳,以桂枝温通之力,实际表里之寒均可驱散。干姜、细辛为臣,功在温肺化饮。然而素有痰饮,脾肺本虚,若纯用辛温发散,恐耗伤肺气,故佐以五味子敛肺止咳、芍药和养营血,二药与辛散之品相配,一散一收,既可增强止咳平喘之功,又可制约诸药辛散温燥太过之弊;半夏燥湿化痰,和胃降逆,亦为佐药。炙甘草兼为佐使之药,既可益气和中,又能调和辛散酸收之品。三子养亲汤中用白芥子温肺利气,快膈消痰;紫苏子降气行痰,使气降而痰不逆;

莱菔子消食导滞，使气行则痰行。两方合用，温肺祛寒合祛痰化饮之功相辅相成。

2. 心肺寒凝血瘀

症状：阵发性咳嗽，有痰或无痰，咳嗽遇冷加重，形寒肢冷，心胸憋闷明显，或伴有疼痛，以刺痛为主，心悸不宁，舌质紫暗，脉细弦。

治则治法：温肺行气，活血化瘀。

代表方剂：血府逐瘀汤合射干麻黄汤加减。

药物组成：桃仁12 g，红花9 g，当归9 g，生地黄9 g，川芎6 g，赤芍6 g，牛膝9 g，桔梗3 g，柴胡3 g，枳壳6 g，甘草3 g，射干9 g，麻黄12 g，生姜12 g，细辛9 g，紫菀9 g，款冬花9 g，五味子12 g，半夏12 g。

血府逐瘀汤出自《医林改错》，方中桃仁破血行滞而润燥，红花活血祛瘀以止痛，共为君药。赤芍、川芎助君药活血祛瘀；牛膝活血通经，祛瘀止痛，引血下行，共为臣药。生地黄、当归养血益阴，清热活血；桔梗、枳壳一升一降，宽胸行气；柴胡疏肝解郁，升达清阳，与桔梗、枳壳同用，尤善理气行滞，使气行则血行。以上均为佐药。桔梗并能载药上行，兼有使药之用；甘草调和诸药，亦为使药。

射干麻黄汤出自《金匮要略》，张仲景原用来治疗"咳而上气，喉中有水鸡声"，此间咳喘气逆，皆由肺中寒冷所致，所以射干麻黄汤可作为温肺化饮散寒的基础方。方中射干消痰开结，利咽解毒；麻黄宣肺利水，平喘效优；生姜、细辛温散水气；半夏辛散祛痰，化饮和胃；款冬花、紫菀温肺止咳；五味子酸敛肺气，以防麻、辛、姜过散而耗肺气；大枣补中，调和诸药。

3. 痰湿阻肺证

症状：咳嗽痰多，色白质黏，胸闷气憋，痰出则咳喘减，脘腹痞胀，纳差，倦怠乏力，形寒肢冷，舌质淡暗，苔腻，脉弦滑。

治则治法：化痰祛湿，温肺理气。

代表方剂：六君子汤合三子养亲汤加减。

药物组成：紫苏子15 g，白芥子9 g，莱菔子12 g，党参15 g，白术12 g，茯苓12 g，半夏12 g，陈皮6 g，北杏仁9 g，紫菀6 g，炙甘草6 g，桔梗9 g。

六君子汤是在四君子汤基础上加用陈皮、半夏组方而成，具有益气健脾、燥湿化痰的功效，方中以四君子汤益气健脾，脾气健运则气行湿化，以杜生痰之源；重用白术，较四君子汤燥湿化痰之力益胜；半夏辛温而燥，为化湿痰之要药，并善降逆和胃止呕；陈皮既可调理气机以除胸脘痞闷，又能止呕以降胃气，还能燥湿化痰以消湿聚之痰，所谓"气顺而痰消"。《本草衍义补遗》云："桔梗能开提气血……载诸药不能下沉，为舟楫之剂耳。"由于脾胃为生痰之源，肺为贮痰之器，故化痰祛湿类药物诸如半夏、茯苓、陈皮、胆南星、僵蚕等多归属肺、脾、胃经，药力主要在中焦，方剂中可佐以桔梗，在宣肺化痰止咳的同时，也能引药力上浮至上焦。

三、内湿是慢性阻塞性肺疾病的主要致病因素之一

《景岳全书·湿证》云："饮食血气之病，湿由内而生者也。"现代社会物质条件的极大丰富与满足让人们饮食有多样性，外卖、烧烤、重口味饮食，贪凉饮冷、过食肥甘厚味、缺乏运动等不良习惯堆积起来，给脾胃运化饮食水液造成了较重的负担，久而久之脾胃功能受损，阳气被遏，水液代谢失常，形成内生湿邪。

（一）内生湿邪的性质

1. 湿为阴邪

前文我们已经叙述了内寒如何生湿，内寒主要影响水液输布障碍而产生内湿。实际上，水液代谢是由肺、脾、肾、膀胱、三焦的气化及五脏之经络的输布共同完成的，其中"脾气散精"是水液代谢的重要环节，只要有一个环节受到影响，水液输布不成，均可产生湿邪，由于湿是由水液输布障碍产生的，所以内湿属于阴邪。

2. 内湿以三焦为通道，阻滞气机

《六因条辨·伤湿辨论》云："夫湿乃重浊之邪，其伤人也最广。"临床发现，体内有湿气的患者，其症状表现多种多样，最终导致的疾病也五花八门，之所以湿邪致病最广，是由于内湿是以三焦为通道，流溢泛滥于人体脏腑经络、肌肉筋脉、四肢百骸各个部位，上下内外，无处不到。

《难经·三十一难》曰："三焦者，水谷之道路，气之所终始也。"《素问·灵兰秘典论》曰："三焦者，决渎之官，水道出焉。"历来医家对三焦的解剖位置及功能争论不休，但有一点是可以确定的，三焦是体内水液运行的通道。水液在三焦运行的特点，《内经》中描述得很生动"上焦如雾，中焦如沤，下焦如渎"。《素问·六元正纪大论》言："湿胜则濡泄，甚则水闭胕肿，随气所在，以言其变耳。"水液在三焦主要靠气的推动，一旦水液成湿，以其黏滞重浊之性，一

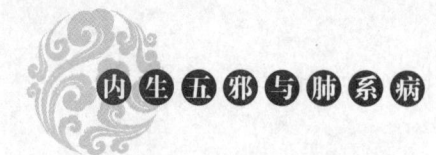

定会阻滞气机,导致气的运行障碍,阻于上焦则胸闷脘痞,首重如裹;阻于中焦则脘痞腹胀,呕恶纳呆;阻于下焦则大便黏滞,小便不利。

3. 湿性重浊、黏滞

内生湿邪由水液输布障碍生成,保留着水液趋下的特性,湿邪致病,常以沉重感为特征。浊,即秽浊、垢浊之意,指湿邪为病,在临床上常出现排泄物和分泌物秽浊不清的特点。湿邪侵人一则下部先受湿为病;二则其为病多有留滞趋下,易袭阴位之表现,如水肿以下肢为甚等。

湿邪致病黏腻停滞的特点主要表现在两个方面:一是症状的黏滞性,即湿病症状多黏滞而不爽;二是病程的缠绵性,起病隐缓,病程较长,往往反复发作,或缠绵难愈。还有一种说法也能映衬湿邪的黏滞之性,王庆其认为,湿邪随四时而变。湿虽为长夏之气,但不独主一时一方,四季皆有,八方成容,湿在冬为寒湿,在春为风湿,在夏为热湿,在秋为燥湿。

4. 湿与痰异名同类

湿为水之渐,水为湿之积,湿聚而成饮,饮凝而为痰。内湿与痰饮本属一类,均是脏腑代谢失常、水液运化障碍形成的病理产物,难以截然分开。周长清认为,湿为水之性,凡具渐湿黏濡之变者统谓之湿,以其为水之渐也,无论外感内伤,多见沉重倦怠诸症;水为湿之盛,其表现为水液停留或泛溢,如肿胀、肠鸣、泄泻、小便不利之类;痰饮统为水邪所化,只以稠厚者谓之痰,清稀者谓之饮,得阳热煎熬而成者谓之痰,得阴寒凝聚而成者谓之饮,故将形质归纳为水属清液,湿性黏滞,痰多厚浊。

在治疗上,祛湿常与化痰同时提起。这是由于在本质上,内湿和痰饮都是由肺、脾、肾三脏功能失调,气滞水停,沿三焦蔓延所致。《景岳全书·肿胀》曰:"凡水肿等证,乃肺脾肾三脏相干之病。盖水为至阴,故其本在肾;水化于气,故其标在肺;水惟畏土,故其制在脾。"所以在治疗上,祛湿与化痰均指向肺、脾、肾及三焦,均重视运气行水。

但痰饮与内湿在治疗上也存在差别,尽管《素问》言"诸病水液,澄彻清冷,皆属于寒",但其中湿与痰可寒化或热化。湿从寒化即为寒湿,湿从热化即为湿热;酿痰生热即为痰热,寒湿生痰即为寒痰。内湿病位在里,由脏腑功能失调产生,所以发汗法不能用来祛内湿,"利小便"治法更适用于内湿。根据从寒所化还是从热所化,选用健脾化湿、芳香化湿、苦温燥湿、淡渗利湿、清化湿热、温化水湿等方法清利三焦之湿，以恢复脏腑功能为上策。痰较湿更为黏稠，临床上只能根据痰饮存在的部位，依据寒热分脏论治，如清热化痰、温化寒痰等。

综上，不难看出，内湿的核心病机在于水液输布障碍，对应于现代医学所说的机体能量代谢障碍。

（二）内湿参与慢性阻塞性肺疾病的全病程

多种炎症细胞，包括巨噬细胞、中性粒细胞，以及 Tc1、Th1、Th17 和 ILC3 淋巴细胞等，参与 COPD 的气道炎症。内湿通常以各种方式表现出炎症反应和炎症细胞的组织浸润。激活的炎症细胞释放多种炎症介质作用于气道上皮细胞，诱导上皮细胞杯状化生和气道黏液高分泌。研究表明，痰湿阻肺的患者，血清中 IL-4、IL-27 等促炎因子水平明显升高，刺激 B 淋巴细胞产生 IgE 并促进肥大细胞增殖，导致黏膜水肿及黏液分泌。近年来，许多证据表明高血脂是湿浊的物质基础之一，脂质代谢障碍导致内湿的产生。实际上，内源性脂肪酸与炎症反应也密切相关，湿浊极有可能通过影响脂质代谢进而导致局部炎症。肺组织病理实验发现，寒湿类型小鼠肺组织中 IL-6、IL-1β 的含量明显升高，且这些炎症物质可能是由内源性饱和脂肪酸促发，其代谢通路与细胞因子风暴密切相关。IL-6 是常见的炎症细胞因子，可加速大量炎症细胞增殖浸润，从而在 COPD 的发生、气道重塑过程中发挥作用。慢性炎症刺激气道上皮细胞释放生长因子，促进气道周围平滑肌和成纤维细胞增生，导致小气道重塑；巨噬细胞基质金属蛋白酶和中性粒细胞弹性蛋白酶等破坏肺结缔组织中的弹性蛋白，最终导致肺气肿。予祛湿化浊的汤剂可有效改善肺纤维化大鼠的基质金属蛋白酶系列［如金属蛋白酶 -9 及基质金属蛋白酶抑制剂（如金属蛋白酶抑制剂 -1）］表达水平，从而抑制肺结缔组织遭到破坏。

（三）祛湿在慢性阻塞性肺疾病治疗中的应用

1. 寒湿蕴肺型

《温病条辨》云："上焦与肺合者，肺主太阴湿土之气，肺病湿则气不得化。"寒湿蕴肺型肺胀，病位在肺，属上焦，宜芳香化湿，其次在脾，属中焦，宜健脾化湿，病性属寒，宜温化寒湿。另外，"肺经通调水道，下达膀胱，肺痹开则膀胱亦开，是虽以肺为要领，而胃与膀胱皆在治中"，也要重视通调水道以利小便。

症状：咳嗽咳痰，咳痰量多稀薄有泡沫，鼻塞伴有大量清水样鼻涕。畏风怕冷，少气懒言，语声低怯，面色苍白，舌淡苔薄白，脉虚弱。

代表方剂：小青龙汤合麻黄细辛附子汤。

药物组成：麻黄15 g，芍药15 g，细辛3 g，干姜12 g，桂枝15 g，五味子6 g，清半夏9 g，熟附子9 g，茯苓15 g，白术12 g。

麻黄细辛附子汤出自《伤寒论》，原方是为素体阳虚，复感风寒之证而设。方中麻黄辛温，发汗解表，为君药。附子辛热，温肾助阳，为臣药。麻黄行表以开泄皮毛，逐邪于外；附子温里以振奋阳气，鼓邪达外。二药配合，相辅相成，为助阳解表的常用组合。细辛归肺、肾二经，芳香气浓，性善走窜，通彻表里，既能祛风散寒，助麻黄解表，又可鼓动肾中真阳之气，协附子温里，为佐药。细辛、干姜、五味子、半夏合小青龙汤辛开苦降酸敛并用，使升者升、降者降，各归其所，共为佐药。桂枝助麻黄、附子以温阳，茯苓、白术补气升阳，芍药敛阴生津，使阳有所生。

2. 湿热郁肺

《温热经纬·湿热条辨》曰："太阴内伤，湿饮停聚，客邪再至，内外相引，故病湿热。"湿热郁肺型肺胀，其病位在肺，宜清热化湿，其次在脾，脾经湿热宜清热燥湿，再兼三焦为患，宜淡渗利湿，以契合《临证指南医案》"治湿不用燥热之品，皆以芳香淡渗之药疏肺气而和膀胱，此为良法"之旨。

症状：咳嗽逐渐加重，咳声重浊，胸闷气喘，痰量增多，性质黏腻，色白或黄，不稠，身热不扬，烦闷，汗出不彻，小便短黄，大便不爽，舌淡红或红，苔白或黄厚腻，脉濡数。

治疗原则：清热祛湿，宣通肺气。

代表方剂：越婢加半夏汤合桑白皮汤加减。

药物组成：麻黄10 g，石膏30 g，生姜6 g，甘草6 g，大枣12 g，半夏15 g，桑白皮15 g，紫苏子10 g，杏仁10 g，浙贝母8 g，栀子10 g，黄芩10 g，黄连10 g。

越婢加半夏汤出自《伤寒论》，方中重用麻黄宣肺，不仅外解表邪，内行水饮，消除致喘原因；通过宣肺作用，又能治疗喘咳。半夏、生姜祛痰降逆，增强麻黄降逆涤饮效力。石膏辛寒，配入方中，一则制约麻黄发汗，一则清其郁热。佐甘草、大枣和养胃气，预防石膏寒凉害胃。桑白皮汤以桑白皮为君，宣肺化痰，利气平喘；辅以黄芩、黄连、栀子清肺泻热；浙贝母、紫苏子、杏仁、半夏降气消痰，止咳平喘。两方合用，既能清热祛湿，又能恢复肺之气机。

四、内火是慢性阻塞性肺疾病病理产物堆积的结果

（一）内火的性质及产生原因

"内火"，是由阳盛有余，或阴虚阳亢，或由气血的郁滞，或由病邪的郁结而产生，火热内扰导致功能亢奋的病理变化。

火热内生的病理不外虚实两端。实火者，多源于阳气有余，或因邪郁化火，或因五志化火等。其病势急速，病程较短，多表现为壮热、面赤、口渴喜冷、小便黄赤、大便秘结，甚则狂躁、昏迷、舌红苔黄燥、脉洪数等症。虚火多由精亏血少，阴虚不能制阳，虚阳上亢所致。病势缓慢，病程较长，其临床主要特征为五心烦热、午后颧红、失眠盗汗、口燥咽干、眩晕、耳鸣、舌红少苔、脉细数等。

（二）内火导致慢性阻塞性肺疾病的病机

1. 外邪犯肺，久成痰瘀

《景岳全书·咳嗽》云："夫外感之咳，必由皮毛而入，盖皮毛为肺之合，而凡外邪袭之，则必先入于肺。"肺受外邪，伤而为咳，缘为肺合皮毛，外邪由皮毛而入矣。外淫邪气，首先犯肺，导致肺失宣降，肺气郁闭。黄元御在《四圣心源》中指出，"气滞之家，胸膈胀满，痰嗽喘逆""肺藏气而性收敛，气病则积聚而不散……肺气积聚，则痞塞于心胸"。外邪久伤肺气，气机升降失常是瘀血痰饮内生的始动因素。《女科百问》曰："气道壅滞，津液不通，水饮气滞。"津液停于肺络，渐生水湿、水饮。《冯氏锦囊秘录》云："水泛为痰，是无火之痰，痰清而稀。"肺气壅塞，郁而逆上，痰随气上，此时临床往往表现为咳嗽、痰液清白而量多、易咳出等COPD初期的典型呼吸道症状。《医法圆通》曰："抑郁则气滞而不舒，气不舒，则血不流，故闭。"营血不流，壅于血络，瘀血渐生。血壅为瘀，是无火之瘀，瘀而不燥。痰瘀伏于肺中，津液布散周身，非限于血络之内，营血流通诸脉，非限于肺脏之中，然只有血络之津、肺络之血，凝为痰瘀，才能成为COPD的致病因素。此时邪入气逆，尚未化热，水湿血瘀生成。现代研究结果表明，活血化瘀药物可以延缓或改善COPD患者的气道重塑过程，降低气道阻力；改善肺微循环和预防肺小动脉血栓形成，减轻肺部缺血缺氧状况；改善局部微循环及毛细血管通透性，减少渗出及炎症反应，发挥抗炎作用。

2. 痰浊瘀血阻肺，肺生内火

COPD 的病理过程是痰浊瘀血共同作用的结果，其发病有"由阴而阳"的特点。气属于阳，肺为主气之脏，肺气宣发肃降可推动全身之气的运行，故肺阳常有余，但肺阳需肺阴滋润濡养才可发挥其主治节、通调水道的作用。肺脏受邪后，肺中阴血津液不能涵养肺阳，反而留滞成为痰浊瘀血，导致肺阳失去涵养。火热属阳，故痰浊瘀血日久必化热。临床亦表明，因气血津液运行失调蕴积于肺脏的有毒物质，如"痰毒""瘀毒"等，随着时间的推移，往往蕴积易从化为热象。《冯氏锦囊秘录》曰："稠者为痰，稀者为饮，水湿其本也，得火则结为痰。"阴络伏火，炼结水湿、水饮，凝聚成痰，痰为火结，成有火之痰，痰稠而浊。"痰不自动，因气而动，气不自升，因火而升"，痰随火而升，火引痰而行，"若夫痰因火上，肺气不清，咳嗽时作，及老痰、郁痰结成粘块，凝滞喉间，吐咯难出"。COPD 是慢性呼吸道感染性疾病，"痰毒""瘀毒"热蕴日久，续生火毒。《仁斋直指方论·病机赋》云"痰因火动……有因火而生痰，有因痰而生火"。痰湿与内火互相影响，气为阳之清，火为阳之浊，津为阴之清，痰瘀为阴之浊，气生火而无形，火炼津而有形，肺阳痰瘀蕴而积蓄，郁热生火，终致阴络受灼，气血不足。

3. 肺肾阴虚，虚火内生

COPD 病程的中晚期，虚实夹杂，痰浊、瘀血、气滞等多种病理因素共同作用，导致脏腑功能紊乱，久病则进一步耗伤肺中阴血。《医医偶录》言："痃者干也，久热伤阴，津液干涸之症。"久咳久喘，水分从呼吸道大量丢失，致使肺阴亏耗，不能上乘所致；母病及子，金不生水，肺阴不足以化生肾水，肾中虚火妄动，循经上炎，则口干、咽干、干咳；子盗母气，肺阴不足导致胃阴亦损，阴虚难消，火旺多食，则饥不欲食；过多的水分丢失，长期营养摄入不足，入不敷出，最终导致机体消瘦。肾内储藏真阴，肾阴为人体阴液之本，前人谓此为"命门之水"，起到滋补全身阴津的作用。《医贯》云："阴虚火动，则水沸腾。动于肾者，犹龙火之出于海，龙兴而水附。……是有火者也。"赵献可将肾中虚火比作龙火，雷龙之火亢盛，必暗耗一身之阴津，内生虚火煎灼津液，便可煎津为痰。《医贯》引庞安常曰："有阴水不足，阴火上升，肺受火侮，不得清肃下行，由是津液凝浊，生痰不生血者，此当以润剂……滋其阴。"内火煎熬津液阴血，痰浊瘀血更甚，并造成内燥，使 COPD 的病机更加复杂。

（三）基于内火对慢性阻塞性肺疾病的治疗

1. 实火灼肺

针对实火灼肺的证型，一方面，既要清热以去火，也要消除痰浊瘀血之毒。肺为燥金，喜凉润而恶温燥，脾为湿土，喜温燥而恶寒润，因此痰湿内生，在肺宜润，在脾宜燥，肺脾治痰，二者有别。而痰火胶结，则皆不忘清泻。而瘀火胶着，则应活血化瘀之中兼顾清泻火热。对于肺络瘀血，病在络脉，治法"以通为用"。另一方面，要重视降气以降火。火伏肺络，宜降气以降火，清气络郁火。《冯氏锦囊秘录》云："惟在开其郁，降其火，清润肺金而消化之，缓以图治，庶可取效。……故治痰者，必降其火，治火者，必顺其气也。"

症状：咳嗽，咯痰黄稠腥臭，或带血丝，面赤，鼻出热气，咽喉干痛，舌苔黄腻，脉象濡数。

治则治法：清肺化痰，润燥降气。

代表方剂：清金化痰汤合麻杏石甘汤加减。

药物组成：黄芩、山栀子各12 g，知母、桑白皮、瓜蒌仁各15 g，贝母、麦冬、橘红、茯苓、桔梗各9 g，甘草3 g。内火与食相合者当配山楂、神曲、鸡内金；与痰相合者当配半夏、瓜蒌；与瘀相合者当配桃仁、红花、赤芍；与大便互结者当配大黄、芒硝、玄参；与水饮互结者当配木通、淡竹叶、车前子等。

2. 虚火灼肺（肺阴虚火旺证）

症状：咳呛气急，咯血，痰少黏白或黄，口干咽燥，午后颧红，潮热，骨蒸，盗汗，形体消瘦，口鼻干燥，舌边尖红，苔薄，脉弦细数。

治则治法：滋阴降火，清肺润燥。

代表方剂：养阴清肺汤加减。

药物组成：生地黄15 g，麦冬12 g，玄参10 g，生甘草10 g，贝母10 g，牡丹皮12 g，薄荷9 g，炒白芍9 g。

方中生地黄、玄参养阴润燥，清肺解毒，为主药；辅以麦冬、白芍，助生地黄、玄参养阴清肺润燥，牡丹皮助生地黄、玄参凉血解毒而消痈肿；佐以贝母润肺止咳，清化热痰，薄荷宣肺利咽；使以甘草泻火解毒，调和诸药。全方共奏养阴清肺解毒之功。

五、内燥与慢性阻塞性肺疾病特殊类型

（一）慢性阻塞性肺疾病患者内燥形成的机制

《素问玄机原病式·六气主病》曰："诸涩枯涸，干劲皴揭，皆属于燥。"内燥病机形成的关键是阴津的亏损不足，造成阴津亏损不足的原因有两类：一是疾病过程中各种原因所致阴津异常、过量损耗，使得阴津绝对不足；二是疾病过程中因脏腑功能虚损，体内病理产物积聚，使得水液输布出现障碍，造成阴津相对不足。COPD患者在前中期多是阴津相对不足，而在后期则表现为阴津绝对不足。

1. 前中期

《医学入门》说："燥有内外属阳。（明外因时值阳明燥令……内因七情火燥，或大便不利，亡津，或金石燥血，或房劳竭精，或饥饱劳逸损胃……皆能偏助火邪，消烁血液。）"前中期的COPD患者，可以因内火燔灼阴液导致阴津的绝对不足而出现内燥。COPD的基本病机还在于痰湿、瘀血、痰饮等阻滞于肺及肺、脾、肾、心的亏虚，此处着重论述阴津相对不足导致COPD加重的过程。

首先是痰湿。《伤寒论》第74条："中风发热，六七日不解而烦，有表里证，渴欲饮水，水入则吐者，名曰水逆，五苓散主之。"水逆证出现"渴欲饮水"的症状，其实并不是由阴津绝对不足导致的，而是因邪热入里，与饮相抟，三焦失其蒸化，而不能通调水道，下输膀胱，以致饮热相格于上，水无去路于下，故水入则吐。临床上常见痰湿重的患者反而口渴，那是因为痰湿困遏脾阳，导致脾不运化津液，清阳不升以濡养口舌，浊阴不降反而停滞中焦。

其次是瘀血。《金匮要略》言："病人胸满，唇痿舌青，口燥，但欲漱水不欲咽，无寒热，脉微大来迟，腹不满，其人言我满，为有瘀血。"瘀血阻滞于肺络，导致肺络不畅，肺不布精，精血津液留滞于脾肺反成毒邪，脏腑器官失去津液濡养而导致内燥证。

2. 后期肺肾阴虚

《类证治裁》指出人体呼吸是由肺"呼"肾"纳"共同完成的。此外，中医学认为，肺乃主气之脏，统司呼吸功能。另则"肺为气之主，肾为气之根"，亦指出肺主管呼吸功能，而呼吸的深度则依赖于肾。在正常情况下，如若肺、肾功能协调，则"呼"与"吸"功能正常，呼吸功能可将卫气宣发至体表，起到温煦与防御的作用。肺、肾之间气的相互作用带动水液的输布，肺主通调水道为水之

上源，肾主水为水之下源，肺、肾可输布津液濡养全身。肺、肾相互配合可布液散津，肺、肾功能受损，津血生化功能和津液输布功能异常，体内阴液亏虚，无以滋养肺脏，则出现一系列以干咳为代表的阴液亏耗之象。此外，在COPD的形成过程中，外感六淫、久病虚耗、内生五邪等均可引起全身阴津的耗损，尤以肺阴亏乏为甚。如《景岳全书》所言："肺肾不交，气不生精，精不化气，所以干涩如此。"

《燥气总论》云"燥气者，秋气也，兼火、湿、寒三气而有之也"。此述实际上是在讨论燥从寒化，还是从热化的问题。从内燥的生成机制来看，因内火煎熬阴津，或者肺肾阴虚而致内燥者，属于燥从热化，因痰湿、瘀血阻滞而致内燥者，属于燥从寒化。由于内寒是COPD的病理基础，笔者认为，COPD患者燥从寒化可能更为多见，正如《温病条辨·燥气论》所说"盖燥气寒化，乃燥气之正"。

（二）润燥法在慢性阻塞性肺疾病治疗中的应用

1. 燥从热化之实证

前文已经论述过实火灼肺导致肺燥的病机，实火灼肺以顺气降火为主，主要的病邪还是在内火，用药以清、宣为主。此处论述的燥从热化之实证，主要病邪在燥，其次才是热，用药以润、清为主。

2. 燥从热化之肺肾阴虚证

症状：喘息气短，动则尤甚，或喉中痰鸣，偶有咳嗽，痰少而黏，虚烦少寐，口干咽燥，双下肢轻度浮肿，大便干燥，小便短少，唇暗红，舌质红少津，少苔或无苔，脉细数。

治则治法：滋肾润肺，纳气平喘。

代表方剂：麦味地黄丸合百合固金汤加减。

药物组成：熟地黄30 g，山茱萸（制）15 g，山药30 g，茯苓30 g，牡丹皮15 g，泽泻30 g，麦冬15 g，五味子10 g，白芍15 g，甘草6 g，桔梗6 g，玄参6 g，百合15 g。

3. 燥从寒化之燥湿证

症状：咳嗽，多为干咳，或痰黏难咳，口中干渴且黏腻，但不欲饮水，咽喉干痒；胸闷，痞满，纳差，身体倦怠，大便溏，舌苔白腻，脉濡滑。

治则治法：温肺润燥，健脾化湿。

代表方剂：杏苏散合参苓白术散加减。

药物组成：紫苏叶9g，半夏9g，茯苓30g，前胡12g，苦杏仁9g，苦桔梗15g，枳壳15g，陈皮20g，甘草6g，人参10g，白术（炒）15g，山药12g，白扁豆（炒）15g，莲子12g，薏苡仁（炒）30g，砂仁6g，生姜3片，大枣5枚。

吴鞠通在《温病条辨》中为杏苏散立论"秋燥之气，轻则为燥，重则为寒，化气为湿，复气为火""若伤燥凉之咳治以苦温，佐以甘辛，正为和拍"。紫苏叶辛温不燥，发表宣肺，使凉燥之邪从表而解；苦杏仁性降而润，降利肺气以止咳，共为君药。前胡既助紫苏叶疏散外邪，又助苦杏仁降气化痰；桔梗、枳壳一升一降，宣降肺气，止咳化痰，共为臣药。半夏、茯苓、陈皮化痰理气，共为佐药。生姜、大枣调和营卫；甘草调和诸药，共为使药。诸药合用，辛散宣肺而使凉燥得解，化痰理气而使肺脏恢复气机。

参苓白术散中人参、白术、茯苓益气健脾渗湿，为君。配伍山药、莲子助君药以健脾益气，兼能止泻；并用白扁豆、薏苡仁助白术、茯苓以健脾渗湿，均为臣药。更用砂仁醒脾和胃，行气化滞，是为佐药。桔梗宣肺利气，通调水道，又能载药上行，培土生金；甘草健脾和中，调和诸药，共为佐使。综观全方，补中气，渗湿浊，行气滞，使脾气健运，湿邪得去，则诸症自除。

六、内风是慢性阻塞性肺疾病急性发作的元凶

（一）内风在慢性阻塞性肺疾病中的作用

《西溪书屋夜话录》曰"凡人必先有内风而后外风，亦有外风引动内风者"，指出了内风与外风相合致病的关系。伏风内藏是COPD发作的关键病机，遇感引动可能是COPD急性加重的始发诱因。平时内风伏动，风邪深伏于肺络之间，日久根深，遇感引触，同气相求，伏风妄动，搏结于肺络，使肺气逆乱，失于宣肃，导致COPD急性发作。临床上伴有情绪问题的COPD患者，往往会在情志抑郁或急躁时咳嗽加重，若情绪问题不得根治，咳嗽则会迁延难愈。这是因为情志不畅，肝失疏泄，肝木郁滞则化火伤阴，阴不敛阳导致肝阳上亢，肝阳化风则致肝风内动，风火相煽，引动潜藏于肺络之间的伏风，使脉络不利、气道挛急、肺气上逆而引起COPD急性加重。痰浊瘀血是COPD的主要致病因素，痰浊内阻，瘀血停滞是COPD的重要机制，痰瘀贯穿病变始终。《丹溪心法》云："肺胀而嗽，或左或右，不得眠，此痰挟瘀血碍气而病。"肺胀者，因痰浊闭阻于肺，致上焦

气机壅滞不能敛降，气不行血，血行瘀滞，痰瘀搏结于肺，久则形成窠囊，继而发展为病情顽固、反复发作之 COPD。风湿相合，风使湿更易进入体内，湿令风伏于体内后更加难以祛除。若患者平素体内有湿，同气相引，内外湿相合，易造成疾病迁延难愈。而对于已经伏于体内日久的风邪，则易夹痰湿、瘀血。痰饮停聚，与伏风相合，使得肺内伏风更加顽固难祛。病初在经在气，久病则入络入血，引起络脉损伤，致血不循经，瘀血停聚；肝主疏泄，主调畅气机，若肝气不疏，气机郁滞，气为血帅，气滞血停致瘀血内生，与伏风相合，共同伏于肺络，导致COPD 迁延难愈。肺为清虚之体，性喜清润而恶干燥；内风夹痰浊瘀血久潜于肺可形成风伏阴伤之证，临床可见干咳少痰、口鼻咽燥；风伏阴伤可导致阴血亏虚。

（二）风药在慢性阻塞性肺疾病治疗中的运用

由于内风常依附痰浊、瘀血而存在，故在治疗 COPD 时，尤其是治疗急性发作的 COPD，化痰祛瘀的同时，也要配伍风药。风药具有升、散、透、窜、燥、动等多种特性，故可走而不守，通利脉道，推动气血运行，通行人体上下，交通脏腑内外，畅行肺、肝、膀胱经及督脉，能宣通玄府、透达郁闭、升发清阳、芳化湿浊、引经报使等。麻黄、细辛、柴胡、枳壳、佛手、郁金、青皮、薄荷、香附、木香等辛香方药具有理气、发散、香窜之性，不仅能引邪外出，还能有效调节肺之宣降。《临证指南医案》指出，虫类药"飞者升，走者降，血无凝着，气可宣通"。虫类药物属血肉有情之品，其走窜力非一般草木之品可替代，应用虫类药物可借其走窜之力，通达全身经络，恢复肺脏气机升降。在治疗 COPD 时可稍佐之，如地龙、水蛭等，常有良效。现代药理学研究证明，地龙有抗菌消炎、抗氧化、抗凝血、抗肿瘤、平喘止咳、通络等作用；而水蛭可以解除肺部毛细血管的痉挛，改善肺毛细血管血流灌注，纠正内外呼吸功能障碍，缓解通换气功能不足，减少机体缺氧，使血氧分压升高。

内风常兼他邪为患，留恋于肺中，其中最为常见的，是内风与痰兼夹为患。风痰阻肺证论治如下。

症状：阵发性咳嗽，胸闷憋喘，脘痞不舒，可伴有咽痒、咽喉异物感，头晕乏力，舌苔白滑微腻，脉濡滑。

治则治法：祛风涤痰，活血通络。

代表方剂：涤痰汤加减。

药物组成：茯苓 15 g，人参 10 g，甘草 6 g，陈皮 15 g，胆南星 9 g，半夏

9 g，竹茹 10 g，枳实 15 g，石菖蒲 12 g，防风 15 g，全蝎 3 g，地龙 9 g 等。

方中胆南星息风化痰为主药，既祛壅滞之痰，又解舌体之强；辅以半夏燥湿祛痰，竹茹化痰通络，消解痰涎功力增强。陈皮、石菖蒲醒脾化湿，茯苓淡渗利湿，协助胆南星、半夏恢复脾运，杜绝痰涎再生。痰随气升，阻于心窍，配枳实下气消痰，有令痰随气降之意。石菖蒲醒脾化湿之功尚属次要，主要在于通心气以开舌窍，合诸药共呈涤痰开窍之功。复配人参、甘草鼓舞正气，助正祛邪，遂成此方通中寓补之功。防风味辛、甘，性温，能解表祛风胜湿，为"风药中之润剂"。药理实验研究证实，防风具有抗炎、抗过敏、增强机体非特异性免疫功能的作用。

《易经》云："穷则变，变则通，通则久。"内生五邪反映了疾病发展过程中，气血津液、脏腑阴阳的生理功能异常所致的内风、内寒、内湿、内燥、内火（热）5 种综合性病机变化，与 COPD 的发生、发展关系密切。COPD 的病理因素产生于五邪，内生五邪相互勾结导致 COPD 患者病性由实转虚。所以，我们在治疗 COPD 的过程中，既要基于内生五邪去除病理产物，又要通过仔细辨证，为患者适当地进行补益，以标本兼治。

参考文献

[1] 岳晓莉，秦林，滕佳林，等.内生五邪研究概况与展望[J].河南中医学院学报，2007，22（5）：86-88.

[2] 陈无择，侯如艳.三因极一病证方论[M].北京：中国医药科技出版社，2011.

[3] 张景岳，王大淳，王志坦，等.景岳全书译注[M].北京：中国人民大学出版社，2010.

[4] 谢宁.中医学基础[M].北京：中国中医药出版社，2011.

[5] 岳晓莉，秦林，滕佳林，等.论"内生五邪"的致病特点[J].山东中医药大学学报，2008，32（3）：193-195.

[6] 赵令竹.《黄帝内经》寒性疾病理论研究[D].辽宁：辽宁中医药大学，2017.

[7] 王露露，胡珂.伤湿论[J].实用中西医结合临床，2020，20（2）：131-134.

[8] 郑齐.中医学"燥"的理论研究[D].北京：中国中医科学院，2010.

[9] 赵桂芝，祝建材，王雷，等.内生五邪属性探析[J].中国中医基础医学杂志，2017，23（3）：320，386.

[10] 徐宝林，阎兆君，刘翠芳.张锡纯对君相二火的认识[J].河南中医，2022，42（8）：1169-1172.

[11] 门秋爽，李晓玲，孙凤霞.关幼波"痰瘀学说"在慢性乙型肝炎肝硬化治疗中的运用[J].北京中医药，2021，40（7）：719-720.

[12] 程晨，张海青，李梦吉，等.李东垣阴火理论及用药探析[J].中医研究，2023，36（8）：1-4.

[13] 王永涛, 张怀亮. 相火、阴火、龙雷之火、浮游之火统一论 [J]. 国医论坛, 2019, 34 (4): 10-11.

[14] 薛丽君, 贾妙柱, 陈莉. 从温补学说探讨阳虚内寒型痛经的治疗 [J]. 四川中医, 2022, 40 (4): 24-26.

[15] 唐日林, 冯晓旭, 张光荣. "湿胜则阳微"理论探析与临床应用 [J]. 中国中医基础医学杂志, 2019, 25 (2): 241-242.

[16] 王儒平, 陈雪梅. "脾为生痰之源, 肺为贮痰之器"的机理 [J]. 河南中医, 2013, 33 (9): 1396-1397.

[17] 王雪, 周际, 王强. 引火归原法理论指导下的临证体会 [J]. 中国民间疗法, 2022, 30 (10): 4-6.

[18] 王卓, 徐世杰. 孔伯华辨治中风病思路与用药特色初探 [J]. 北京中医药, 2020, 39 (3): 265-269.

[19] 单思, 严小军, 赵益, 等. 试论阴虚是衰老的基本病机 [J]. 世界科学技术: 中医药现代化, 2019, 21 (10): 2135-2139.

[20] 崔艺馨, 周登峰, 张印, 等. 滋阴清热方对气道高反应性咳嗽患者IL-4、IFN-γ的影响 [J]. 北京中医药, 2014, 33 (11): 814-816.

[21] 于兴娟, 祝新亚, 宫胜贤. 肺阳相关问题的思考 [J]. 中华中医药杂志, 2023, 38 (10): 4667-4669.

[22] 苏紫威, 马妍, 周彦彰, 等. 从"气虚血瘀"论探讨补阳还五汤治疗缺血性中风研究进展 [J]. 时珍国医国药, 2023, 34 (12): 2991-2994.

[23] 李耀辉, 姜良铎. 肺脑相关论 [J]. 北京中医药大学学报, 2008, 31 (7): 443-444.

[24] 蔡华珠, 洪菲萍, 纪立金, 等. "正气存内, 邪不可干"的内涵及运用探析 [J]. 中华中医药杂志, 2015, 30 (4): 987-989.

[25] 傅巧瑜, 蔡华珠, 黄亮亮, 等. 论肿瘤的"四重"防治思想 [J]. 中华中医药杂志, 2023, 38 (4): 1614-1617.

[26] 单丽娟, 周铭心, 吕光耀. 论西北燥证中燥邪与湿邪的病机转化 [J]. 新疆医科大学学报, 2007, 30 (1): 20-22.

[27] 李娟, 郭安, 孙增涛. 从气虚阳微、痰瘀交阻论治原发性支气管肺癌 [J]. 中医杂志, 2022, 63 (5): 491-493.

［28］邓玉艳，伍德军．麻黄附子细辛汤治疗肺癌疼痛30例［J］．河南中医，2012，32（10）：1279-1280．

［29］LV J C ZHANG L X．Prevalence and Disease Burden of Chronic Kidney Disease［J］．Adv Exp Med Biol，2019，1165：3-15．

［30］季鹏，沈先标，袁震，等．2015—2019年上海市某区大气污染物与呼吸内科门诊的时间序列分析［J］．上海预防医学，2023，35（10）：1-7．

［31］张婉如，史锁芳，薛宇菲，等．温散清润法辨治寒燥咳嗽经验举隅［J］．中华中医药杂志，2022，37（11）：6558-6560．

［32］周芹．竹叶石膏汤治疗外感后久咳96例［J］．陕西中医，2013，34（4）：458-459．

［33］黄帅，冯毅．冯毅从内湿治疗慢性支气管炎的体会［J］．江西中医药，2018，49（2）：27-28．

［34］施文杰，曾崎冈，老昌辉，等．老昌辉教授辨治感染后咳嗽经验浅析［J］．浙江中医药大学学报，2023，47（12）：1436-1440．

［35］孙航成．朱启勇主任养阴祛风法治疗咳嗽变异性哮喘的经验介绍［J］．内蒙古中医药，2016，35（1）：53-54．

［36］于晓敏，李国华，杨广源．从风论治咳嗽变异性哮喘的研究进展［J］．内蒙古中医药，2021，40（3）：150-152．

［37］史文丽，徐荣谦．徐荣谦教授治疗咳嗽变异性哮喘临床经验集萃［J］．中国中西医结合儿科学，2015，7（2）：168-170．

［38］黄学宽．马有度论治咳嗽临证经验［J］．实用中医药杂志，2020，36（1）：120-121．

［39］常兴，刘如秀．基于"肺阳虚"探讨哮喘寒饮蕴肺证病机并从细胞自噬探讨其病理机制［J］．上海中医药杂志，2021，55（2）：53-55．

［40］于兴娟，祝新亚，宫胜贤．肺阳相关问题的思考［J］．中华中医药杂志，2023，38（10）：4667-4669．

［41］陶嘉磊，汪受传．汪受传从伏邪学说论治小儿支气管哮喘经验［J］．中医杂志，2015，56（23）：1996-1998．

［42］吕晓东，庞立健，刘创．肺络结构和功能与特发性肺纤维化急性发作期"肺热络瘀"病机［J］．世界科学技术—中医药现代化，2014，16（9）：1980-

1983.

［43］石晓乐，曲妮妮，庞立建，等．特发性肺纤维化"肺肾阴虚、痰瘀伏络"病机探识［J］．吉林中医药，2014，34（3）：220-222．

［44］曾梓苑，陈生，黄俊浩，等．国医大师晁恩祥运用养阴益气法治疗肺痿经验［J］．陕西中医，2022，43（10）：1442-1444，1448．

［45］刘燕华．刘渡舟教授运用甘露消毒丹治疗湿咳病案3则［J］．北京中医药大学学报，1995，18（3）：53．

［46］陈丽平，蔡永敏，李建生．基于隐结构模型对名老中医慢性支气管炎医案病机的探讨［J］．中华中医药杂志，2017，32（2）：801-806．

［47］何程，陈炜．基于"温法"理论探究四子温肺汤治疗COPD急性发作期临床疗效［J］．云南中医中药杂志，2023，44（5）：48-50．

［48］陆杨飞，堵钧伟，徐钦星．清肺通腑方对急性加重慢性支气管炎型慢性阻塞性肺疾病临床研究［J］．新中医，2020，52（9）：63-65．

［49］刘秀娟．桂枝茯苓丸在慢性阻塞性肺疾病中应用初探［J］．上海中医药杂志，2017，51（8）：35-36．

［50］徐梦娇，高峰．基于窠囊理论探讨慢性阻塞性肺疾病的病机与治疗［J］．南京中医药大学学报，2024，40（2）：124-128．